総論	総論
アレルギー機序または偽アレルギー機序	1
内分泌・代謝	2
腎機能・電解質	3
血液	4
循環器	5
上気道・呼吸器	6
消化器	7
眼科領域	8
耳鼻科領域	9
筋・骨格	10
神経	11
精神科領域	12
その他の分類できない副作用(全身性を含む)	13
索引――症状	
索引――原因となる薬剤など	

医薬品
副作用対応
ポケットガイド

越前 宏俊　明治薬科大学薬物治療学 教授

医学書院

謹告

　著者，編集者，並びに出版社は，本書の記載情報が最新かつ正確であるように最善の努力をしておりますが，医療の進歩の中で，医薬品の用法・用量，注意事項等は時に変更されることがあります．したがって実際の治療や，使い慣れない医薬品の使用等に際しては，読者ご自身で十分に注意を払われることを要望いたします．

　本書記載の治療法・医薬品がその後の医学研究並びに医療の進歩により，本書発行後に変更された場合，その治療法・医薬品による不測の事故に対して，著者，並びに出版社は，その責を負いかねます．

医学書院

医薬品副作用対応ポケットガイド

発　　　行	2015年2月1日　第1版第1刷Ⓒ
著　　　者	越前宏俊（えちぜんひろとし）
発　行　者	株式会社　医学書院
	代表取締役　金原　優
	〒113-8719　東京都文京区本郷 1-28-23
	電話　03-3817-5600（社内案内）

組版　ビーコム

印刷・製本　横山印刷

本書の複製権・翻訳権・上映権・譲渡権・公衆送信権（送信可能化権を含む）は㈱医学書院が保有します．

ISBN978-4-260-01985-9

本書を無断で複製する行為（複写，スキャン，デジタルデータ化など）は，「私的使用のための複製」など著作権法上の限られた例外を除き禁じられています．大学，病院，診療所，企業などにおいて，業務上使用する目的（診療，研究活動を含む）で上記の行為を行うことは，その使用範囲が内部的であっても，私的使用には該当せず，違法です．また私的使用に該当する場合であっても，代行業者等の第三者に依頼して上記の行為を行うことは違法となります．

JCOPY 〈㈳出版者著作権管理機構　委託出版物〉

本書の無断複写は著作権法上での例外を除き禁じられています．複写される場合は，そのつど事前に，㈳出版者著作権管理機構（電話 03-3513-6969，FAX 03-3513-6979，info@jcopy.or.jp）の許諾を得てください．

序

　医師は薬物療法の是非と内容選択に責任をもつ立場にあるため，選択した医薬品を実際に処方する前には添付文書などで期待される効果と考慮すべき有害反応(副作用)の情報を確認することが求められている．しかし，多くの場合，効果発現の事前確率は副作用のそれよりもはるかに大きいため，医師の主たる関心は効果の発現に偏るだろう．添付文書の副作用項目に記載された多数の低頻度の(重大なものもあるにせよ)副作用を知悉することは困難である．さらに，治療中の患者は種々の有害反応を生じるが，それらがすべてが治療薬の副作用ではなく治療対象疾患の病態悪化や合併症の発症によることも多い．したがって，薬物の有害反応を疑う場合の真贋鑑定は相当に困難なものである．

　そのような場合の解決法として，薬物と副作用の因果関係における思考過程を逆転して考えることを提案したい．つまり，有害事象との因果関係の評価を求められている処方薬の添付文書に記載された副作用発現確率のみを判断の根拠として評価するのではなく(多くの場合，その副作用確率は低いか与えられていないだろう)，問題とされる副作用症状を生じる可能性のある薬物とそれらの事前確率を網羅的に逆引きしたデータを活用するのである．もし，該当する副作用症状の原因となる可能性のある薬物のなかに実際に処方されている薬物が含まれており，かつ他の候補薬よりも事前確率が高ければ，薬物と副作用の因果関係の蓋然性は大きくなるだろう．

　本書の企画意図は，まさにここにある．本書は，薬物治療を評価する任に当たる医療人(医師，薬剤師，看護師など)が目前の患者で観察している有害反応を疑う症状や検査値異常からスタートして原因薬物を逆引き的に鑑定するために作成された．内容的には筆者が「今日の治療指針」(医学書院)の付録として執筆したものを骨子として拡張，充実させ，さらには各薬物の該当副作用の頻度を添付文書，諸外国の成書，データベースなどの調査に基づいて記載した．

　本書は膨大なデータを含んでいる．内容には最大限の努力を払い校正したが，初版であり万が一の誤りがないともいいきれない．どう

か，お気づきの点はご一報いただければ幸いである．本書が，薬物治療をモニターするすべての医療人に役立つことを祈念して世に送り出す．

平成 27 年 1 月

越前　宏俊

目次

序 iii

総論 1

1 アレルギー機序または偽アレルギー機序 12

1 アナフィラキシー，アナフィラキシー様症状 12
2 喉頭浮腫 15
3 血管性浮腫(血管神経性浮腫，Quincke 浮腫) 17
4 血清病(様)症候群 19
5 薬物誘発性血管炎 21
6 薬剤性過敏症症候群，過敏症症候群 23
7 Stevens-Johnson 症候群(皮膚粘膜眼症候群)，
  中毒性表皮壊死症 25
8 薬物誘発性全身性エリテマトーデス(SLE)様症候群 27
9 薬剤熱 29
10 偽アレルギー反応 31
11 光線過敏症，光線過敏性皮膚炎 33
12 急性汎発性発疹性膿疱症 36
13 薬剤による接触皮膚炎 38

2 内分泌・代謝 40

1 高血糖 40
2 低血糖 42
3 甲状腺中毒症(甲状腺機能亢進症) 44
4 甲状腺機能低下症 46

- **5** 薬剤誘発性視床下部・下垂体・副腎皮質障害 ……… 48
- **6** 薬剤誘発性体重増加 ……… 50
- **7** 脂質異常症 ……… 52
- **8** 男性性機能障害 ……… 54
- **9** 卵巣過剰刺激症候群 ……… 57

3 腎機能・電解質   59

- **1** 腎前性腎不全（腎血流減少による） ……… 59
- **2** 急性尿細管壊死 ……… 61
- **3** 腫瘍崩壊症候群 ……… 63
- **4** 急性間質性腎炎 ……… 65
- **5** （癌患者の）出血性膀胱炎 ……… 67
- **6** 腎結石 ……… 69
- **7** 急性尿閉 ……… 71
- **8** 慢性腎臓病 ……… 74
- **9** 抗利尿ホルモン（ADH）不適合分泌症候群 ……… 76
- **10** （薬物誘発性）尿崩症 ……… 79
- **11** 乳酸アシドーシス ……… 81
- **12** 尿細管（性）アシドーシス ……… 83
- **13** 高カリウム血症 ……… 86
- **14** 低カリウム血症 ……… 88
- **15** 高カルシウム血症 ……… 90
- **16** 低カルシウム血症 ……… 92
- **17** 高マグネシウム血症 ……… 94
- **18** 低マグネシウム血症 ……… 96
- **19** ネフローゼ症候群 ……… 98
- **20** 偽アルドステロン症 ……… 100

4 血液   102

- **1** 血小板減少症 ……… 102
- **2** 顆粒球減少症（好中球減少症），無顆粒球症 ……… 106

- **3** 薬物誘発性貧血 ·········· 109
- **4** 再生不良性貧血 ·········· 112
- **5** 出血傾向（出血性素因）·········· 114
- **6** 静脈血栓塞栓症（深部静脈血栓症，肺血栓塞栓症）·········· 118
- **7** 播種性血管内凝固 ·········· 121

5 循環器 123

- **1** 虚血性心疾患 ·········· 123
- **2** 心不全 ·········· 125
- **3** 不整脈 ·········· 127
- **4** 高血圧 ·········· 131
- **5** 低血圧 ·········· 133
- **6** 弁膜症，心外膜炎 ·········· 136
- **7** Raynaud 現象またはその悪化 ·········· 138

6 上気道・呼吸器 140

- **1** 喘息・気管支けいれん（アスピリン喘息）·········· 140
- **2** 肺線維症，間質性肺炎 ·········· 142
- **3** 急性肺損傷，急性呼吸窮迫（促迫）症候群 ·········· 144
- **4** 急性好酸球性肺炎 ·········· 146
- **5** 肺胞出血 ·········· 148
- **6** 毛細血管漏出症候群による肺水腫 ·········· 150
- **7** 薬物誘発性胸膜炎・胸水 ·········· 151

7 消化器 153

- **1** 消化性潰瘍 ·········· 153
- **2** 下痢 ·········· 155
- **3** 便秘 ·········· 158
- **4** 麻痺性イレウス ·········· 160
- **5** 偽膜性大腸炎（抗菌薬関連下痢症）·········· 162

- **6** 薬物誘発性肝細胞障害型(肝炎型)肝障害 ... 164
- **7** 薬物誘発性胆汁うっ滞型肝障害 ... 168
- **8** 薬物誘発性膵炎 ... 170
- **9** 悪心・嘔吐,食欲低下 ... 172

8 眼科領域　175

- **1** 角膜混濁・沈着物 ... 175
- **2** 白内障 ... 177
- **3** 緑内障,眼内圧亢進 ... 178
- **4** 視神経炎 ... 180
- **5** 色覚異常 ... 181
- **6** 眼調節機能障害 ... 182
- **7** 網膜出血,眼底出血 ... 184
- **8** 網膜・視路障害 ... 186

9 耳鼻科領域　188

- **1** 難聴,耳鳴り,めまい(第8神経障害) ... 188

10 筋・骨格　191

- **1** 骨粗鬆症 ... 191
- **2** 特発性大腿骨頭壊死症 ... 193
- **3** ビスホスホネート関連顎骨壊死 ... 194
- **4** 高尿酸血症,痛風発作 ... 196
- **5** ミオパチー ... 199
- **6** 横紋筋融解症 ... 201

11 神経　204

- **1** けいれん ... 204
- **2** 脳血管障害 ... 206

3 錐体外路症状	208
4 末梢神経障害(ニューロパチー)	211
5 白質脳症	213
6 薬物誘発性頭痛	215
7 新生児薬物離脱症候群	217
8 小児の急性脳症	218
9 急性散在性脳脊髄炎	220
10 薬物誘発性無菌性髄膜炎	221

12 精神科領域　223

1 薬物誘発性うつ病	223
2 セロトニン症候群	225
3 薬物誘発性統合失調症様・偏執症様症候	227
4 悪性症候群	229
5 せん妄	231
6 睡眠障害	233
7 突発性(的)睡眠	235
8 認知障害	237

13 その他の分類できない副作用(全身性を含む)　239

1 (二次的)悪性新生物	239
2 催奇形性	241
3 悪性高熱(症)	243
4 脱毛	244
5 多毛	246
6 抗癌剤誘発性口内炎	248
7 手足症候群	250

索引	253

凡例

副作用名	副作用名和文・欧文・欧文略語を記載した.
重症度	重症度について記載した. 軽症,中等症,重症で分類し,適宜解説を加えた.
頻度	発現頻度について記載した.
症状	症状について記載した. 重症度や疾患名など,適宜見出しを立て情報を整理した.
検査	診断を行うために必要な検査について記載した. 疾患名など,適宜見出しを立て情報を整理した.
患者背景	患者の年齢や性別,基礎疾患や服薬中の薬など,副作用が発生しうる要因について記載した.
対応・処置	副作用発生時の対応・処置について記載した. 「急性期の対応」や「慢性期の管理」など,適宜見出しを立て情報を整理した.
患者説明	患者への説明が必要となる事項について記載した.
原因となる薬剤など	薬効群や疾患名で適宜見出しを立て,成分名,製品名などの情報を整理した. 警告!マークは,添付文書の警告欄に当該項目の副作用名が記載されていることを示す. 薬剤情報は 2014 年 11 月末日までの添付文書情報,その他資料に基づいて作成した. 添付文書に頻度が複数記載されている場合,「●」を用いて併記した.
副作用の起きるメカニズム	疾患名など,適宜見出しを立て情報を整理した.
予防	副作用の予防について記載した.

総論

1. はじめに

　医療人が遵守すべき4大倫理原則は，①患者の自律性尊重，②患者の利益の最大化，③患者に危害を加えないこと(無危害原則)，④医療資源の機会分配の公平化である．医療人は，善意と熱意をもって患者の治療に当たるのであるが，診断と治療内容の決定とその後のモニタリングなどの日常的な医療行為は常に不完全な情報のもとに行われざるを得ない．特に，急速に変化する臨床症状への対応は経験則と論理推論に基づき行われる以上，診断と治療のいずれにおいても人的な過誤により患者が健康被害をこうむる可能性は存在する．また，標準的な治療内容に人的な過誤がなくても，薬物投与により患者にとって好ましくない(特に重症の)作用が生じることもある．これらの健康被害は，まさに上記の倫理原則中の③無危害原則にかかわる問題である．

　薬理学の基本概念として薬物投与量-効果(あるいは毒性)関係が知られている．多くの薬物では投与量増加に伴い目的とする薬理効果はS字状関数に従い増強するが，投与量増加に伴い毒性作用も増強する．新規医薬品開発については，第Ⅰ～Ⅲ相臨床試験(治験)の効果・毒性データに基づき，薬理作用が発現しつつ毒性の発現確率が低い投与量範囲を設定する．安全性の高い薬物は毒性発現投与量が治療目的とする薬理作用発現投与量よりもはるかに高いため，主として治療効果をモニターすれば投与量を個別化できる．一方，治療効果が得られる投与量と毒性発現投与量が近接している薬物(例：抗癌剤，強心配糖体，抗不整脈薬など)では，十分な治療効果の発現は毒性発現と分離できないことも多い．この場合，効果を重視するか，毒性を重視するかは処方者自身の医療哲学と属する医療文化に影響されることが多いように思われる．毒性発現回避を重視するあまり，最大の効果を生むことが臨床試験で担保された標準的投与量よりもやや低い用量を処方する傾向があるとすれば，「医療における無危害原則」にはかなうが，「患者の利益の最大化」は犠牲にされる可能性があることも考慮すべきである．薬物による健康被害はそれだけを問題にするのではなく，同時に得られた臨床利益(薬物効果)とのバランスのうえで評価されねばならない．

2. 薬物の副作用とは

　医療は全能ではない人間がなすものであり，情報の不完全性もあり，治療中に患者の健康上好ましくない出来事を生じることは少なくない．語義的に厳密に分類すると，治療中に患者(臨床試験であれば被験者)に生じたあらゆる好ましくない出来事で，治療との因果関係を問わないものを「有害事象」(adverse event)と定義する．そのうち，患者が関係するすべての治療(薬物治療を含む)との関連が否定できないものを「有害反応」(adverse reaction：AR)と定義する．さらに，そのうち薬物との因果関係が否定できないものを「薬物有害反応」(adverse drug reaction：ADR)と定義する．患者や医療過誤も含めた薬物による有害事象の頻度は高い．米国では患者の入院の原因として薬物が関係する有害事象が3～7％を占めるとされ，入院患者は平均して10～20％の頻度で薬物が関係する有害事象を経験し，うち10～20％が重症であるとされる．

　これらの厳密な薬物関連の健康被害に関する用語とは別に，古くから臨床および一般人の間では「副作用」(side effect)という語が使用されてきた．正しい病態把握に基づき診断が下されたあとに，すでに安全性に対して十分な情報がある市販薬のなかから最適な薬物を選択し，標準的な用法・用量を選択し，適切な剤形が適切な投与経路で患者に投与されても，期待する薬物効果が得られない，または予期せざる患者にとって好ましくない薬物の作用が出現することがある．薬物を選択し処方する側の医療者の視点では，最大限の努力を払い投与計画を立案したわけであるから，そのような作用は，治療上発揮されることを意図した薬物の薬理作用(主作用)ではなく，副次的な薬理作用であるとの認識がされがちである．そのため古くから，薬物により生じる「患者にとって好ましくない反応」は(主要でない)副作用と表現されていた．かつて，医師が医療において父権的に君臨し，医療情報の公開性，透明性が社会に重視されておらず，医師と患者の間に医療情報の大きな非対称性が存在し，医療行為の結果に対する説明責任が現在よりも軽視されていた時代があった．その時代，医師は無謬性を求められるままに演じなくてはならず，薬物治療中に健康被害を生じた反応は，本来の治療意図の薬理作用とは異なるものであるとする自己弁護的，あるいは言外に有害事象発生の原因を薬物の毒性の高さや患者側の特異的な応答性に転嫁するかのような「副作用」の語が使用され

たものと思われる．また，副作用という語には薬物投与と既知の薬理作用を介した因果関係の存在が前提となる語感があるため，薬物との因果関係が薄いと評価された事象は原病の病態変化に関連する，あるいは全くの偶発的事象とみなされて，副作用として認識されず薬物との関連性が見逃されることも多かった．

上記のような考察に基づいて，臨床薬理学の創設者であったKarchとLasagnaは1975年に，医薬品の使用に関連して生じる「患者にとって好ましくない反応」に対して，従来の「副作用」ではなく「薬物有害反応」の語を使用することを提案し，さらに薬物有害反応を「ヒトに対して医薬品を予防，診断，あるいは治療の目的で適正量使用した際に生じる，あらゆる意図せざる不快な反応」と定義した．WHOもほぼこの定義を踏襲しており，この薬物投与の目的として「診断あるいは治療」に「生理的機能の調節」を加えた定義を公表している．いずれの定義も，有害反応を，医薬品誤用や標準薬の過量投与などの医療過誤や医薬品の不適切使用，薬物乱用，服薬指示違反(ノンアドヒアランス)などの患者側要因による有害反応から明確に区別している．

現在では，薬物による患者における不利益事象は原因を問わず患者の視点に立って薬物有害反応として評価するべきであるとする考え方が，医療および社会において一般的となっている．用語の変遷には，時代とともに変化してきた医療における医師‐患者関係のあり方の変化が反映されている．ただし，現在でも法律(薬事法など)とその関連規則の条文では，制定された時期を反映していまだに旧来の用語である「副作用」が使用されているものは多い．

3. 治験と市販後モニタリングにおける有害事象

現在，新規医薬品の開発はグローバルなGCP(Good Clinical Practice)規定に準拠して実施されている．しかし，新規医薬品認可までに当該薬物を服用する患者数は生活習慣病のアウトカム改善などを目指す大規模な第Ⅲ相臨床試験が実施された場合でも参加者はたかだか数千人であるため，発現頻度が低い有害反応は感度よく検出することも因果関係を確立することも困難である．とりわけ新規未承認医薬品が治験において安全性に関する情報が乏しい状況で使用される場合には，たとえ医薬品の既知の薬理作用との関連に蓋然性が低いと考えられる場合でも，患者にとって不利益な反応・事象は有害事象としてもれなく収集しなくてはならない．かつて，有害事象が副作用と称

表1 薬物有害反応の重症度

重症度	内容
軽度（mild）	症状はあるが特に処置は不要で，治療変更も必要としない（例：抗菌薬治療中の上部消化管不快など）．
中等度（moderate）	処置の変更（例：投与量の変更，薬物の追加）を必要とするが，その薬物を中止する必要はない．ただし，入院期間が延長されたり，特定の治療が必要となることがある（例：利尿薬による低カリウム血症など）．
重度（severe）	状況によっては致死的となる可能性があるADRで，原因薬物の中止と入院治療を必要としたり，入院期間を大幅に延長するADR（例：抗てんかん薬による重症皮疹など）．
致死的（lethal）	直接的または間接的に患者の死因となるADR．

されていた時代には，治験中に観察された重大な有害事象が治験医薬品の既知の薬理作用特性からは関連性が薄いと担当医師に判定されたために治験中に有害反応として検出されないままに上市され，市販直後からその有害作用が頻発し，当該薬の市場撤退の原因となった事例もあった．このような事例の反省に基づき，現在のGCPに準拠した治験制度のもとでは，治験実施中の有害事象は医薬品投与との因果関係を問わず収集するようになっている．

　有力な新規医薬品では市販後短期間に数万人の患者に対して処方されるため，頻度が低い重大な有害反応は通常市販後に出現する．一線の医療者による自発的報告に依存した副作用モニタリングシステムを使用する限り，当該薬物の薬理作用とは一見関連が薄い有害反応の検出感度は低く，多数の健康被害が生じるまで気づかれないことも多い．このため，現在では新規医薬品の市販後6か月までを特に重要視して当該企業に「市販直後調査」の実施が義務づけられている．また，WHOは市販後の医薬品に対して「国際医薬品副作用モニタリング制度」を実施している．

4．薬物有害反応の重症度分類

　概念的に薬物有害反応の重症度は表1のように考えられている．
　薬物有害反応の程度を表現する語として「重篤度」が使用されること

がある．この語は薬物有害反応がもつ患者の生命あるいは機能に対するリスクの高さを含意している．つまり，ある個別の薬物有害反応の強度が重症であっても，生命予後に必ずしも悪い影響がない場合には重症ではあるが重篤ではないと言える．例えば，抗癌剤などによる重症の白血球減少（無顆粒球症）は重篤でもあるが，重症の脱毛症や口内炎は必ずしも重篤ではない．薬物有害反応の重篤度は，傷害を受ける臓器機能を反映する具体的な検査値により評価する必要がある．日本では，平成4年に厚生省（当時）が公表した，「医薬品等の副作用の重篤度分類基準」が重篤度評価の一応の基準とされている．

5. 薬物有害反応の機序

薬物有害反応の発現機序あるいは発現様式による分類は Rawlins と Thompson の分類（1977年）を基礎として改良が重ねられた（**表2**）．

薬物の副作用は，薬物を服用している患者では頻度の差はあるが誰にでも生じうる．患者の臨床症状に変化が生じた場合には，原病の病態変化とともに，いつも薬物による副作用の関与の可能性を排除しない習慣をつけることが重要である．

6. 薬物有害反応の診断

日常診療で観察される薬物投与と投与後に生じる臨床症状との因果関係の証明は不可能である．なぜなら，実験動物を対象とした毒性試験や健康志願者を対象とする第Ⅰ相臨床試験などと異なり，実際の臨床で薬物投与を受けている患者では，薬物投与後に生じる自覚症状や臨床検査値の変化は必ずしも投与された薬物のみに原因を帰することはできず，治療対象となった疾病の病態変化が原因となる場合も多いからである．さらに，倫理的な観点から，有害反応の再現性を薬物の再投与により検討することもほとんどの場合不可能である．したがって，臨床における薬物と有害反応発現との因果関係の評価は，Karch と Lasagna ら（1975年）の提案した基準を基礎としたいくつかの提案がある．ここでは WHO のウプサラ・モニタリングセンター（UMC）の基準（2000年）を提示する（**表3**）．

例えば，喘息患者に β_2 アドレナリン受容体作動作用のある気管支拡張薬を投与したところ，心臓の不整脈が出現した場合，確かに薬物が心筋を直接刺激して副作用として不整脈が発現した可能性はあるが，重症の喘息発作で投与した薬物の効果が不十分であった場合に喘

表2 薬物有害反応の発現機序あるいは発現様式による分類

タイプ	記憶に便利な語呂(英語)	機序または様式	特徴	例	対処法
A	augmented (作用増強)	投与量(標的分子曝露量)に関係して当該薬物の薬理作用が増強	過剰投与では誰でも生じうる. 標準投与量でも肝・腎臓障害時, 薬物代謝酵素機能低下を生じる遺伝的多形保有者や薬物感受性が増加する病態ではリスクが増加. 頻度は高い(日常的). 薬理作用(主・副・毒作用)の増強. 予測可能. 死亡率低い.	主作用:SU(スルホニルウレア系)剤のようなインスリン分泌刺激作用を有する血糖降下薬を過剰投与すると生じる低血糖発作. 毒性作用:ジゴキシン過量投与による不整脈. 副作用:三環系抗うつ薬投与による抗コリン作用.	当該薬物の中止・減量. 併用薬の影響(薬物動態・薬力学上の相互作用)を考慮する.
B	bizarre (奇異な)	投与量と関係しない, 当該薬物の薬理作用と無関係な症状	まれ. 当該薬物の薬理作用と関係しない. 予測不可能*. 死亡率高い.	免疫機序:アナフィラキシー反応, Stevens-Johnson症候群など. その他:急性ポルフィリン症, 悪性高熱症など.	当該薬物の中止. 以後, 生涯にわたる使用禁止.
C	chronic (慢性投与)	投与量と累積曝露時間に関係	まれ. 累積投与量に依存. 長期継続時にリスク増加.	糖質ステロイドによる視床下部・下垂体・副腎抑制. 長期利尿薬投与患者での電解質異常と不整脈.	慎重な減量と中止. 時間をかけた離脱が必要なこともある.
D	delayed (遅延性)	累積曝露時間に関係(time-related)	まれ. 標準用量で生じる. 薬物使用後ある程度の時間経過後に出現または検出される.	催奇形性. 発癌性. 遅発性ジスキネジア.	事象発見後なので対処困難.

(つづく)

(つづき)

タイプ	記憶に便利な語呂(英語)	機序または様式	特徴	例	対処法
E	end of use (投与中止時)	離脱反応	まれ. 薬物中止時に生じる.	β遮断薬の中止後の心筋梗塞. 麻薬などの禁断症状.	再投与後にゆっくりと減量・中止.
F	failure (失敗)	予期できない治療の失敗	まれ. 投与量に関連薬物相互作用の関与が多い.	代謝酵素誘導による効果減弱(リファンピシン服用者の経口避妊薬効果消失など).	投与量増量. 併用薬の変更.

(Edwards IR, Aronson JK:Adverse drug reactions:definitions, diagnosis, and management. Lancet 356:1255-1259, 2000 より改変して引用)

＊このタイプの副作用は,薬物の作用部位到達量が適正な場合であるにもかかわらず生じるもので,通常の薬物投与量-応答関係では説明できない.この機序の副作用は,頻度はまれであるが重篤であることが多く(アナフィラキシー反応,Stevens-Johnson症候群など),予測は不可能と考えられてきた.しかし,近年のゲノム薬理学の進歩によりこのタイプの有害反応も予測できる可能性が指摘されている.例えば,白人患者ではHLA-B*57:01(ヒト組織適合白血球抗原系の特定アレル)を有すると抗HIV薬アバカビル硫酸塩投与後の重症皮疹などの過敏症状出現リスクが高いことが判明しており,投与前の遺伝子検査で患者を選別することで同薬の過敏反応発現を事実上回避できることが無作為化試験で証明されている.また,中国漢民族でHLA-B*15:02を有する患者では抗てんかん薬カルバマゼピン投与後に生じるStevens-Johnson症候群のリスクが有意に高いことも判明している.今後,次世代シークエンサーによる個人の全ゲノムシークエンスが医療経済的に容認できる程度の価格となればB型の薬物有害反応へのアプローチは大きく変化する可能性がある.

息による低酸素血症と呼吸性アシドーシスが悪化して不整脈が生じたとも解釈できる.表3に従えば,この場合の薬物投与と不整脈発現との因果関係は"possible"である.しかし,薬物投与から時間が経過すると不整脈が消失し,再投与すると不整脈が再発すれば,因果関係の確実度は上昇し,"certain"となるだろう.

7. 薬物有害反応のリスク因子評価

A型の薬物有害反応を予防する観点からは,事前の患者の医療情報評価により,患者に当該薬物の薬物動態上の変化をきたす臓器合併症(肝機能・腎機能障害)が存在することを認識すること,および高齢者,

表3 医薬品投与と有害反応発現との因果関係評価の判定基準

因果関係評価	内容
確実 (certain)	当該薬物の服用と有害反応発現との間に合理的な時間関係がある. 有害反応以外では説明できない. 中止後の症状変化が合理的(dechallenge). 再投与すると再発する(再現性がある).
ありうる (probable/ likely)	該当薬物の服用と有害反応発現との間に合理的な時間関係がある. 有害反応以外では説明できない. 中止後の症状変化(消失, 軽減など)が合理的(dechallenge). 再投与データはない.
可能性がある (possible)	当該薬物の服用と有害反応発現との間に合理的な時間関係がある. 有害反応は薬物以外の合併症・基礎疾患, 併用薬, 摂取した化合物でも説明できる. 中止後の症状変化が不足または不明.
考えにくい (unlikely)	当該薬物の服用と有害反応発現との間に合理的な時間関係があるが, 有害反応は薬物固有の薬理作用で説明しにくく, ほかの原因で説明するのが合理的.
判定保留 (conditional/ unclassified)	因果関係を評価するために追加データを収集する必要があり, それまで評価を保留する.
評価不能 (unassessable/ unclassified)	因果関係評価のための追加データが得られないか, データにある矛盾点を解決できない.

小児など添付文書上の(臓器障害のない)成人における標準的な投与量が適応できない患者集団を認識し, 適切な投与量補正を行うことが重要である. B型の薬物有害反応に対しては, 妊娠初期の妊婦のように体内に特に薬物副作用に敏感な胎児を有する場合, 特定の薬物に患者がアレルギー素因をもっている可能性の事前チェックが重要である. さらに, 薬物自身の治療域が狭く薬物効果発現投与量で毒性発現の頻度が高い薬物(例:抗癌剤, 抗不整脈薬など)では成人でもとりわけ慎重な用量設定と治療中の有害反応モニタリングが重要である.

8. 有害反応の監視と検出

(1) 企業による市販後調査制度

　新規医薬品の比較的頻度の高い有害反応は治験の段階で検出できるが，頻度が低いものは検出されない．計算の詳細は割愛するが，ある有害反応の頻度が1事象/A人であれば，その事象を95％の確率で検出するために必要となる対象患者数は，およそA×3である(rule of 3，3の法則)．例えば，1,000人に1人の頻度(0.1％)の有害事象・反応であれば，その反応を95％の確実さで検出するために必要な対象者数は約3,000人である．見方を変えると，仮に治験の段階で3,000人の患者が被験者となり，ある有害反応が1例も観察されない場合，保証されるその有害反応の頻度の上限値はわずか1/1,000(1/3,000ではない！)に過ぎない．治験中には観察されなかった有害反応が市販後に頻発することは珍しくない．その理由は，新規医薬品が上市されると短期間で一挙に数万人以上の患者に投与されるため，頻度の低い有害反応も確実に出現するためである．そこで，市販直後の6か月間を集中的に有害反応モニタリングする「市販直後調査」が2001年から開始された．この制度によりイマチニブメシル酸塩，ゲフィチニブ，セベラマー塩酸塩，レフルノミドなどの有害反応が検出され厚生労働省に報告されたため，緊急安全性情報(イエローレター)や安全性速報(ブルーレター)が配布されたことは記憶に新しい．また，これらの情報が配布されると，未報告のまま埋もれていた当該有害反応が一挙に報告されて件数が急増することがある(いわゆる band wagon 効果，賑やかな楽隊車に人が群がるためこう呼ばれる)．

　医薬品医療機器総合機構(PMDA)は医薬品の安全性を監視し，その情報に基づきリスクを最小化する，統合的な医薬品リスク管理計画(risk management plan；RMP)を実施している．製薬企業は薬事法によりPMDAの指導のもとで医薬品安全性監視活動としてMRなどが使用者から安全性情報を収集するほか，必要に応じて市販直後調査，使用成績調査，特定使用成績調査，市販後臨床試験，薬剤疫学研究により安全性データを収集する．PMDAはその結果に基づいて，リスク最小化活動として，添付文書の使用上の注意を改訂したり，患者向け医薬品ガイドを作成したり企業に適正使用のための資材の配布を求めたりしている．

表4　健康被害救済制度

制度	対象製品	内容
医薬品副作用被害救済制度	医薬品	昭和55(1980)年5月1日以降の被害事例，平成22(2010)年までに8,000人に給付がなされた．
生物由来製品感染等被害救済制度	医薬品のうちヒトや他の生物(植物を除く)由来の原料から製造されたもの(輸血用血液製剤，ワクチン，ブタ心臓弁，ヘパリン塗布カテーテルなど)	平成16(2004)年4月1日以降の被害事例

〔越前宏俊，渡邊裕司：薬物の副作用と相互作用．山口徹，北原光夫(監)：今日の治療指針 2014年版，p.1642，医学書院，2014 より引用〕

(2)自発報告制度

医薬品の使用者たる医療者も薬事法により薬物の有害反応を報告することが義務づけられている．日本の医薬品有害反応の自発報告数は年間約4,000件であり，企業報告数の約30,000件よりも1桁少ない．報告用紙はPMDAのHP(http://www.info.pmda.go.jp/info/houkoku.html)から電子的に入手できる．近年，医療者からの自発報告を補う試みとして，PMDAでは患者自身がオンラインで有害反応を報告できる事業を開始している．

9. 医薬品による健康被害救済制度

すでに述べたように医薬品承認過程での治験のみでは対象者数は限られており(多くは1医薬品あたり1,000人前後が多い)，また試験期間も比較的短いため(多くの場合1～2年)，頻度が低い(例：0.1%)が重篤な副作用や薬物の長期投与後に発症する副作用については治験の段階で確実に除外することは理論的に困難である．それらの副作用は添付文書に記載されず市販後に初めて明らかになる．このような副作用は医師・薬剤師も事前に予測することは困難であり，被害を受けた患者も健康被害の弁償を求める相手をもたない．そのような場合の患者救済制度として，市販後に治療を目的として適正に使用された医薬品および生物由来製品による健康被害を公費で救済するために健康被害救済制度が設立された(**表4**)．

現在，医薬品副作用被害救済制度と生物由来製品感染等被害救済制度の2種類が実施されている．公表されたデータによると毎年800～1,000人の申請事例に対して給付がなされている．平成20年4月からインターフェロン製剤（慢性B型またはC型肝炎などに用いる場合）による副作用も対象となった．制度上，救済給付の申請は健康被害を受けた本人またはその遺族がPMDAに直接行うことになっているが，医学知識の少ない患者が独力で申請書類を作成するには困難を伴うことも多い．医師や薬剤師は患者にこの制度の存在を積極的に説明し，申請に際して必要な書類の入手〔PMDAのHP「［請求用紙ダウンロード］医薬品副作用被害救済制度」の項（http://www.pmda.go.jp/kenkouhigai/fukusayo_dl/）からダウンロード可能〕や添付する医師の診断書，投薬証明書，受診証明書などの取りそろえに協力すべきである．ただし，この救済制度には多数の対象除外医薬品（抗癌剤，免疫抑制薬など）があるので，申請に当たって医療者は患者に適切な助言をする必要がある．対象除外医薬品のリストは改訂されることもあるので，上記ホームページで最新版を参照する必要がある．さらに，この制度の請求期限は疾病に対しては医療費，医療手当の支払いが行われた時点から2年以内，被害者が死亡した場合の遺族年金，一時金，葬祭料については死亡時点から5年以内であるので，医療者は健康被害発生後には遅滞なく手続きを開始できるよう患者または家族を援助すべきである．最新の情報についてはPMDAのHP「健康被害救済制度」の項（http://www.pmda.go.jp/kenkouhigai.html）を参照されたい．

1 アレルギー機序または偽アレルギー機序

1 アナフィラキシー, アナフィラキシー様症状

anaphylaxis, anaphylactoid symptom

> **重症度** ▶ 致命率は0.7〜2%, 英国の全国登録制度では人口300万人あたり1人の死亡率
>
> **頻　度** ▶ 10万人あたり50〜2,000人
>
> **症　状** ▶ 軽症例　80〜90%の例で薬物投与直後から2時間程度で出現する全身性じん麻疹, 顔面紅潮などの皮膚症状と悪心・嘔吐, 腹痛, 下痢などを生じる.
> 中等症例　(上気道の)血管性浮腫, 気管支けいれんにより呼吸困難(特に呼気), 喘鳴を生じる.
> 重症例　チアノーゼ, 喉頭浮腫(吸気時喘鳴), 低血圧, 不整脈, 意識喪失がみられる.
> 症状の推移　30分〜1時間でピークに到達し, 治療などにより1時間程度で回復することが多いが(一相性反応), 数%では回復が数時間〜数日間遷延し, 20%前後の患者ではいったん回復した症状が1〜8時間後に再発することがある(二相性反応).

検査

診断確定のために血液検査では好酸球増加症, 血清トリプターゼ(肥満細胞由来)上昇などを確認する.

患者背景

薬物を使用する際にはすべての患者で薬物過敏症の病歴を聴取し, 過敏症状の既往とその誘因物質(薬物, 食事, ラテックスなど)の有無を同定する. 特に過敏症の頻度が高い薬物(βラクタム系抗菌薬, 造影剤など)の服用歴や虫刺され歴を確認することが重要である.

対応・処置

急性期の対応　蘇生要員の確保, 原因と推定される薬物の中止, 蘇生処置[気道確保, 横臥下肢挙上(Trendelenburg体位), 酸素吸入], 静脈ルートを確保し乳酸リンゲル液などの輸液開始(血管漏出性亢進に対応するため成人では0.5〜1.5 L), 血圧測定, アドレナリン(自己注射用エピペン®注射液を血流豊富な大腿前外側筋肉内に投与, 体重30 kg以上なら0.3 mg, 30 kg未満なら0.15 mg(剤型には0.15 mg/1管2 mLと0.3 mg/1管2 mLがある. ただし, いずれも投与される薬液量は0.3 mLであり, それぞれ0.15 mgと0.3 mgが薬物投与量である. また, 1度注射すると再度注射しても薬液は放出しない仕組みとなっているので注意), 投与量が0.01 mg/kgを超える場合

は原則禁忌である．または同量の 0.1％ボスミン®を必要に応じて 5〜15 分間隔で 2〜3 回投与）と副腎皮質ステロイド〔ヒドロコルチゾンコハク酸エステルナトリウム（ソル・コーテフ®）5〜10 mg/kg 静注〕，抗ヒスタミン薬〔ジフェンヒドラミン塩酸塩（ベナスミン®）注 30 mg，ラニチジン塩酸塩（ザンタック®）注 50 mg 静注〕．

気道症状が改善しなければ $β_2$ 作動薬〔サルブタモール硫酸塩（ベネトリン®）〕，グルカゴン，ドパミン塩酸塩など必要に応じて投与，喉頭浮腫が重症であれば気道確保，気管切開．重症例では特に二相性反応に注意し 4 時間程度は外来観察する．

ハイリスク患者への対処　アナフィラキシー既往歴がある患者：原因薬物をお薬手帳に記録．再発時の治療効果を減じる可能性のある β 受容体遮断薬，ACE 阻害薬，ARB や，アドレナリン効果を増強するモノアミン再取り込み阻害薬（三環系抗うつ薬），モノアミン酸化酵素（MAO）阻害作用薬は投与を避ける．

環境中の誘発因子に曝露するリスクが高い患者：自己注射用エピペン®注射液の使用法を説明し携行を指示．アレルギー専門医を紹介しアレルゲン免疫療法を考慮．

原因となる薬剤など

抗癌剤（可溶化剤としてのクレモホール EL 添加薬に注意）

特にタキサン系のパクリタキセル（0.3％），シスプラチン〔ブリプラチン®注（10・25・50 mg）：0.1％未満〕，ランダ®注（10・25・50 mg）：0.1％未満〕，エトポシド，警告！オキサリプラチン〔エルプラット®点滴静注液（50・100・200 mg）：1.5％〕など

β ラクタム系などの抗菌薬（致命例 0.002％，バンコマイシン塩酸塩では red man 症候群）

ペニシリン（0.7〜10％），バンコマイシン塩酸塩（＜ 0.1％）

生物由来酵素製剤と生物由来蛋白を含む医薬品

L-アスパラギナーゼ（2％），リゾチーム塩酸塩（卵白アレルギー患者は禁忌），タンニン酸アルブミン，乳酸菌製剤，経腸栄養剤など

免疫グロブリン・モノクローナル抗体薬

警告！リツキシマブ〔70％（infusion reaction）〕，警告！トラスツズマブ，エタネルセプト〔エンブレル®皮下注（25・50 mg シリンジ）・皮下注用（10・25 mg）：0.5％〕など

NSAIDs（アナフィラキシーの既往があればアセトアミノフェンを使用）

アスピリン，インドメタシンなど

免疫抑制薬

アザチオプリンなど

抗真菌薬

フルコナゾール，ミカファンギンナトリウム〔ファンガード®点滴用（25・50・75 mg）：0.2％（成人データ），5％〔小児を対象とした国内臨床試験（n=20）〕で〕など

局所麻酔薬
プロカイン塩酸塩など
全身麻酔薬
セボフルランなど
賦形剤
アスパルテーム,カルボキシメチルセルロースなど
その他
ヨード造影剤(高浸透圧製剤が多い)(0.22〜1%),インフルエンザワクチン,デキストラン,オザグレルナトリウム,エダラボン,リネゾリド,ポリドカノール,虫刺され〔スズメバチなど(年間50人死亡)〕

下線部の%数値は頻度を示す

副作用の起きるメカニズム

原因抗原がT細胞を感作し抗原特異的なIgE産生を介して生じるⅠ型アレルギー機序と偽アレルギー機序(麻薬,界面活性剤クレモホール,バンコマイシン塩酸塩などによる肥満細胞の直接脱顆粒刺激,造影剤などによる非免疫的機序による補体活性化,ACE阻害薬,アスピリンなどのNSAIDsによる炎症メディエータ代謝の変化)が関係する.

予防

偽アレルギー性機序によるアナフィラキシー症状発現頻度が高い薬物では,予防処置として副腎皮質ステロイド,抗ヒスタミン薬,アセトアミノフェンなどを事前に投与することがある.一般的には既往歴と薬歴聴取により誘発物質を同定し,以後いかに原因物質を効果的に忌避するかに尽きる.

2 喉頭浮腫

laryngeal edema

重症度 ▶ 重症，致命的となりうる
頻　度 ▶ 不明
症　状 ▶ I型アレルギー反応に基づく肥満細胞脱顆粒が病態である場合は薬物投与直後から30分以内が多い．この場合には皮膚紅潮，気管支けいれん，じん麻疹，低血圧，咽頭瘙痒感などを伴う．
ACE阻害薬投与後などのようにブラジキニン誘発性の場合には発症は緩徐で投与開始から1〜21日後のことが多い．また，腸管浮腫による腹痛や嘔気・嘔吐を同時に生じることもある．
両者に共通して咳，吸気性の呼吸困難，狭窄性雑音(stridor)，嗄声，チアノーゼ，顔面・口唇・舌の浮腫やしびれ，瘙痒感を生じる．患者は頸椎を伸展し頭部を後屈して喉頭腔を広げるような姿勢をとる(Schotter徴候)．

検査

吸気性呼吸困難の訴えがあれば，直ちに喉頭所見を目視確認する．ファイバースコープにより喉頭蓋，喉頭披裂部，披裂喉頭蓋ヒダなどの皮下組織が疎な部分に著明な浮腫を認めれば確実．感染性ではないので発赤は少ない．

患者背景

リスク因子　薬物誘発性：比較的報告の多い薬物服用歴は，ACE阻害薬，消炎鎮痛薬，抗菌薬，脱感作用抗原エキス，ワクチン，色素添加物など．ただし，すべての新規医薬品や投与量を増加した医薬品も原因となる可能性がある．薬物過敏反応歴は重要であるが，以前の服用歴で過敏症がなくても原因として除外できない．
組織障害　長時間挿管の抜管後．
その他　環境・食物アレルギー．

対応・処置

急性期の対応　原因薬物の中止，酸素吸入，ヒスタミンH_1/H_2受容体拮抗薬投与，副腎皮質ステロイド(ヒドロコルチゾンコハク酸エステルナトリウムなど)点滴投与．喉頭狭窄のため挿管は困難であることが多い．困難であれば躊躇せず外科医に気管切開を依頼する．
フォローアップ　好酸球増加，特異的IgE増加を認めることがある．C3/C4値測定により異常があれば補体系の精査を要する．再発があればC1インヒビターの遺伝的欠損・機能不全を疑う．

管理 診療録・お薬手帳にアレルギー歴の記載.

患者説明

他院での受診時にもアレルギー歴の情報を提示するよう指導.

原因となる薬剤など

ACE 阻害薬,ARB,多種の抗菌薬,筋弛緩薬,麻酔薬,抗コリン薬,NSAIDs,Ca 拮抗薬,エストロゲン,線維素溶解薬,ワクチン,アレルゲンエキス,パパイン,リゾチーム塩酸塩,異種動物血清,血液製剤,X 線造影剤,デキストラン,タートラジン,安息香酸塩

副作用の起きるメカニズム

I 型アレルギー反応には特異的抗原による感作で産生される IgE と肥満細胞との反応に基づくものと,ACE 阻害薬などによる組織ブラジキニン過剰に基づくものがある.

予防

過去の医薬品や食物アレルギー歴の聴取を行う.ACE 阻害薬の場合には腸管浮腫による腹痛や喉頭部以外の浮腫が病歴でわかることがある.

3 血管性浮腫(血管神経性浮腫, Quincke 浮腫)

angioedema (angioneurotic edema, Quincke's edema)

重症度 ▶ 中等〜重症

頻　度 ▶ ACE 阻害薬誘発性血管性浮腫の頻度は 0.1〜0.7％で救急外来受診の血管性浮腫の原因の 20〜40％を占める

症　状 ▶ 結合織が疎な顔面，口唇，眼瞼，口腔内，舌，口蓋垂，咽頭，喉頭，腸管，外陰部などに非対称性の浮腫が生じる．浮腫部は指圧痕を残さない (non-pitting) 浮腫である．「喉が詰まる」「息苦しい」「話しにくい」などの症状を訴える．
アナフィラキシーに随伴する場合　発症は原因物質の摂取直後短時間(分単位)であり，瘙痒感，じん麻疹，気管支けいれんなどの肥満細胞脱顆粒症状を伴う．
NSAIDs 誘発性　NSAIDs によりじん麻疹とともに血管性浮腫が生じる場合は投与後数分〜半日以内に症状が発症する．
ACE 阻害薬誘発性　多くは ACE 阻害薬投与開始から 1 週間以内に 24 時間程度かけて症状が進行するが，患者によっては数年間無症状で使用したあとに発症することもある．瘙痒感や皮膚症状を伴わないことが多い．ACE 阻害薬により上気道に著明な浮腫が生じると吸気性の呼吸困難を生じることもある．

検査

先天的または後天的 C1 インヒビター欠損あるいは機能不全を疑う場合は，血清 C3/C4 活性測定，C1q 測定，C1 インヒビター測定を行う．

患者背景

リスク因子　ACE 阻害薬誘発性の血管浮腫ではアフリカ系黒人，ブラジキニン分解酵素アミノペプチダーゼ P の変異保有者，腎移植時の免疫抑制薬 sirolimus，エベロリムス服用者，空咳の出現した患者，C1 インヒビター欠損症(常染色体優性遺伝)患者がリスクとなり，アスピリンや NSAIDs 誘発性では慢性じん麻疹，喘息がリスク因子となる．

対応・処置

原因薬物の中止，抗ヒスタミン薬，アドレナリン，副腎皮質ステロイド投与を行う．難治な患者や補体系の検査で C1 インヒビター欠損症が疑われれば C1 インヒビター補充療法〔乾燥濃縮ヒト C1-インアクチベーター(ベリナート®P)を静注〕を行う．新鮮凍結血漿は血清 ACE 活性を含有するので効果があることもある．諸外国ではブラジキニン B2 受容体阻害薬である

icatibant や血清カリクレイン阻害薬である ecallantide も使用できる.

急性期の対応 原因薬物の中止.気道に浮腫が存在する場合には気道確保を重視する.アナフィラキシー機序に準じて抗ヒスタミン薬,アドレナリン,副腎皮質ステロイドを投与する.

フォローアップ ACE 阻害薬が原因の場合は,中止後,回復までに数日を要することがある.また,薬物中止後にも再発することがあるので注意.C1 インヒビターの遺伝的欠損・機能障害を疑う場合には C1 インヒビターの定量,C3/C4 活性測定を行い診断をつける.

原因となる薬剤など

レニン阻害薬
アリスキレンフマル酸塩
線維素溶解薬
ストレプトキナーゼ,rt-PA
その他
リツキシマブ(11%),NSAIDs(0.1〜0.7%),ACE 阻害薬(0.11%),ARB (0.13%),ペニシリン系薬,経口避妊薬

下線部の%数値は頻度を示す

副作用の起きるメカニズム

血管性浮腫は血管透過性の亢進による皮下結合織への血漿の漏出である.

薬剤性血管性浮腫の原因としては ACE 阻害薬の服用が多い.ACE はキニン分解酵素Ⅱでもあるため,ACE の阻害は組織ブラジキニン過剰を生じさせる.ブラジキニンは血管漏出性を亢進させるため浮腫を生じる.

NSAIDs が原因となる場合は,シクロオキシゲナーゼ(COX)阻害によりロイコトリエン合成系を介して増加したアラキドン酸代謝産物であるシステイニルロイコトリエンが血管拡張および浮腫の原因となる.

アナフィラキシーに随伴する場合にはⅠ型アレルギー反応の機序による.

予防

遺伝性 C1 インヒビター欠損症の例では症状が重くなりやすいため,本人の薬歴や病歴だけでなく家族歴も慎重に聴取する.

4 血清病(様)症候群

serum sickness-like syndrome

> **重症度** ▶ 軽～中等症.発症時の自覚症状は重症だが,原因薬中止で予後はよい
>
> **頻 度** ▶ 不明だがカナダの後ろ向き研究では 0.1％程度
>
> **症 状** ▶ 薬物投与開始から 1～3 週後に倦怠感,悪寒戦慄を伴う間欠的発熱(38.5℃以上),悪心,関節痛,リンパ節腫脹などの前駆症状に続いて,抗原抗体複合体による補体活性化に伴う肥満細胞の脱顆粒により,じん麻疹または紅斑性丘疹が体幹部や四肢に生じる.まれに糸球体腎炎を生じる.通常,一過性だが時により重症型〔Stevens-Johnson 症候群(SJS)など〕に進行することもあるので注意.
> かつては異種蛋白製剤につきものの副作用であったが,抗原性の低いヒト型遺伝子組換え生物学的製剤に置き換えられることにより頻度は激減した.現在では原因薬としては抗菌薬セファクロルが最多.ただし,ウイルス感染症でも皮疹,発熱,関節痛を生じるので鑑別診断に注意.

■ 検査

白血球増加,血沈亢進,補体 C3/C4 低下.感染症との鑑別診断が重要.

■ 患者背景

リスク因子 原因薬物の高用量投与と長期投与,頻回にわたる投与.一般に成人は小児より発症頻度が高い.小児のデータではセファクロルによる血清病(様)症状発症リスクはほかのβラクタム系薬よりも 15 倍高い.

■ 対応・処置

急性期の対応 原因と推定される薬物の中止.抗ヒスタミン薬投与,必要なら全身的副腎皮質ステロイド投与.症状消失までには 2 週間程度を要する.
対応例 インフリキシマブによる関節リウマチ治療などでは少量のメトトレキサートを併用することにより血管炎頻度は低下する.

■ 原因となる薬剤など

抗 TNF α抗体
インフリキシマブ(3％)
抗菌薬(1～2％)
セファクロル,アモキシシリン水和物,ST 合剤

その他

抗蛇毒血清(13%),ATG(抗ヒト胸腺細胞ウサギ免疫グロブリン)(80%),リツキシマブ,bupropion,シプロフロキサシン,ミノサイクリン塩酸塩,サルファ剤,メルカプトプリン水和物(6-MP),クロピドグレル硫酸塩,チクロピジン塩酸塩,イトラコナゾール,メトロニダゾール,リファンピシン,ストレプトキナーゼなど多数

下線部の%数値は頻度を示す

副作用の起きるメカニズム

原因薬物(多くは異種蛋白製剤)に対する抗体産生により,血清中で抗原抗体複合体が形成され,組織に沈着すると,局所で活性化された補体により白血球が集積し炎症反応を引き起こす(Coombs Ⅲ型免疫反応).放出された炎症メディエーターが血管透過性を亢進し,じん麻疹や組織障害が生じる.現在みられる薬物誘発性の血清病(様)症候群では古典例ほどの抗体力価増加はなく,異なるメカニズムが想定されているため「血清病様」の用語を用いる.

予防

セファクロルにて血清病(様)症状を生じた患者に対して,他のセフェム系薬なら慎重投与可能とする意見と,すべてのβラクタム系薬は投与すべきでないとする意見がある.

5 薬物誘発性血管炎

drug-induced vasculitis

重症度 ▶ 中等～重症
頻　度 ▶ 不明
症　状 ▶ 成人患者で，薬物投与開始1～3週後から発熱，悪心，関節痛，咽頭痛などの前駆症状に続いて動静脈および毛細血管の血管炎と壊死による皮疹(触知可能な紫斑，紅斑性丘疹)が四肢に発現する．紫斑は組織壊死による潰瘍を形成することもある．臓器障害は腎臓が多い．抗甲状腺薬などでは抗好中球細胞質ミエロペルオキシダーゼ抗体(MPO-ANCA)が出現し，糸球体腎炎や肺出血を生じる場合がある．かつて薬剤誘発性ループス症候群と呼ばれた病態と共通点がある．

検査

慢性B型またはC型肝炎ウイルス感染症やヒト免疫不全ウイルス(HIV)感染症でも類似の血管炎病態を生じるので鑑別診断に注意する．

患者背景

リスク因子　抗甲状腺薬(プロピルチオウラシル)長期投与患者では30%前後がMPO-ANCA陽性となるが，血管炎を発症するのは少数である．

対応・処置

急性期の対応　通常は原因と推定される薬物を中止するだけで数日～数週間で軽快する．抗ヒスタミン薬投与，必要なら短期間全身的副腎皮質ステロイド投与．MPO-ANCA陽性の薬物誘発性血管炎で腎・肺障害を合併する場合には高用量副腎皮質ステロイドやシクロホスファミド水和物などの投与が必要となることがある．

原因となる薬剤など

MPO-ANCA陰性の薬物誘発性血管炎
抗てんかん薬
特にフェニトイン，フェノバルビタール，カルバマゼピン
その他
アロプリノール，ペニシリン系薬，セフェム系薬，サルファ剤(サイアザイド薬を含む)など多数

> **MPO-ANCA 陽性の薬物誘発性血管炎**
> プロピルチオウラシルまたはチアマゾールが最多．ヒドララジン塩酸塩，ミノサイクリン塩酸塩

副作用の起きるメカニズム

　血清病と類似した病態が原因と推定される．小分子薬物がハプテンとして働き抗体を産生し，抗原抗体複合体が血管壁に沈着して局所の炎症性変化を引き起こすため出血を生じるものとされる．

6 薬剤性過敏症症候群，過敏症症候群

drug-induced hypersensitivity syndrome；DIHS, hypersensitivity syndrome；HS

重症度 ▶ 重症
頻　度 ▶ 原因薬服用者の 0.01〜0.1%
症　状 ▶ 発疹は形態的に血清病に類似するが，より遅発性である．薬物投与開始から 2 週間以上経過してから倦怠感，発熱（38℃以上），咽頭痛，全身性の発疹（瘙痒性の斑状丘疹や多形紅斑），リンパ節腫脹が生じる．顔面に強い浮腫，口囲の紅色丘疹，膿疱，小水疱，鱗屑が特徴である．粘膜疹はないか，あったとしても Stevens-Johnson 症候群（SJS）や中毒性表皮壊死症（TEN）に比べると軽度である．進行すると全身的な紅皮症となり，腎・肝・肺・膵機能障害，造血組織障害を必発する重症薬疹症候群の 1 つである．従来，薬物名を冠して DDS（ジアミノジフェニルスルホン）症候群（ダプソン症候群），フェニトイン症候群などと呼ばれていたものである．

検査

白血球増加，好酸球増加，異型リンパ球出現，肝・腎機能障害．血清 HHV-6 の DNA 陽性．発症後 3〜4 週間で HHV-6 抗体価が上昇する．

患者背景

リスク因子　肝または腎機能障害がある患者では症状が遅延化・重症化しやすいとされる．台湾在住の漢民族を対象とした研究でアロプリノールが原因の DIHS は全員が HLA-B*5801 保有者であったとする報告がある．日本人ではこのアレルはきわめてまれである．日本人では HLA-A*3101 アレルが関係するとする報告がある．

対応・処置

原因と推定される薬物を中止し（ただし症状は薬物中止後も遷延する），全身的副腎皮質ステロイド投与を行う（プレドニゾロンとして 30〜60 mg/日）．ただし，軽快後の急激な減量はヒトヘルペスウイルス 6（HHV-6）の再活性化と症状の再燃を引き起こすため，時間をかけて減量する．

急性期の対応　原因薬物中止後にも，皮疹と検査所見が悪化することがあるので，皮膚科専門医を紹介し入院させる．症状消失までに 1 か月以上を有する．アロプリノールが原因の場合は腎障害が多く，サルファ剤が原因の場合は黄疸を合併することが多い．

原因となる薬剤など

ヒト免疫不全ウイルス(HIV)治療薬
警告！ アバカビル硫酸塩(ザイアジェン®錠300 mg：<u>約5%</u>)，**警告！** ネビラピンなど

抗てんかん薬
フェニトイン，カルバマゼピン，フェノバルビタール，ゾニサミド，ラモトリギン，バルプロ酸ナトリウム

その他
アロプリノール，サルファ剤，サラゾスルファピリジン(潰瘍性大腸炎治療薬)，ジアフェニルスルホン(抗Hansen病薬)〔レクチゾール®錠(25 mg)：時に<u>0.1〜5%未満</u>〕，ミノサイクリン塩酸塩，メキシレチン塩酸塩．総合感冒薬でも報告あり．

下線部の%数値は頻度を示す

副作用の起きるメカニズム

最近，HHV-6の抗体値上昇から，潜在感染の再活性化が病態に関連することが明らかになった．HHV-6は乳幼児の突発性発疹の原因ウイルスであるが，単球・マクロファージに潜伏感染しており，薬物服用が契機となり再活性化されるものと推定されている．

7 Stevens-Johnson 症候群（皮膚粘膜眼症候群），中毒性表皮壊死症

Stevens-Johnson syndrome；SJS, toxic epidermal necrolysis；TEN

重症度 ▶ 重症．SJS の死亡率は 1〜3％，TEN では 25〜30％
頻　度 ▶ 年間発症率は 100 万人あたり 1〜6 人
症　状 ▶ 薬物投与開始後 1 か月以内に高熱（38℃以上），悪心，嘔吐，咽頭痛，関節痛，筋肉痛，目の充血（結膜炎）や眼瞼腫脹などのウイルス感染症様の前駆症状に続き典型的な皮疹が出現する．
SJS の発疹は皮膚粘膜移行部を中心（皮膚口内炎，皮膚粘膜眼症候群）とする重症型の表皮型多形滲出性紅斑（EM）である．発疹は中心の壊死・水疱病変を 2〜3 重の紅斑が取り囲む標的病変（target lesion）が特徴的である．
一方，TEN の皮疹は広範な紅斑・水疱・表皮剥離（Nikolsky 現象），びらん，潰瘍，壊死を特徴としており，患者は皮膚の灼熱感，排尿・排便時の痛み，咽頭痛を訴える．白血球減少，腎障害，口腔から食道，気管支の粘膜傷害が合併する．
SJS と TEN は共通の病態であり，SJS は皮膚面積の 10％以下が傷害され，TEN はより重症な病型で表皮の 30％以上が傷害されるものとされている．10〜30％はオーバーラップ病態である．

検査

C 反応性蛋白（CRP）増加，白血球増加（重症では低下），肝・腎機能障害．ただし，一部のウイルス感染でも類似病変が生じるので，症状から SJS を疑う場合には迅速に皮膚生検で確定診断を行う．原因薬物の中止が早ければ早いほど予後がよい．

患者背景

リスク因子 高齢者は予後不良である．

対応・処置

急性期の対応 原因と推定される薬物を中止し，入院させ輸液・栄養・疼痛管理，眼科医と連携した眼ケア，口腔炎治療を行う．広範な皮疹欠損が生じるので熱傷ケアに準じて治療する．全身的副腎皮質ステロイド投与が行われるが予後改善のエビデンスはない．高用量ヒト免疫グロブリン静注（1 g/kg，3 日間）が推奨されることもある．血漿交換療法（原因薬物や代謝物，毒性物質の除去）やシクロスポリンの使用も試験的に検討されている．

原因となる薬剤など

抗真菌薬
フルコナゾール〔ジフルカン®静注液(50・100・200 mg)：0.04%(SJS)〕など

NSAIDs
ロキソプロフェンナトリウム水和物，サリチルアミド，アセトアミノフェンなど

抗てんかん薬
フェノバルビタール，カルバマゼピン，フェニトイン，ゾニサミド〔エセグラン®錠(100 mg)・散 20%：0.1%未満(SJS)〕，バルプロ酸ナトリウム〔セレニカ®R 錠(200・400 mg)・R 顆粒 40%：0.1%未満(SJS)〕

ニューキノロン系抗菌薬
レボフロキサシン水和物など

その他
サルファ剤，βラクタム系抗菌薬，クラリスロマイシン，アロプリノール(報告数最多，HLA-B*5801 がリスク因子)，ボルテゾミブ，副腎皮質ステロイド，ゲフィチニブ〔イレッサ®錠 250 mg：1%未満(SJS, TEN)〕など

下線部の%数値は頻度を示す

副作用の起きるメカニズム

皮膚病変部には細胞傷害性 T リンパ球(CD8 陽性)が集積しているため，原因薬物の服用により何らかの機序で活性化された CD8 リンパ球が表皮細胞を攻撃し，表皮・真皮間裂隙(表皮下水疱)を形成するものと想定されている．

予防

SJS/TEN を生じた患者は原因薬または類似の構造を有する薬物により症状が高率に再発する．患者の診療録やお薬手帳に原因薬とその商品名をジェネリック薬も含めて記載し，誤って再服用することがないようにする．

8 薬物誘発性全身性エリテマトーデス(SLE)様症候群

drug-induced systemic lupus erythematosus syndrome

重症度 ▶ 中等症
頻　度 ▶ 薬物により異なる
症　状 ▶ 薬物投与開始3週〜2年後に発熱,発疹,筋肉痛,関節炎を発症する.漿膜炎(胸膜炎,胸水など),肝脾腫,蝶形紅斑,結節性紅斑,丘疹,紫斑などの皮膚病変を生じることもある.中枢および腎病変は少ない.

検査

抗ヒストン抗体は陽性,抗2本鎖DNA抗体は陰性である.薬物によって抗ヒストン抗体陽性率は高いことがあるが,実際にSLE様症状が出現するのはごく一部の患者である.血清補体濃度は正常範囲,腎障害はないことが多い.

患者背景

リスク因子　白人,遺伝子多型(アセチル化代謝を受けるプロカインアミド塩酸塩,ヒドララジン塩酸塩では slow acetylator が高リスク),HLA-DR4,HLA-DR0301,補体C4の null allele が高リスク.

対応・処置

急性期の対応　原因薬物の中止後,数週間で症状は消失することが多い.抗好中球細胞質抗体(ANCA)陽性の血管炎を合併している場合には免疫抑制薬の投与が必要となることもある.

原因となる薬剤など

抗TNF α薬(0.2%*)
インフリキシマブ,エタネルセプト〔エンブレル®皮下注(25・50 mgシリンジ)・皮下注用(10・25 mg):0.1%未満〕など

その他
ヒドララジン塩酸塩(7〜13%*),プロカインアミド塩酸塩(15〜20%*),イソニアジド(INH),キニジン硫酸塩水和物,アセブトロール塩酸塩,ペニシラミン〔メタルカプターゼ®カプセル(50・100 mg):0.02%〕,ミノサイクリン塩酸塩(0.05%*),クロルプロマジン塩酸塩,メチルドパ水和

物, エファビレンツ, チクロピジン塩酸塩, ゾニサミド, アミオダロン塩酸塩, カルバマゼピン
*白人集団でのデータである.アジア人は白人よりも頻度が低いとされている.

下線部の%数値は頻度を示す

副作用の起きるメカニズム

詳細な機序は不明であるが,薬物自体あるいはその代謝物がハプテンとして作用し抗核抗体を産生し,組織傷害を生じるものと推定されている.

9 薬剤熱

drug fever

> 重症度 ▶ 軽～中等症
> 頻　度 ▶ 処方薬の3～5%とされるが厳密な統計はない
> 症　状 ▶ 投与量に依存せず，通常は薬物投与開始から7～10日後に発症し，中止により72時間以内に消失する発熱で，発疹を伴うこともある．ただし，薬物投与開始から発症までの期間はきわめて長い(1年以上)こともある．好酸球増加を伴うこともある．

検査

白血球増加と好酸球増加がみられることがあるが，頻度は20%前後と低いので特異的な診断根拠にはならない．C反応性蛋白(CRP)増加や赤血球沈降速度(ESR)亢進も非特異的である．

患者背景

リスク因子　多剤併用療法，高齢者，ヒト免疫不全ウイルス(HIV)感染者は高リスクである．

対応・処置

不明熱と同様にほかの発熱性疾患(特に感染症)との鑑別診断が重要である．疑いがあれば原因薬物の中止で発熱はすみやかに消失するので診断がつく．

原因となる薬剤など

あらゆる抗菌薬，アムホテリシンB〔ファンギゾン®シロップ100 mg：<u>0.1～5%</u>，アムビゾーム®点滴静注用50 mg：<u>20%以上</u>●<u>16.9%</u>(国内臨床試験．承認時)●<u>43.2%</u>(国外臨床試験．承認時)〕，プロカインアミド塩酸塩〔アミサリン®錠(125・250 mg)・注(100・200 mg)：<u>0.1%未満</u>〕，メチルドパ水和物，カプトプリル〔カプトリル®錠(12.5・25 mg)・細粒5%：<u>0.1%未満</u>〕，プロピルチオウラシル，ミトキサントロン塩酸塩〔ノバントロン®注10 mg：<u>5%以上</u>〕，インターフェロン製剤，ガンシクロビル〔デノシン®注500 mg：<u>1%未満</u>〕，インターロイキン製剤，パミドロン酸二ナトリウム水和物〔アレディア®注(15・30 mg)：<u>1～5%未満</u>●<u>2.9%</u>(承認時までおよび再審査終了時までの集計)〕，リツキシマブ〔リツキサン®注(100・500 mg)：<u>5%以上</u>●<u>64.3%</u>(国内臨床試験)●<u>53%</u>(海外臨床試験)〕，アロプリノールなど

下線部の%数値は頻度を示す

副作用の起きるメカニズム

　薬剤熱は薬物の投与後に出現し，中止により消失する発熱で，ほかに原因となる病変がない場合と定義される．原因は過敏反応(おそらく最多)から体温調節の変調，薬物の直接反応(アムホテリシンBなど)，薬物の薬理作用による二次作用(ペニシリンによる梅毒治療時のJarisch-Herxheimer反応など)，点滴液のエンドトキシン汚染，悪性症候群，セロトニン症候群なども含まれるものと考えられ，均一ではない．

10 偽アレルギー反応

pseudoallergic reaction

重症度 ▶ 軽〜中等症
頻　度 ▶ 不明
症　状 ▶ NSAIDs 服用により喘息発作が誘発されたり，じん麻疹や血管性浮腫を生じるなど臨床症状はアナフィラキシー反応に類似するが，臨床的なアレルギー反応に関係する化学メディエーターの遊離機序は非免疫的である．

患者背景

リスク因子　NSAIDs 誘発性の喘息（通称アスピリン喘息）は慢性副鼻腔炎，鼻茸を有する患者に多い．慢性じん麻疹患者の 20〜35％ は NSAIDs で症状が悪化するとされる．

対応・処置

原因薬物の中止と必要によりアナフィラキシーに準じた処置を行う．NSAIDs 不耐性はシクロオキシゲナーゼ-1(COX-1)阻害作用によるため，アセトアミノフェンや COX-2 選択的阻害薬であるセレコキシブへの変更を試みる．

患者説明

NSAIDs 誘発性喘息では処方薬のみならず，市販薬でも NSAIDs を含有する鎮痛解熱薬で症状が誘発されることを説明する．

原因となる薬剤など

薬物自体の肥満細胞からの脱顆粒作用
麻薬，ポリミキシン B 硫酸塩，バンコマイシン塩酸塩など
非免疫的機序による補体の活性化
造影剤など
炎症メディエーター産生増加
ACE 阻害薬
カプトプリル，エナラプリルマレイン酸塩などによるブラジキニン増加による血管性浮腫
NSAIDs
アスピリン，ジクロフェナクナトリウム，ロキソプロフェンナトリウム水和物，イブプロフェン，ケトプロフェンなどの COX-1 阻害作用がもたらすロイコトリエン増加によるじん麻疹・血管性浮腫（アスピリン喘息を含む）

副作用の起きるメカニズム

 薬物自体(バンコマイシン塩酸塩など)あるいは静注製剤に含まれる可溶化剤(ポリソルベート80)の作用(パクリタキセルなど)による肥満細胞からの炎症メディエーター遊離や,ACE阻害薬によるブラジキニン蓄積,COX-1阻害作用のあるNSAIDsによるロイコトリエン産生増加などがある.

予防

 薬物自体あるいは製剤溶液中の添加剤による場合は,投与速度を遅くし血中濃度を必要以上に高くしないことにより症状を緩和できる.

11 光線過敏症，光線過敏性皮膚炎

photosensitivity, photosensitive dermatitis

重症度 ▶ 軽症
頻 度 ▶ 光毒性反応のほうが光アレルギー性反応より多い
症 状 ▶ 光線過敏症を起こしやすい薬物を服用している患者の顔面，耳介，うなじ，上胸部Vゾーン領域，手背などの日光曝露部位に日焼け様紅斑，浮腫性紅斑，水疱などが生じる．時間とともに扁平苔癬様皮疹も生じる．
光毒性(phototoxicity)反応では薬物服用開始直後から日光曝露部のみに皮膚症状が生じるが，光アレルギー性(photoallergy)反応では発症前に数か月の感作期間を要し，日光曝露から24〜48時間後に瘙痒性の湿疹が日光曝露部だけでなく非曝露部にも生じる．

患者背景

リスク因子 光毒性反応による皮膚症状発現には原因薬物の経口服用または外用と，日光曝露が必要条件である．光アレルギー性反応の皮膚症状は主として外用薬塗布により生じる．

対応・処置

原因薬物を中止または同効薬に変更し，衣服や日焼け止めクリームなどで遮光処置をとる．光アレルギー性反応による皮疹は原因薬物中止後も継続することがある．診断は光線過敏症の疑いをもち，詳細な病歴をとり皮膚所見をみることによる．必要であれば患者の同意のもとで非病変部でのチャレンジテストも可能．

急性期の対応 光毒性反応による皮膚症状は日焼けに準じて治療する．日焼け止めクリームを塗布し，衣服で日光曝露を防御する．光アレルギー性反応の皮膚症状は接触皮膚炎に準じて治療する．

原因となる薬剤など

光毒性を誘発しやすい薬物

テトラサイクリン系抗菌薬

ドキシサイクリン塩酸塩水和物，ミノサイクリン塩酸塩(ミノマイシン®点滴静注用100 mg：<u>0.1%未満</u>)など

ニューキノロン系抗菌薬

ロメフロキサシン塩酸塩(バレオン®カプセル100 mg・錠200 mg：<u>0.1%未満</u>●<u>1.03%</u>，ロメバクト®カプセル100 mg：<u>0.1%未満</u>●<u>1.03%</u>)，スパルフロキサシン(発売中止)など

NSAIDs

特にケトプロフェン〔エパテック®ゲル3%・クリーム3%・ローション3%:<u>0.1%未満</u>,セクター®ゲル3%:<u>0.1%未満</u>〕,ピロキシカム〔バキソ®カプセル(10・20 mg)・坐剤20 mg:<u>0.1%未満</u>〕

フェノチアジン系抗精神病薬

クロルプロマジン塩酸塩〔ウインタミン®錠(12.5・25・50・100 mg)・細粒(10%):<u>5%以上または不明</u>,コントミン®糖衣錠(12.5・25・50・100 mg)・筋注(10・25・50 mg):<u>5%以上または不明</u>〕

抗癌剤

ダカルバジン,フルタミド(オダイン®錠125 mg:<u>1%未満</u>),メトトレキサート,ビンブラスチン硫酸塩など

その他

アミオダロン塩酸塩(アンカロン®錠100 mg:<u>1%未満</u>),サイアザイド系利尿薬,ソラレン,ボリコナゾール〔ブイフェンド®錠(50・200 mg)・静注用200 mg:<u>1〜5%未満</u>〕,ポルフィマーナトリウム〔フォトフリン®静注用75 mg:<u>5%</u>と<u>20.6%</u>(承認時の集計)●<u>33.3%</u>(使用成績調査の集計)〕,レチノイン酸,タール含有物,セントジョーンズワート,サラゾスルファピリジン,トラゾドン塩酸塩,抗ヒスタミン薬,リシノプリル水和物〔ゼストリル®錠(5・10・20 mg):<u>0.1%未満</u>,ロンゲス®錠(5・10・20 mg):<u>0.1%未満</u>〕,リスペリドン,パロキセチン塩酸塩水和物〔パキシル®錠(5・10・20 mg):<u>1%未満</u>〕,マプロチリン塩酸塩〔ルジオミール®錠(10・25 mg):<u>0.1%未満</u>〕,タクロリムス水和物,クロルプロパミド

光アレルギー性を誘発しやすい薬物

外用薬

消毒薬

クロルヘキシジンなど

NSAIDs

ケトプロフェン,ジクロフェナクナトリウム

その他

日焼け止め成分,香水成分

内服薬

NSAIDs

ケトプロフェン,ピロキシカム

その他

キニジン硫酸塩水和物,キニーネ塩酸塩水和物,キノロン系抗菌薬,サルファ剤

下線部の%数値は頻度を示す

副作用の起きるメカニズム

光毒性機序と光アレルギー機序が関係する.

光毒性を誘発しやすい薬物は化学構造上,紫外線や可視光線のエネルギーを吸収して励起されやすく,獲得されたエネルギーにより薬物のハロゲンが

遊離するなどの反応を起こす機序でフリーラジカルが発生し，細胞傷害を生じる．用量依存性があり頻度は高い．

　光アレルギー性反応は遅延性(Ⅳ型)アレルギー反応である．原因薬物が紫外線曝露により体内蛋白と共有結合を形成し抗原性を獲得する機序で接触皮膚炎と同様の症状を生じる．患者素因に関係し，頻度は低い．

12 急性汎発性発疹性膿疱症

acute generalized exanthematous pustulosis；AGEP

重症度▶ 重症（死亡率5％，要入院）
頻　度▶ 人口100万人あたり年間1～5人
症　状▶ 薬物服用から数時間（感作患者）～1週間前後（未感作患者）に，高熱（38℃以上），全身倦怠感とともに顔面や間擦部・圧迫部に発症した紅斑が全身に広がり，浮腫性紅斑上に多数の毛包に一致しない無菌性小膿疱（5mm以下）が生じる．20％の患者では口唇や舌部にも病変が生じる．重症薬疹（薬剤性過敏症症候群（DIHS），Stevens-Johnson症候群（SJS），中毒性表皮壊死症（TEN）〕がAGEP様の皮膚症状として発症することがあるので経過観察を注意深く行う必要がある．

検査

白血球増多，好酸球増加．皮膚生検は膿疱性乾癬との鑑別に役立つ．パッチテストが診断に役立つこともあるが偽陰性率は50％と高い．

患者背景

骨髄異形成症候群（myelodysplastic syndromes；MDS）やリンパ腫，潰瘍性大腸炎，糖尿病などの基礎疾患に併発することがあるので，薬物中止後も遷延化する場合には注意が必要である．エンテロウイルス，パルボウイルスなどの感染が発症の引き金となることがある．

対応・処置

被疑薬を中止し，ステロイドの全身投与を行うことで数日内に膿疱は乾燥し落屑となる．しかし，放置すると臓器障害を伴い重症化することがあるので注意が必要である．本症はSJSやTENと並ぶ重症型の薬疹である．

原因となる薬剤など

抗菌薬・抗真菌薬（原因の80％を占める）
ペニシリン系薬，マクロライド系薬，ニューキノロン系薬，セフェム系薬，カルバペネム系薬，テトラサイクリン系薬，サルファ剤
アゾール系抗真菌薬
テルビナフィン塩酸塩
その他
カルバマゼピン，ジルチアゼム塩酸塩，アロプリノール，アセトアミノフェン，hydroxychloroquineなど

副作用の起きるメカニズム

　薬剤に感作されたTリンパ球が表皮に集まりインターロイキン8などが産生されるため，好中球が集簇し膿疱を形成すると推定されている．

13 薬剤による接触皮膚炎

drug-induced contact dermatitis

重症度 ▶ 軽〜中等症
頻 度 ▶ 頻度の高いもので9%前後
症 状 ▶ 処方薬,一般用医薬品(OTC薬)を問わず皮膚外用薬,点眼薬,点鼻薬,消毒薬を使用した場合に,かえって局所病変が悪化したり皮膚症状が出現するときは,発症の可能性がある.皮膚症状は刺激性機序の場合には刺激感(ヒリヒリ感)が強く,アレルギー性機序のものは瘙痒感が強い.発疹型には発赤,腫脹,紅斑,水疱,びらんなどがある.

検査

被疑薬の主剤,基剤,保存剤を含むパッチテストが有効である.ただし,パッチテストの陽性率はフラジオマイシン硫酸塩やゲンタマイシン硫酸塩で9%前後,外用ケトプロフェンで1.7%などである.

患者背景

リスク因子 刺激性機序の薬物では濃度依存性がみられるが,アレルギー性機序のものでは,むしろ感作されやすい状況を形成する皮膚バリアの障害(ドライスキン,アトピー素因)が関係する.

対応・処置

被疑薬の中止.接触アレルギーを生じないステロイドを選択し局所に外用する.重症であれば内服投与も考慮する.

患者説明

接触皮膚炎では構造類似薬物間で交差反応を生じやすいので,OTC薬を含めた代替薬の選択にあたっては専門家のアドバイスを受けるよう指導する.

原因となる薬剤など

刺激性機序
消毒薬・皮膚潰瘍治療薬
ポビドンヨードなど
その他
痔疾用薬

アレルギー性機序
アゾール系の抗真菌薬
クロトリマゾール[(エンペシド®クリーム 1%：0.1～5%未満●0.51%(承認時～1978 年 9 月までの集計)，エンペシド®外用液 1%：0.1～5%未満●0.22%(承認時～1978 年 9 月までの集計)]など
NSAIDs
ケトプロフェン外用薬・貼付薬[エパテック®ゲル 3%・クリーム 3%・ローション 3%：5%未満，セクター®クリーム 3%・ゲル 3%・ローション 3%：5%未満，ミルタックス®パップ 30 mg：0.2%[承認後における使用成績調査(4 年間)]，モーラス®テープ(20 mg・L40 mg)：5%未満]，ピロキシカム(バキソ®軟膏 0.5%：0.1～1%未満)，OTC 薬の消炎鎮痛貼付薬
局所麻酔薬
プロカイン塩酸塩など
点眼薬
緑内障治療薬，抗アレルギー薬，抗菌薬，β遮断薬など
その他
フラジオマイシン硫酸塩，ゲンタマイシン硫酸塩などの外用薬，抗ヒスタミン薬，ステロイド外用薬

下線部の%数値は頻度を示す

副作用の起きるメカニズム

刺激性接触皮膚炎 皮膚に接触した原因物質が角質バリアを越えて侵入し，角化細胞を刺激して種々のサイトカインを放出するため，白血球が浸潤し炎症を生じるものと想定されている．

アレルギー性接触皮膚炎 原因薬物が皮膚蛋白と結合するとハプテンとして作用し，皮内 Langerhans 細胞や樹状細胞に異物として認識された結果，感作が成立する．その後の薬物内服または貼付により強い惹起反応が生じ炎症性病変が生じる．

光アレルギー性接触皮膚炎 刺激性皮膚炎およびアレルギー性接触皮膚炎と類似の病態である．感作原因物質は必ずしも薬剤の主剤とは限らず，外用薬の基剤(セタノールなど)や保存剤であることもある．

全身性接触皮膚炎 坐薬・腟剤・内服した薬物により皮膚感作が生じる．

2 内分泌・代謝

1 高血糖

hyperglycemia

重症度 ▶ 中等〜重症
頻　度 ▶ 耐糖能異常患者は 2,000 万人以上
症　状 ▶ 軽症例　無症状.
　　　　中等症例　口渇, 多飲, 多尿(夜間尿), 体重減少, 易疲労感が出現する.
　　　　重症例　悪心・嘔吐, 強い疲労感, 皮膚乾燥, 頻脈, 知覚鈍麻, 腹痛, ケトン口臭, 脱水, 代謝性アシドーシス, 意識障害, 昏睡に進行する. 特に, 1 型糖尿病による場合は容易にケトアシドーシスに進行する.

検査

血糖値測定(HbA1c 値は測定前 1〜2 か月の平均値であり, 高血糖の出現から時間が経過していないと増加していないこともあるので注意).

患者背景

リスク因子　40 歳以上, 高血糖歴, 肥満, 高血圧, 糖尿病家族歴, 運動不足, 妊娠糖尿病歴.

対応・処置

臨床症状から高血糖を疑えば, 血糖値を測定し診断する. 薬物誘発性を疑う場合には被疑薬の中止あるいは減量. 高血糖自体の治療は糖尿病治療に準じる. 血糖値に応じて脱水を生理食塩水で是正しつつインスリンを投与する. 血糖降下時には血清 K が低下するので注意する.

原因となる薬剤など

プロテアーゼ阻害薬
アタザナビル硫酸塩, リトナビル(ノービア®錠 100 mg・内用液 8%：0.2%)

核酸系逆転写酵素阻害薬
ガンシクロビル, リバビリン(レベトール®カプセル 200 mg：0.1〜1%未満)

非定型抗精神病薬
警告! オランザピン, リスペリドン〔リスパダール®錠(1・2・3 mg)・細粒 1%・OD 錠(0.5・1・2 mg)・内用液(1 mg/mL)：0.04%〕, 警告! クエチアピンフマル酸塩〔セロクエル®錠(25・100・200 mg)・細粒 50%：1〜5%未満〕など

その他

副腎皮質ステロイド,経口避妊薬(ピル),サイアザイド系利尿薬,β遮断薬,テルブタリン硫酸塩,ジアゾキシド,成長ホルモン,ペンタミジンイセチオン酸塩〔ベナンバックス®注用300 mg:<u>9.1%</u>(投与経路別副作用,承認時,静脈内・筋肉内投与単独22例中2例)〕,ニコチン酸,ソマトロピン〔ヒューマトロープ®注射用(6・12 mg):<u>2.3%</u>〔使用成績調査(再審査終了時)における安全性評価対象例86例中2例〕,シクロスポリン〔サンディミュン®カプセル(25・50 mg)・内用液10%・点滴静注用250 mg:<u>1〜5%未満</u>●<u>3.6%</u>(承認時までおよび再審査終了時までの集計),ネオーラル®内用液10%・カプセル(10・25・50 mg):<u>1〜5%未満</u>●<u>3.6%</u>(承認時および再審査終了時までの集計):2012年6月〕,タクロリムス水和物〔プログラフ®注射液(2・5 mg):<u>15%以上</u>●<u>5.9%</u>(心移植・肺移植・膵移植再審査結果通知:2012年6月),プログラフ®カプセル(0.5・1 mg):<u>15%以上</u>●<u>4.4%</u>(効能・効果追加時:2005年4月)●<u>10.9%</u>(効能・効果追加時:2007年1月)●<u>7.3%</u>(効能・効果追加時:2009年7月)●<u>10%</u>(承認時までの臨床試験)●<u>8.7%</u>(再審査結果通知:2012年6月)●<u>5.9%</u>(心移植・肺移植・膵移植再審査結果通知:2012年6月),プログラフ®カプセル5 mg:<u>15%以上</u>●<u>7.3%</u>(効能・効果追加時:2009年7月)●<u>5.9%</u>(心移植・肺移植・膵移植再審査結果通知:2012年6月),プログラフ®顆粒(0.2・1 mg):<u>15%以上</u>●<u>10%</u>(承認時までの臨床試験)●<u>8.7%</u>(再審査結果通知:2012年6月)●<u>5.9%</u>(心移植・肺移植・膵移植再審査結果通知:2012年6月)〕,インターフェロンアルファ〔スミフェロン®注バイアル(300万・600万 IU)・注DS(300万・600万 IU):<u>0.1〜5%未満</u>,オーアイエフ®注射用250万・500万 IU):<u>0.1〜5%未満</u>,イントロン®A注射用(300万・600万・1,000万 IU):<u>0.1〜5%未満</u>●<u>0.1〜1%未満</u>(リバビリンとの併用の場合)〕,L-アスパラギナーゼ,リトドリン塩酸塩,ミゾリビン〔ブレディニン®錠(25・50 mg):<u>0.11%</u>〕,ブドウ糖含有高カロリー輸液カノール

下線部の%数値は頻度を示す

副作用の起きるメカニズム

糖尿病患者の治療不良が最多の原因である.ただし,明確な耐糖能異常がなくても高カロリー輸液,耐糖能障害を生じる薬物(表「原因となる薬剤など」参照)の投与により生じる場合もある.

予防

健診で無症候性の耐糖能異常と診断された患者に対しては適切な治療を開始する.糖尿病患者においては治療・管理を改善する.

2 低血糖

hypoglycemia

重症度 ▶ 重症
頻　度 ▶ インスリン治療中の糖尿病患者では軽症は年間30〜50%，意識障害のある重症は年間1〜6%の頻度で生じるとされる
症　状 ▶ **中等症例(血糖値30〜70 mg/dL)**　急に強い空腹感に襲われ，低血糖で惹起された交感神経興奮のため発汗，頻脈，振戦，めまい，頭痛，脱力・疲労感の症状が出現する．
重症例(30 mg/dL以下)　視覚異常，注意力低下，意識障害が生じ，ボーッとしたり，人格変化と異常行動をきたす．さらに進行すると昏迷，けいれん，昏睡に至り長時間続くと永続する中枢神経障害や死亡に至る．
高齢者　交感神経興奮症状がなく中枢神経症状が発現することがあるので注意．

検査

血糖値が70 mg/dL以下なら低血糖として治療．グルコース補給で症状が消失すれば診断確定．

患者背景

リスク因子　糖尿病治療中の患者の食前や，食事時間が遅れたり抜いたりした場合に多い．インスリン注射量の誤り，運動量過剰，食欲低下・嘔吐・下痢(いわゆるsick day)でも生じる．胃切除患者などでは食後高血糖に続く反応性低血糖が生じやすい．

対応・処置

原因薬物の中止または減量．意識があればスクロース(ショ糖)を含むキャンディやジュースを飲用させる．αグルコシダーゼ阻害薬服用患者ではグルコース(ブドウ糖)を摂取させる．スルホニル尿素(SU)剤などの作用時間が長い薬物ではグルコース補充を何度か繰り返さないと低血糖が再発することがある．意識がない場合はグルカゴン(1単位＝1アンプル)筋注のあと点滴ラインを確保する．

原因となる薬剤など

ニューキノロン系抗菌薬
ガチフロキサシン水和物(2008年販売中止)，レボフロキサシン水和物など

非定型抗精神病薬
アリピプラゾールなど
その他
インスリン，SU 剤，ピオグリタゾン塩酸塩・メトホルミン塩酸塩合剤（年間 0.1〜5％），DPP-4 阻害薬・GLP-1 受容体作動薬〔年間 1〜2％（単独投与）〕（SU 剤との併用ではリスクは 2 倍），エタノール（過量摂取いわゆる一気飲みなど），ジソピラミド〔リスモダン®カプセル（50・100 mg）：0.08％（10 年間の副作用頻度報告終了時：1987 年 12 月），シベノール®錠（50・100 mg）：0.1〜5％未満●0.29％（再審査結果通知：1998 年 3 月）〕，シベンゾリンコハク酸塩（膵 β 細胞 ATP 感受性 K チャネル閉鎖作用あり），警告！ ペンタミジンイセチオン酸塩（ベナンバックス®注用 300 mg：5.4％），β 遮断薬（低血糖が起こった場合の正常血糖への復帰が遅延する），ACE 阻害薬，キニジン硫酸塩水和物，α グルコシダーゼ阻害薬，胃切除後

下線部の％数値は頻度を示す

副作用の起きるメカニズム

インスリン作用が過剰（インスリンまたは SU 剤などの過量投与，インスリノーマ）となった場合や，血糖値上昇ホルモン（カテコールアミン，副腎皮質ステロイドなど）の作用が十分に発揮されない病態で低血糖が生じる．

予防

低血糖症状が頻発する場合には本人と家族にグルカゴンを携帯させすみやかな対処ができるように指導する．自己血糖測定を指導し，低血糖の自覚症状と治療法としてのグルコース補給サプリメント（グルコースサプライオーツカ 5.4 g など），スクロースが含まれる菓子などの携行を指導する．公益社団法人 日本糖尿病協会の発行する「糖尿病患者用 ID カード」の携行を指導する．

3 甲状腺中毒症（甲状腺機能亢進症）

thyrotoxicosis（hyperthyroidism）

- **重症度** ▶ 中等症
- **頻　度** ▶ 薬物によって異なる
- **症　状** ▶ 倦怠感，疲労感，耐熱性低下（暑がり），微熱，発汗，動悸（胸がドキドキする），頻脈，不整脈（特に高齢者では心房細動），食欲旺盛だが体重減少，振戦（書字の震えで気づくことがある），神経過敏（イライラする），軟便・下痢，月経不順，甲状腺腫脹，ミオパチー．

検査

血中甲状腺刺激ホルモン（TSH）濃度の低下が最も信頼できる指標．遊離サイロキシン（fT4）や遊離トリヨードサイロニン（fT3）濃度上昇が軽度のときは特に重要．Basedow 病型では抗 TSH 受容体抗体（TRAb）陽性．

患者背景

リスク因子　甲状腺自己抗体〔抗サイログロブリン抗体（TgAb），抗甲状腺ペルオキシダーゼ抗体（TPOAb）〕陽性者はインターフェロン投与による甲状腺機能異常発現リスクが高い．

対応・処置

一律に原因薬物の中止あるいは減量ができない場合もあるので，個別に判断する．例えばインターフェロン治療であれば継続し，甲状腺機能亢進症にはβ遮断薬と抗甲状腺薬を投与する．破壊性甲状腺中毒症の場合には一過性であることが多く，β遮断薬投与のみでよいことが多い．アミオダロン塩酸塩服用中の患者では，病態が甲状腺機能亢進症（日本人にはまれ）であれば抗甲状腺薬で対応し，破壊性甲状腺中毒症（日本人に多い），である場合には軽症では経過観察を，中等症以上であれば副腎皮質ステロイド投与を行うことが多い．

原因となる薬剤など

警告! アミオダロン塩酸塩(10%), 炭酸リチウム〔リーマス®錠(100・200 mg):0.5%未満〕, ヨード剤, (ペグ)インターフェロンアルファ(2.9%), シクロスポリン, 抗ヒト免疫不全ウイルス(HIV)薬, 甲状腺ホルモン薬(過量投与), リュープロレリン酢酸塩〔リュープリン®注射用(1.88・3.75 mg)・注射用キット(1.88・3.75 mg):0.1%未満(子宮内膜症・子宮筋腫・閉経前乳癌・中枢性思春期早発症の場合), リュープリン®SR注射用キット 11.25 mg:0.2%未満(閉経前乳癌の場合)〕

下線部の%数値は頻度を示す

副作用の起きるメカニズム

血中甲状腺ホルモン濃度が上昇している病態には,①甲状腺機能亢進症を伴う場合と,②亢進症を伴わない甲状腺炎による破壊性甲状腺中毒症(免疫機序のインターフェロン,直接毒性のアミオダロン塩酸塩がある),③甲状腺ホルモン過剰服用によるものがある.近年,インターネット販売で海外から購入できる商品のなかには,違法に甲状腺ホルモンを混入させたダイエット用健康食品や漢方薬があり,服用者に甲状腺中毒症が発症することがある.

強力な抗ヒト免疫不全ウイルス(HIV)薬により免疫力が回復すると免疫応答が増強され,いわゆる「免疫再構築症候群」による自己免疫疾患としてBasedow病が発症することがある.

予防

甲状腺機能亢進症をきたすリスクの高い薬物(表「原因となる薬剤など」参照)を投与する前に,甲状腺自己抗体やホルモンの基礎値を測定しておくと事後の評価に役立つ.

4 甲状腺機能低下症

hypothyroidism

重症度 ▶ 中等症
頻　度 ▶ まれではない
症　状 ▶ 易疲労感，動作緩慢，皮膚乾燥，眼瞼浮腫，耐寒性低下（寒がり），脱毛，反射低下，認知機能低下，体重増加，徐脈，便秘，嗄声，月経過多．高齢者では認知症と誤認されることもある．

検査

血中甲状腺刺激ホルモン(TSH)濃度増加と遊離サイロキシン(fT4)と遊離トリヨードサイロニン(fT3)濃度低下があれば原発性甲状腺機能低下症である．すべての値が低い場合には中枢性甲状腺機能低下症である．コレステロール濃度増加，ミオパチーを生じるとクレアチンキナーゼ(CK)が上昇することがある．

患者背景

リスク因子　女性で基礎に慢性甲状腺炎（橋本病）をもつ患者ではアミオダロン塩酸塩などによる甲状腺機能低下症のリスクが高い．甲状腺自己抗体陽性の患者ではインターフェロン投与により甲状腺機能低下症を生じるリスクが高い．

対応・処置

一律に原因薬物の中止または減量が推奨できないので，個別に対応せざるをえない．例えばインターフェロンやアミオダロン塩酸塩による治療は継続しつつ甲状腺ホルモンの補充投与を行う．

原因となる薬剤など

抗結核薬
エチオナミド（ツベルミン®錠 100 mg：<u>5%以上または頻度不明</u>），パラアミノサリチル酸カルシウム水和物

その他
スニチニブリンゴ酸塩（<u>36%</u>），アミオダロン塩酸塩（<u>20%</u>），炭酸リチウム（<u>10%</u>），ヨード造影剤，ヨード含有含嗽薬［ポビドンヨード（イソジン®ガーグルなど）］（<u>4%</u>），インターフェロン製剤，抗甲状腺薬（過量投与），サリドマイド，コレスチラミンなどの陰イオン交換樹脂，オクトレオチド酢酸塩

下線部の%数値は頻度を示す

副作用の起きるメカニズム

　甲状腺ホルモンの合成・分泌を抑制する抗甲状腺薬の過量投与やヨード剤の摂取により一過性に甲状腺ホルモンの放出抑制が生じる．通常は原因がとり除かれれば2〜3週間で正常化する．ただし，このとき慢性甲状腺炎患者では，甲状腺のホルモン貯蔵が少ないときには甲状腺機能低下症が生じることがある．ヨード含有薬（アミオダロン塩酸塩，造影剤，含嗽薬など）でも同じである．

　リチウム薬は，甲状腺に取り込まれるとホルモン分泌を抑制する．インターフェロン製剤は，その免疫調節作用により自己免疫機序で甲状腺機能低下を引き起こすと推測されている．コレスチラミンなどの胆汁酸吸着の陰イオン交換樹脂，水酸化アルミニウム制酸剤は甲状腺ホルモンも吸着するので，甲状腺ホルモン薬服用者に併用投与すると甲状腺ホルモン吸収低下から甲状腺機能低下症を生じることがある．

予防

　インターフェロン治療中の患者では甲状腺自己抗体を治療前に検査することを推奨する意見もある．

5 薬剤誘発性視床下部・下垂体・副腎皮質障害

drug-induced hypothalamus-pituitary-adrenocortical dysfunction

重症度 ▶ 中等~重症
頻 度 ▶ 不明
症 状 ▶ 下垂体ホルモンまたは副腎皮質ホルモンの分泌低下あるいは過剰に応じた症状.具体的には,医原性 Cushing 病,医原性高プロラクチン血症(乳汁分泌など),医原性二次性副腎皮質機能不全,成長ホルモン分泌不全症の各症状がみられる.

患者背景

リスク因子 医原性 Cushing 病では長期・高用量の副腎皮質ステロイド投与,医原性の副腎皮質機能不全では副腎皮質ステロイドの急激過ぎる減量や患者の自己中止がリスクとなる.

対応・処置

ホルモン過剰症状の場合には原因薬物の中止あるいは減量.医原性二次性副腎皮質機能不全では副腎皮質ホルモン補充.

原因となる薬剤など

Cushing 病
経口,外用,吸入経路の副腎皮質ステロイド(過剰投与),プロゲステロン製剤,ACTH など

高プロラクチン血症

三環系抗うつ薬
イミプラミン塩酸塩など

ドパミン作動薬
メトクロプラミド,タリペキソール塩酸塩(ドミン®錠:<u>0.1~0.5%未満</u>)

その他
メチルドパ水和物,SSRI,抗精神病薬,シメチジン[<u>0.1%未満</u>(乳汁分泌)],ビカルタミド

副腎皮質機能不全
経口,外用,吸入経路の副腎皮質ステロイド(急激な減量),ケトコナゾール,ミトタン(副腎皮質細胞障害作用による副腎皮質ステロイド合成阻害)(オペプリム®:<u>2.49%</u>),メチラポン(副腎皮質ステロイド合成阻害作用)など

下線部の%数値は頻度を示す

副作用の起きるメカニズム

長期の副腎皮質ステロイド投与は視床下部への負のフィードバックにより副腎皮質刺激ホルモン(ACTH)を低下させ副腎皮質を萎縮させた状態とする．その状態で副腎皮質ステロイド投与を患者が自己判断で中止すると副腎皮質機能不全症状を誘発する．視床下部でドパミンはプロラクチン分泌に抑制的に働いている．ドパミン受容体遮断作用を有する薬はこの作用に拮抗する機序で高プロラクチン血症を生じることがある．ミトタンやメチラポンは副腎皮質細胞傷害作用やホルモン合成阻害作用をもつため，投与中に外傷などのストレスが加わると副腎不全を誘発することがある．

予防

視床下部・下垂体・副腎皮質系に作用する薬物は，自己判断で中止したり，過剰服用しないよう指導する．

6 薬剤誘発性体重増加

drug-induced obesity, drug-induced weight gain

> 重症度▶軽〜中等症，時に重症
> 頻　度▶薬物によってはほぼ必発
> 症　状▶薬物誘発性の食欲増加・過食と体重増加により耐糖能異常が悪化すると高血糖症状が出現する．脂質異常症が悪化した場合には動脈硬化が促進される．

検査

治療前の体重からの増加．血糖値の増加，HbA1c 値の増加．

患者背景

リスク因子　肥満や耐糖能異常が基礎にある患者では，体重増加作用のある薬物服用により体重増加と高血糖（口渇，多飲，多尿など）が生じるリスクが高い．また，糖尿病患者でスルホニル尿素(SU)剤の投与を開始すると患者の食事療法がおろそかになり，インスリン作用増強による同化作用で著明な体重増加が生じ，耐糖能が悪化することがある．

対応・処置

原因薬物の中止あるいは減量．低カロリー食事療法，運動療法．

原因となる薬剤など

抗てんかん薬
カルバマゼピン〔テグレトール®錠(100・200 mg)・細粒 50％：<u>0.1〜5％未満</u>〕，バルプロ酸ナトリウム〔セレニカ®R 錠(200・400 mg)・R 顆粒 40％：<u>0.1〜5％未満</u>，デパケン®R 錠(100・200 mg)：<u>0.1〜5％未満</u>●<u>0.3％</u>（再審査終了時）〕，ガバペンチン〔ガバペン®錠(200・300・400 mg)・シロップ 5％：<u>3％未満</u>〕

複素環系抗うつ薬
アミトリプチリン塩酸塩，ミルタザピン(リフレックス®錠 15 mg：<u>5％以上</u>，レメロン®錠 15 mg：<u>5％以上</u>)など

SSRI
パロキセチン塩酸塩水和物〔パキシル®錠(5・10・20 mg)・CR 錠(12.5・25 mg)：<u>1％未満</u>〕

定型抗精神病薬
チオリダジン(2005 年に販売中止)

非定型抗精神病薬

オランザピン(平均4kg増)〔ジプレキサ®錠(2.5・5・10 mg)・ザイディス錠(5・10 mg)・細粒1%：1%以上●7.71%(統合失調症．承認時までの国内臨床試験．再審査期間終了時)●14%(双極性障害における躁症状の改善．承認時までの国内臨床試験)●26.4%(双極性障害におけるうつ症状の改善．承認時までの臨床試験)〕，クロザピン(平均4kg増)〔クロザリル®錠(25・100 mg)：5%以上●18.2%(承認時までの集計)〕，クエチアピンフマル酸塩(糖尿病性ケトアシドーシスで死亡例あり)(〔セロクエル®(25・100・200 mg)錠・細粒50%：1〜5%未満●1.3%〕，リスペリドン〔リスパダール®錠(1・2・3 mg)・細粒1%・OD錠(0.5・1・2 mg)・内用液1 mg/mL：1%未満，リスパダール コンスタ®筋注用(25・37.5・50 mg)：5%以上●13.1%(承認時まで．国内)〕，タモキシフェンクエン酸塩〔ノルバデックス®錠(10・20 mg)：0.1〜5%未満〕

抗ヒスタミン薬

シプロヘプタジン塩酸塩水和物

その他

副腎皮質糖質ステロイド，インスリン製剤(平均5kg増)，プロゲステロン，SU剤，ピオグリタゾン塩酸塩〔アクトス®錠(15・30 mg)・OD錠(15・30 mg)：0.1〜5%未満〕，経口避妊薬(ピル)

下線部の%数値は頻度を示す

副作用の起きるメカニズム

薬物に食欲増加作用やインスリン分泌作用があると体重増加を生じ，二次的に耐糖能異常をきたしたり悪化させたりする機序により，著しい高血糖や糖尿病性ケトアシドーシスから昏睡・死亡に至る副作用を生じることがある．

予防

体重増加作用のある薬物を服用する場合には体重を定期的に測定し耐糖能低下に注意する．

7 脂質異常症

dyslipidemia

重症度	中等症
頻　度	不明
症　状	薬物が二次性の脂質異常症を引き起こすことがある．基本的に無症状であるが，長期的には動脈硬化に基づく冠動脈疾患，閉塞性動脈硬化症，脳血管障害などのリスクを増加させるおそれがある．脂質異常症は中性脂肪(TG)増加が主体であるものが多い

患者背景

リスク因子　肥満，耐糖能異常のある患者は薬物誘発性の脂質異常症のリスクが高い．

対応・処置

原因薬物を脂質代謝異常誘発作用のない同効薬に変更する．

原因となる薬剤など

β遮断薬
プロプラノロール塩酸塩など

免疫抑制薬
シクロスポリン〔サンディミュン®カプセル(25・50 mg)・内用液10%・点滴静注用250 mg：1～5%未満，ネオーラル®内用液10%・カプセル(10・25・50 mg)：1～5%未満(高脂血症)●8.8%(アトピー性皮膚炎，血中トリグリセリド増加)〕，ミコフェノール酸モフェチル〔セルセプト®カプセル250 mg：1%以上(トリグリセライド上昇，高脂血症，コレステロール上昇)〕，エベロリムス〔アフィニトール®錠(2.5・5 mg)：1～10%未満(高脂血症)●10%以上(高コレステロール血症)●19.7%(高コレステロール血症)(転移性腎細胞癌患者を対象とした第Ⅲ相国際共同臨床試験)●10.3%(高コレステロール血症)(膵神経内分泌腫瘍患者を対象とした第Ⅲ相国際共同臨床試験)●(高コレステロール血症)22.8%(結節性硬化症または孤発性リンパ脈管筋腫症に伴う腎血管筋脂肪腫患者を対象とした第Ⅲ相国際共同臨床試験)●16.1%(高トリグリセリド血症)(転移性腎細胞癌患者を対象とした第Ⅲ相国際共同臨床試験)，アフィニトール®分散錠(2・3 mg)：1～10%未満(高トリグリセリド血症，高脂血症)●10%以上(高コレステロール血症)，サーティカン®錠(0.25・0.5・0.75 mg)：1～5%未満●10%(高脂血症)(海外での心移植を対象とした臨床試験)●42.6%(高脂血症)(国内での腎移植を対象とした臨床試験)●20.5%(高脂血症)(腎移植を対象とした海外臨床試験)●18.1%(高コレステロール血症)(腎移植を対象とした海外臨床試験)●18.9%(高脂血症)●5%以上(高コレステロール血症，高トリグリセリド血症)〕

非定型抗精神病薬

オランザピン〔ジプレキサ®錠(2.5・5・10 mg)・ザイディス錠(5・10 mg)・細粒 1％：<u>1％以上</u>(トリグリセリド上昇，コレステロール上昇，高脂血症)，ジプレキサ筋注用 10 mg：<u>1％未満</u>(高コレステロール血症，高トリグリセリド血症)〕，**クエチアピンフマル酸塩**〔セロクエル®(25・100・200 mg)錠・細粒 50％：<u>1％未満</u>(高脂血症)，●<u>1〜5％未満</u>(高コレステロール血症)〕など

ヒト免疫不全ウイルス(HIV)治療薬

ジダノシン〔ヴァイデックス®EC カプセル(125・200 mg)：<u>1％未満</u>(高脂血症)〕，エファビレンツ〔ストックリン®錠(200・600 mg)：<u>10.2％</u>(高脂血症)(国内使用成績調査，再審査終了時)●<u>2.9％</u>(高トリグリセリド血症)(国内使用成績調査，再審査終了時)●<u>1％未満</u>(総コレステロール上昇，血清トリグリセライド上昇)〕，ネルフィナビルメシル酸塩〔ビラセプト®錠 250 mg：<u>5％</u>(高脂血症)，●<u>4.8％</u>(高トリグリセリド血症)〕など

その他

サイアザイド系利尿薬，L-アスパラギナーゼ，経口避妊薬

下線部の％数値は頻度を示す

副作用の起きるメカニズム

多くの場合，薬物がインスリン抵抗性亢進などの機序でまず耐糖能異常を生じ，二次的に脂質代謝異常を招くと推定される．

8 男性性機能障害

male sexual dysfunction

重症度 ▶ 軽〜中等症
頻　度 ▶ 勃起障害の 25%
症　状 ▶ **性欲減退，勃起障害，射精障害**　男女ともに加齢に伴い性欲(リビドー)減退が生じ，男性では勃起障害(ED)も問題となる．中高齢者では生活習慣病などの治療薬の副作用としてリビドー減退と ED が問題となることがある．一方，若年時から射精障害(早漏)を精神的苦痛に感じている者は多い．
持続勃起症　勃起が 6 時間以上持続する症状を持続勃起症(priapism)といい，放置すると虚血性の障害を生じる病態である．priapism の原因は海綿静脈洞での血栓形成か血管の持続的拡張による．名称はギリシャ神話の豊穣の神 Priapus に由来する．

検査

一般生化学検査のほかに，黄体形成ホルモン(LH)，卵胞刺激ホルモン(FSH)値，血清遊離型テストステロンやプロラクチン濃度を測定する．薬物による影響が疑われれば原因と推測される薬物を中止し(癌治療薬などのように代替薬がなく中止できない場合もある)，同効で性機能障害作用のない薬物に変更する．動脈硬化性疾患の診断と治療，精神科コンサルテーションも重要である．

患者背景

日本人は欧米人よりも文化的に性に対する羞恥心が強く，性また性機能障害を精神的負担と捉えることが少ないため性機能障害のデータが少なく，医療上の問題として捉えられることも少なかった．しかし，調査によれば日本人でも 50 歳代後半で 40%，60 歳代後半では 60% に ED がある．
リスク因子　加齢のほかに陰茎海綿体血管の拡張性を損なう動脈硬化病変を助長する合併症(糖尿病，高血圧，脂質異常症など)，喫煙，うつ病，アルコール中毒，疲労，違法薬物使用，夫婦不和などがあるが，原因の 25% は薬物であるとされる．中枢性降圧薬，抗うつ薬，前立腺肥大症や前立腺癌に対する抗アンドロゲン療法がその主なものである．

対応・処置

ED を疑う場合には国際勃起機能スコア，詳細な薬歴・病歴，性生活歴や生活歴・社会歴の聴取が重要である．

患者説明

治療は勃起機能回復よりも良好なパートナーとの性的関係の回復が目的であることの理解を得る.

治療薬としてホスホジエステラーゼ-5(PDE5)阻害薬(シルデナフィルクエン酸塩,バルデナフィル塩酸塩水和物,タダラフィル)を使用する場合には,硝酸薬(ニトログリセリンなど)との併用は強い低血圧を生じるため禁忌であることを説明する.

原因となる薬剤など

性欲減退

※日本の添付文書では57薬物の副作用欄に記載がある.

抗アンドロゲン薬

5-α還元酵素阻害薬
フィナステリド〔プロペシア®錠(0.2・1 mg):<u>1.1%</u>(リビドー減退)(48週間の二重盲検比較試験において)●<u>0.7%</u>(勃起機能不全)(48週間の二重盲検比較試験において)●<u>1〜5%未満</u>(リビドー減退)●<u>1%未満</u>(勃起機能不全,射精障害,精液量減少)〕など

GnRH作動薬
ゴセレリン酢酸塩〔ゾラデックス®3.6 mg デポ:<u>0.1〜5%未満</u>(性欲減退,勃起力低下),ゾラデックス®LA10.8 mg デポ:<u>0.1〜5%未満</u>(勃起力低下)●<u>0.1%未満</u>(性欲減退)〕,リュープロレリン酢酸塩〔リュープリン®注射用(1.88・3.75 mg)・キット(1.88・3.75 mg):<u>0.1〜5%未満</u>(性欲減退),リュープリン®SR注射用キット11.25 mg:<u>0.1〜5%未満</u>(性欲減退,勃起障害,睾丸萎縮)●36例(性欲減退)(海外データ)●33例(勃起障害)(海外データ)〕など

抗不安薬

ジアゼパムなど

中枢性交感神経抑制降圧薬

クロニジン塩酸塩〔カタプレス®錠(75・150μg):<u>0.1〜5%未満</u>(陰萎)〕,メチルドパ水和物

ドパミン作動薬

プラミペキソール塩酸塩水和物〔ミラペックス®LA錠(0.375・1.5 mg):<u>0.1〜5%未満</u>(性欲減退,勃起不全)〕など

SSRI

パロキセチン塩酸塩水和物(3〜15%)

その他

女性ホルモン(男性のみ),スピロノラクトン,ジゴキシン,シメチジン,メトクロプラミド(高プロラクチン血症のため),複素環系抗うつ薬,炭酸リチウム,サイアザイド系利尿薬,エタノール,麻薬

ED, 射精障害

※日本の添付文書では 57 薬物の副作用欄に記載がある
交感神経遮断薬(降圧薬としては現在ほとんど使用されない), α遮断薬, フィナステリド, 三環系抗うつ薬, レセルピン[アポプロン®錠 0.25 mg・散 0.1%：<u>5% または頻度不明</u>(性欲減退), アポプロン®注(0.3・0.5・1 mg)：<u>5% または頻度不明</u>(性欲減退)], SSRI[<u>2〜9%</u>(ED), <u>13〜28%</u>(射精遅延)], ヘパリン, ドンペリドン, スピロノラクトン, シメチジン

持続勃起症

PDE5 阻害薬

シルデナフィルクエン酸塩[バイアグラ®錠(25・50 mg)：<u>0.1%未満</u>]など

その他

トラゾドン塩酸塩, クエチアピンフマル酸塩, リスペリドン, オランザピン, ハロペリドール, タムスロシン塩酸塩, コカイン塩酸塩, ED 治療の血管拡張薬(海綿体注射後)

下線部の%数値は頻度を示す

副作用の起きるメカニズム

正常な性機能維持にはリビドー, 陰部神経の興奮, 血管内皮からの NO 放出機能, テストステロン産生のすべてが満たされる必要がある. これらのいずれに障害があってもリビドーの発動から性行為とオルガズム・射精までが円滑に行われない. 男性では性行為に際して勃起も必要となるので, 陰茎海綿体に流入する血液量を増加させるために動脈内皮からの NO 産生が必要であるが, 糖尿病などで動脈硬化病変が進行すると, 内皮障害により NO 産生が低下し ED を生じる. また, 陰茎の NO 産生機能維持にはテストステロンが必要であるが, 欧米では近年加齢に伴う一定以上のテストステロン産生低下を LOH(late-onset hypogonadism)症候群と定義し, 治療対象とする考えがある.

9 卵巣過剰刺激症候群

ovarian hyperstimulation syndrome；OHSS

重症度 ▶ 中等〜重症
頻　度 ▶ 排卵誘発治療患者の5％前後．重症例は0.25〜1.8％
症　状 ▶ 不妊治療として薬物による調節卵巣刺激法を実施した際に両側性の卵巣腫大による腹部膨満感，嘔気・嘔吐，体重増加（3kg以上），腹囲増大が生じる．通常，症状は2週間程度で自然回復するが，妊娠が成立すると回復が遅れたり重症化することがある．重症例では毛細血管透過性の亢進による腹水・胸水貯留，血管内脱水性ショック，低ナトリウム血症，血液濃縮，血液過凝固による血栓症，脳梗塞が生じる．

患者背景

リスク因子　若い患者，ヒト絨毛性性腺刺激ホルモン（hCG）投与前のエストロゲン高値の患者，多嚢胞性卵巣症候群で発症リスクが高い．また，日本人では少ないが，OHSSを発症した女性で血栓症リスクの高まる遺伝的凝固異常をもつ場合は，重篤な血栓症の危険が高まる．

対応・処置

最も有効な対処法は予防である．卵巣刺激段階での成熟卵胞数を経腟超音波法でモニターするとともに血清エストロゲンを測定し，成熟卵胞数が多い場合には，薬物による黄体形成ホルモン（LH）サージ模倣を弱めに行う．

発症した場合には輸液による血液濃縮を正，腹水再灌流療法（保険適用あり）を行う．血栓症予防としては低用量アスピリン療法，低用量ヘパリン療法，アンチトロンビンⅢ療法などを行う．

原因となる薬剤など

ヒト下垂体性性腺刺激ホルモン（hMG），hCG， **警告!** フォリトロピンベータ（遺伝子組換え）〔フォリスチム®注（50・75・150 IU）：4.7%●4.5%（複数卵胞発育のための調節卵巣刺激の場合．外国臨床試験を含めた承認時までの臨床試験）●5.9%（複数卵胞発育のための調節卵巣刺激の場合．国内臨床試験）●5.1%（視床下部-下垂体機能障害に伴う無排卵および希発排卵における排卵誘発の場合．外国臨床試験を含めた承認時までの臨床試験）●7.9%（視床下部-下垂体機能障害に伴う無排卵および希発排卵における排卵誘発の場合．国内臨床試験），フォリスチム®注（300・600・900 IU）カートリッジ：4.7%●4.5%（複数卵胞発育のための調節卵巣刺激の場合．外国臨床試験を含めた承認時までの臨床試験）●5.9%（複数卵胞発育のための調節卵巣刺激の場合．国内臨床試験）●5.1%（視床下部-下

垂体機能障害に伴う無排卵および希発排卵における排卵誘発の場合．外国臨床試験を含めた承認時までの臨床試験）●<u>7.9%</u>（視床下部-下垂体機能障害に伴う無排卵および希発排卵における排卵誘発の場合．国内臨床試験）］，**警告！ホリトロピンアルファ（遺伝子組換え）**〔ゴナールエフ®皮下注用（75・150 IU）・皮下注ペン（300・450・900 IU）：<u>7%</u>〕，**クロミフェンクエン酸塩**

下線部の%数値は頻度を示す

副作用の起きるメカニズム

排卵誘発薬クロミフェンクエン酸塩は弱いエストロゲン受容体作動作用をもつ．内因性エストロゲン分泌のある女性に投与すると，視床下部での内因性エストロゲン作用を競合的に阻害し，性腺刺激ホルモン放出ホルモン（GnRH）分泌を誘発する．クロミフェンクエン酸塩単独またはクロミフェンクエン酸塩やhMGにより卵胞を成熟させたあとにhCG製剤やフォリトロピンベータ，ホリトロピンアルファ投与によりLHサージを模倣すると，複数の卵胞が同時に成熟し多胎妊娠やOHSSを発症することがある．複数の卵胞から分泌されるエストロゲンや黄体形成によるプロゲステロン分泌が高値となると血管透過性が高まり，血漿水分の組織への移行から腹水や血管内脱水に基づくOHSSが生じる．

3 腎機能・電解質

1 腎前性腎不全(腎血流減少による)

prerenal failure

重症度 ▶ 中等症だが看過されると腎性腎不全に進行する
頻　度 ▶ 入院患者の9%が急性腎障害(AKI)を発症するが、その原因の20%が腎前性機序
症　状 ▶ 急性腎障害(acute kidney injury；AKI、かつては急性腎不全の名称が使用された)の代表的な臨床的定義は血清クレアチニン(Cr)濃度が絶対値で0.3 mg/dL上昇するか、1週間前と比較して1.5倍になることである。倦怠感、乏尿、浮腫、血中尿素窒素(BUN)、Crの上昇(BUN/Cr比は>20が多い)、高カリウム血症、代謝性アシドーシスを生じる。腎組織の虚血が改善されないと不可逆的な急性尿細管壊死(ATN)に至る。

検査

AKI症状を呈する患者で、尿沈渣が比較的正常で(上皮円柱などがなく)、尿中Na濃度は低く(<20 mEq/L)、FENa(Na排泄分率)が<1%(ATNでは>2%)である腎前性腎不全では、生理食塩水などの輸液による補液治療により24~72時間で血清Crが正常化する応答性があり治療的に診断がつく。

患者背景

リスク因子　循環血漿量が減少する病態(嘔吐、下痢、出血、敗血症、利尿薬投与、不感蒸散増加病態)や腎血流量低下病態(心不全、肝不全、ネフローゼ症候群、ACE阻害薬・ARB・シクロスポリン・NSAIDs投与による)。

対応・処置

適切な補液(通常、生理食塩水を脱水の程度に応じて1~2L急速に投与)による循環血漿量の是正を行う。以後の輸液は血圧の応答性などにより決める。血管内脱水があっても全身的には水・電解質過剰である心不全や肝不全では安易な輸液は行えない。同時に原因病態の治療、原因薬物の中止または減量を行う。

原因となる薬剤など

NSAIDs
ジクロフェナクナトリウム、ロキソプロフェンナトリウム水和物、インドメタシン、スルピリン水和物、メフェナム酸など

ACE阻害薬
エナラプリルマレイン酸塩〔レニベース®錠(2.5・5・10 mg)：0.1%未満〕、

リシノプリル水和物〔ゼストリル®錠(5・10・20 mg)：<u>0.1〜5%未満</u>，ロンゲス®錠(5・10・20 mg)：<u>0.1〜5%未満</u>〕，カプトプリルなど

カルシニューリン阻害薬

シクロスポリン〔サンディミュン®カプセル(25・50 mg)・内用液10%・点滴静注用250 mg：<u>5%以上</u>(器質的な腎障害)，ネオーラル®内用液10%・カプセル(10・25・50 mg)：<u>5%以上</u>(器質的な腎障害)〕，警告！ タクロリムス水和物〔プログラフ®注射液(2・5 mg)・カプセル(0.5・1・5 mg)・顆粒(0.2・1 mg)：<u>0.1〜5%未満</u>〕

大腸内視鏡前処置下剤(高齢者)

警告！ リン酸二水素ナトリウム一水和物・無水リン酸水素ナトリウム配合錠(ビジクリア®配合錠：<u>0.1%未満</u>)

その他

ARB，利尿薬(特に心不全，肝硬変患者で)，浸透圧利尿薬，降圧薬(過量投与)

下線部の%数値は頻度を示す

副作用の起きるメカニズム

全身的な循環血漿量減少病態(低血圧，下痢，脱水，心不全，肝硬変，利尿薬投与など)や局所の腎血流量減少(ACE阻害薬，ARB，NSAIDsなどの投与による)は，腎糸球体濾過速度を低下させるので，レニン・アンジオテンシン・アルドステロン系は賦活化され，尿細管におけるNaと水の再吸収を生じ，尿量は低下する．BUN(主として尿素)は水とともに再吸収されるが(FENa < 1%)，Crは再吸収されないため，血清BUN/Cr比は増加する．腎血流量の低下を長期間放置すると腎組織の虚血からATNへと進行する．

予防

適切な水・電解質管理を行い，NSAIDs，利尿薬などを慎重に投与する．

2 急性尿細管壊死

acute tubular necrosis；ATN

重症度▶ 重症，集中治療室(ICU)で発症した ATN では死亡率 40〜60%
頻　度▶ 入院急性腎障害(AKI)患者の 45%
症　状▶ 必ずしも乏尿とは限らない．アミノグリコシド系抗菌薬によるATNでは，投与後1週間前後で非乏尿性に血中尿素窒素(BUN)，クレアチニン(Cr)値が上昇する(BUN/Cr 比＜20 が多い)．また，尿中 β_2 ミクログロブリン，N アセチルグルコサミニダーゼ(NAG)濃度が上昇する．高カリウム血症，体液過剰による浮腫などが生じる．
典型的な虚血性 ATN では 1〜3 週間の腎不全期のあとに腎機能は不完全ながら回復する．薬物誘発性では回復はより不完全である．

患者背景

腎前性腎不全との鑑別については「腎前性腎不全」の項(p.59)を参照．

リスク因子 腎毒性薬物による AKI は投与量と薬物投与期間(アミノグリコシド系抗菌薬では 1 週間前後から)，高齢者，合併症による腎障害(特に糖尿病)，腎血流低下，敗血症，他の腎障害薬の併用などがリスク因子となる．

対応・処置

確実な対策は予防のみである．アミノグリコシド系抗菌薬などでは予防のため薬物血中濃度モニタリングを行う．

AKI 発症後は，脱水の補正，昇圧薬による血圧適正化，原因薬物の中止または減量，電解質異常の是正が重要．

AKI の動物モデルではフロセミド，ドパミン塩酸塩などの治療効果が証明されているが，患者を対象とした無作為化臨床試験では，AKI 患者へのフロセミド投与や低用量ドパミン塩酸塩の投与は尿量を増加させるが腎障害回復の経過や生命予後に影響しないとの結果しか得られていない．

原因となる薬剤など

アミノグリコシド系抗菌薬(20%の患者で AKI)
ゲンタマイシン硫酸塩〔ゲンタシン®注(10・40・60 mg)：<u>0.1%未満</u>〕，アミカシン硫酸塩など

白金化合物
シスプラチン〔ブリプラチン®注(10・25・50 mg)：<u>0.1%未満</u>，ランダ®注(10・25・50 mg)：<u>0.1%未満</u>〕，カルボプラチン〔パラプラチン®注射液(50・150・450 mg)：<u>0.1%未満</u>〕など

核酸系逆転写酵素阻害薬

テノホビル ジソプロキシルフマル酸塩，cidofovir

その他

ヨード造影剤(イオン性造影剤のほうが非イオン性造影剤よりリスクが高い)，アムホテリシンB(アムビゾーム®点滴静注用50 mg：<u>1〜5%未満</u>)，オザグレルナトリウム，エダラボン(ラジカット®注30 mg・点滴静注バッグ30 mg：<u>0.27%</u>)，ペンタミジンイセチオン酸塩(ベナンバックス®注用300 mg：<u>0.7%</u>)，警告!**ホスカルネットナトリウム水和物**〔点滴静注用ホスカビル®注(24 mg)：<u>1〜10%</u>(急性腎不全)●<u>1%未満</u>(腎尿細管障害)〕，静注用免疫グロブリン製剤，浸透圧利尿薬，ミオグロビン尿症(横紋筋融解症)，尿酸排泄過剰(腫瘍崩壊症候群)

下線部の%数値は頻度を示す

副作用の起きるメカニズム

長期の腎虚血による腎前性腎不全からの移行や薬物自体の尿細管障害作用が機序である．低血圧などによる長期の腎虚血や腎毒性物質(表「原因となる薬剤など」参照)により尿細管上皮壊死が生じると，壊死細胞が尿細管腔内に脱落し，上皮円柱を形成して内腔を物理的に閉塞する．尿中には尿細管細胞由来の尿中β$_2$ミクログロブリンなどが出現する．薬物による尿細管障害にはアミノグリコシド系抗菌薬のように能動的な取り込みと，尿細管上皮での濃縮，ラジカル生成が関係するとされる．

尿細管障害を伴うAKIでは，尿細管の再吸収による尿濃縮能力が障害されるため糸球体濾過値(GFR)が減少しても乏尿とならない「非乏尿性腎不全」が特徴であるので，尿量のみをモニターしているとAKIの発症を見落とすことがある．尿細管障害により電解質再吸収が低下するため，種々の電解質異常(低マグネシウム血症，低カリウム血症，低カルシウム血症など)が生じるので注意が必要である．尿酸，ミオグロビン尿によるAKIについては「高尿酸血症，痛風発作」の項(p.196)，「横紋筋融解症」の項(p.201)を参照．

3 腫瘍崩壊症候群

tumor lysis syndrome；TLS

重症度 ▶ 重症
頻　度 ▶ アロプリノールで予防中の患者で 6％
症　状 ▶ 急性白血病，悪性リンパ腫，多発性骨髄腫，固形癌などに対する化学療法（＋放射線療法）開始後 12〜72 時間以内に発症する急性腎障害（AKI）症状．嘔気・嘔吐，下痢，倦怠感，血尿，心不全，不整脈が生じる．化学療法開始から 6 時間以内に高カリウム血症が，24〜48 時間で高リン酸血症，低カルシウム血症，高尿酸血症が生じる．その後，急性尿細管壊死（ATN）が生じると乏尿，高クレアチニン（Cr）血症，乳酸アシドーシスを招く．

■ 患者背景

リスク因子　腫瘍細胞量が多く，増殖速度が速く，抗癌剤が奏効する疾患（悪性リンパ腫，急性リンパ球性白血病）の寛解導入療法時．化学療法開始前の高尿酸血症，腎障害，乏尿，脱水状態．

■ 対応・処置

　患者のリスク評価と予防が重要である．腫瘍細胞量が多く（高白血球数），腫瘍の薬物（＋放射線）感受性が高い場合，脱水はリスク因子である．予防処置として，水分補給（負荷）による利尿，尿酸生成阻害薬アロプリノール投与（保険適用外），尿酸分解酵素製剤（ラスブリカーゼ）投与（保険適用あり，かつアロプリノールより強力で作用発現が速い），尿アルカリ化（炭酸水素ナトリウム注，クエン酸塩投与），高カリウム血症治療（陽イオン交換樹脂投与，グルコース・インスリン療法），重症例では血液透析．

■ 原因となる薬剤など

※日本の添付文書では 13 薬剤で副作用欄に記載がある
レナリドミド水和物，サリドマイド，イマチニブメシル酸塩，ニロチニブ塩酸塩水和物，フルダラビンリン酸エステル，警告！リツキシマブ，カペシタビン，セツキシマブ，スニチニブリンゴ酸塩（スーテント®カプセル 12.5 mg：0.2％），ドセタキセル水和物，ゲムシタビン塩酸塩，ベバシズマブ，警告！ゲムツズマブオゾガマイシン（マイロターグ®点滴静注用 5 mg：2.1％），ベンダムスチン塩酸塩，ネララビン（アラノンジー®静注用 250 mg：1％），ボルテゾミブ（ベルケイド®注射用 3 mg：5.3％），クラドリビンなどに報告が多い

下線部の％数値は頻度を示す

副作用の起きるメカニズム

悪性腫瘍に対する化学療法に伴い多量の癌細胞が壊死すると,核酸,K,リン酸が血中に放出される.特に核酸は尿酸に代謝されて尿中に排泄されるが,高濃度の尿酸は尿細管内腔で過飽和となり析出し尿細管を閉塞する機序でATNが生じる.高リン酸血症もP・Ca積が$60(mg/L)^2$を上回るとリン酸カルシウム〔$Ca_3(PO_4)_2$〕として腎組織に沈着し,腎障害をきたす.TLSの原因として,現在では高尿酸血症よりも重要と考えられている.

4 急性間質性腎炎

acute interstitial nephritis；AIN

重症度▶中等〜重症
頻　度▶不明
症　状▶無症状である場合もあるが，多くは原因薬物投与開始から2週間ほどで倦怠感，嘔気・嘔吐などとともに発熱，皮疹に加え，腎機能低下が生じる(BUN/Cr 比＜20)．乏尿，血液中の好酸球増加，軽〜中等度の蛋白尿，血尿(5%)，尿沈渣で白血球円柱と好酸球を認めるのが特徴．

患者背景

リスク因子　原因となりやすい薬物の投与．患者側の素因については知られていない．

対応・処置

原因薬物の中止．副腎皮質ステロイド（プレドニゾロン 1 mg/kg）を 1〜2 週間投与する．

原因となる薬剤など

※日本の添付文書では71薬剤の副作用欄に記載がある

ペニシリン系およびセフェム系抗菌薬
すでに発売中止となっているがメチシリンでは投与患者の17%が発症するため代表的原因薬物であった．

ニューキノロン系抗菌薬
シプロフロキサシン〔シプロキサン®錠(100・200 mg)・注(200・300 mg)：0.1%未満〕

サルファ剤
ST合剤，メサラジン〔ペンタサ®錠(250・500 mg)・注腸 1 g・坐剤 1 g：0.01%未満〕

ループ利尿薬
フロセミド，ブメタニド

H_2 受容体拮抗薬
特にシメチジン〔タガメット®錠(200・400 mg)・細粒 20%・注射液 200 mg：0.1%未満〕

> **その他**
>
> NSAIDs〔シクロオキシゲナーゼ-2(COX-2)選択的薬物も含む〕, リファンピシン, プロトンポンプ阻害薬, エリスロマイシン, アロプリノール, フェニトイン, 炭酸リチウム, バルプロ酸ナトリウム, インジナビル硫酸塩エタノール付加物(クリキシバン®カプセル200 mg:<u>0.19%</u>)

下線部の%数値は頻度を示す

副作用の起きるメカニズム

原因の75%は薬物であるが,何らかの免疫機序が関連しているものと推測される.ほかに自己免疫疾患(Sjögren症候群など),感染症(レジオネラ感染)でも生じる.組織には腎間質の浮腫と,Tリンパ球と単球,および好酸球などの白血球浸潤がみられる.

5 (癌患者の)出血性膀胱炎

hemorrhagic cystitis (in cancer patients)

重症度▶中等～重症
頻　度▶高用量の化学療法(特に造血幹細胞移植)を受ける患者の10～40%，重度の出血性膀胱炎は死亡率2～4%
症　状▶膀胱刺激症状として肉眼的血尿，尿意切迫感，少量頻尿，残尿感，排尿時の灼熱感などを訴える．恥骨上部痛や陰茎への放散痛も生じる．
重症では凝血塊による膀胱タンポナーデと，続発する腎後性腎不全も生じる．化学療法で血小板減少などを伴うと重症化する．

患者背景

詳細な薬歴聴取により可能性のある薬物を推定する．薬物投与から症状発現まで1年以上かかるものもある(ブスルファン)．

対応・処置

予防が重要である．シクロホスファミド水和物やイホスファミドなどの膀胱粘膜刺激性の代謝物を産生する薬物を投与する患者には尿量増加のために2L以上の飲水を行い，尿意を感じればすぐに排尿するよう指導する．夜間も排尿するように，就寝前にも飲水させる．中和剤メスナの投与により頻度は5%程度まで減少する〔具体的には米国臨床腫瘍学会(ASCO)ガイドラインを参照〕．メスナ投与は強制利尿や持続的膀胱洗浄法と同等の効果がある．

治療

薬物の中止，生理食塩水による灌流洗浄，ミョウバン〔硫酸アルミニウムカリウム(alum)〕，硝酸銀溶液による膀胱粘膜焼灼，プロスタグランジンE_2，ホルマリンによる止血．難治重症例では膀胱摘出も考慮する．

原因となる薬剤など

全身投与後，粘膜刺激性の代謝物を生じる抗癌剤

シクロホスファミド水和物，イホスファミド(注射用イホマイド®1g：5%以上)，ブスルファン〔ブスルフェクス®点滴静注用60mg：5～20%未満(国内)●5%未満(海外・成人)●5%未満(海外・小児・同種移植)〕，フルダラビンリン酸エステルなど

膀胱内病変に対して膀胱内投与する薬剤

ドキソルビシン塩酸塩〔アドリアシン®注用(10・50 mg)：<u>5%以上</u>，ドキシル®注 20 mg：<u>1%未満</u>(エイズ関連 Kaposi 肉腫：外国臨床試験，泌尿生殖)〕，マイトマイシン C〔マイトマイシン注用(2・10 mg)：<u>5%以上</u>〕など

造血幹細胞移植患者では

アデノウイルス・タイプ 11，JC ウイルス，BK ウイルス，サイトメガロウイルス

その他

放射線治療

下線部の%数値は頻度を示す

副作用の起きるメカニズム

癌患者の出血性膀胱炎の原因には腫瘍浸潤，感染症，薬物性，放射線性がある．薬物性は，膀胱癌治療などで薬物を膀胱内に注入する場合，全身投与した薬物の活性代謝物(アクロレイン)が尿中に高濃度に排泄されるため，膀胱粘膜障害を起こすもので，びまん性の粘膜炎症が広がっている．免疫抑制状態の癌患者では薬物のほかに JC ウイルスや BK ウイルス感染により重症の出血性膀胱炎が生じることがあるので鑑別が必要となる．

6 腎結石

renal stone(calculus) / kidney stone / nephrolith / crystal-induced acute kidney injury

重症度 ▶ 中等症
頻　度 ▶ まれ
症　状 ▶ 薬物自体または薬物投与により二次的に生じた電解質代謝異常が原因で尿路に結晶として析出して結石を形成することがある．結石が尿路を閉塞すると，悪心・嘔吐，あるいは側腹部または背部に腎疝痛を生じる．痛みは波状に増強と軽快を繰り返す．下部尿路閉塞では痛みは同側の外陰部に放散する．大多数の患者で血尿を生じ，結石が排出されることもある．薬剤誘発性の腎結石は通常無症状で，腎機能障害により発見されることがある．

患者背景

リスク因子　結石の既往，家族歴，高尿酸血症，飲水不足，尿路感染症．

対応・処置

　薬物が尿細管で結晶化して流路を閉塞したために生じる腎結石は，薬物投与開始後1〜2日でも悪心・嘔吐の症状で始まることがある．血清クレアチニン(Cr)の検査時に腎機能障害の発症を見逃さないようにすべきである．
急性期の対応　多くの患者で，急性症状は鎮痛と利尿の保存的治療で軽快する．臨床試験結果ではNSAIDs(インドメタシン坐薬100 mg)とモルヒネ塩酸塩水和物静注(初回5 mg，必要によって2.5 mg付加投与)は同効で，両者の併用はいずれかの単剤投与より有効である．
排石後の対応　飲水による尿量確保により結石の再形成を予防するとともに形成された結石の排泄を促進する．必要に応じて他の対症的治療も行う．

原因となる薬剤など

薬物または毒物自体が尿細管で結晶化するもの

※日本の添付文書では25薬剤の副作用欄に記載がある
サルファ剤，インジナビル硫酸塩エタノール付加物(クリキシバン®カプセル200 mg：16.48%)，アタザナビル硫酸塩〔レイアタッツ®カプセル(150・200 mg)：1%未満〕，ホスカルネットナトリウム水和物，アシクロビル，トリアムテレン(トリテレン®カプセル50 mg：0.1%未満)，セフトリアキソンナトリウム水和物，メトトレキサート，ゾニサミド(トレリーフ®錠25 mg：1%未満，エクセグラン®錠100 mg・散20%：1%未満)，シプロフロキサシン，エチレングリコール，ビタミンC(大量投与)など

薬物により生じた二次的な副作用
尿酸結石
尿酸排泄促進性痛風治療薬 　ベンズブロマロンなど

下線部の%数値は頻度を示す

副作用の起きるメカニズム

　主要な消失経路が腎排泄であり，かつ溶解度が低い薬物は注意．腎糸球体で濾過された原尿は尿細管で 100 倍程度濃縮されるので溶解度の低い物質は析出する．肉眼的な結石を形成することもあるが，顕微鏡的な細かな結晶状態でも腎機能を低下させることが多いので注意が必要である．

7 急性尿閉

acute urinary retention

重症度 ▶ 重症
頻 度 ▶ 不明
症 状 ▶ 排尿困難と下腹部不快感が突然生じる．発症前に前立腺肥大などで排尿困難の症状があった患者では，以前から排尿開始遅延，腹圧排尿，尿勢低下，尿線分割，尿線途絶，排尿終末時尿滴下，残尿感などを訴えていることが多い．

患者背景

リスク因子　60歳以上の良性前立腺肥大症患者(70歳以上では10％に尿閉が発症する)，便秘，術後，抗コリン作用または交感神経刺激作用のある薬物の投与〔一般用医薬品(OTC薬)の感冒薬，漢方薬などにも含有されているので注意〕，尿路感染．

対応・処置

被疑薬の同定と中止．患者側のリスク因子としての前立腺肥大や腫瘍を直腸指診で評価する．糖尿病性末梢神経障害などの確認のため神経学的検査も必要．導尿をFoley膀胱留置カテーテルにより試みる．

患者説明

OTC薬にも尿閉を引き起こす薬理作用をもつ成分が入ったものは多いので，使用前に医師・薬剤師に確認するように指導する．

原因となる薬剤など

α交感神経作動薬
エフェドリン塩酸塩，塩酸プソイドエフェドリン，フェニレフリン塩酸塩
β交感神経作動薬
イソプレナリン塩酸塩，メタプロテレノール，テルブタリン硫酸塩，アンフェタミン，ドパミン塩酸塩
抗コリン作用を有する薬物
過活動膀胱治療薬
酒石酸トルテロジン〔デトルシトール®カプセル(2・4 mg)：0.3％〕，コハク酸ソリフェナシン(ベシケア®)，イミダフェナシン(ウリトス®)

抗うつ薬

イミプラミン塩酸塩〔トフラニール®錠(10・25 mg)：0.1～5%(排尿困難)〕，ノルトリプチリン塩酸塩〔ノリトレン®錠(10・25 mg)：1%未満(排尿困難)〕など

抗不整脈薬

ジソピラミド〔リスモダン®カプセル(50・100 mg)・R錠150 mg・P静注50 mg：0.1～5%未満〕，キニジン硫酸塩水和物，プロカインアミド塩酸塩

抗コリン薬

アトロピン硫酸塩水和物，スコポラミン臭化水素酸塩水和物など多数

抗Parkinson病薬

トリヘキシフェニジル塩酸塩(アーテン®，トレミン®錠2 mg・散1%：0.1～5%未満)，アマンタジン塩酸塩〔シンメトレル錠(50・100 mg)・細粒10%：0.1%未満(排尿障害)〕，レボドパ〔ドパゾール錠200 mg：0.5～5%未満(排尿異常)，ドパストン静注(25・50 mg)：5%または頻度不明(排尿異常)，ドパストンカプセル250 mg・散98.5%：0.5～5%未満(排尿異常)〕，ブロモクリプチンメシル酸塩

抗精神病薬

ハロペリドール，クロルプロマジン塩酸塩〔ウインタミン®錠(12.5・25・50・100 mg)・細粒(10%)：5%以上または頻度不明，コントミン®糖衣錠(12.5・25・50・100 mg)・筋注(10・25・50 mg)：5%以上または頻度不明〕など

抗ヒスタミン薬

ジフェンヒドラミン塩酸塩，ヒドロキシジンなど

OTC薬

総合感冒薬〔(幼児用)PL®配合顆粒：5%以上または頻度不明など〕

平滑筋弛緩作用薬

降圧薬

ヒドララジン塩酸塩，ニフェジピン

鎮静薬など

ジアゼパム，バクロフェン〔ギャバロン®髄注(0.005%・0.05%・0.2%)：5%以上●3.3%(国内，承認前の臨床試験で報告されたスクリーニング試験)●4.2%(国内，長期安全性試験)●10.7%(米国臨床試験，脳由来痙性麻痺患者)，リオレサール®錠(5・10 mg)：0.1～5%(排尿困難)〕

その他

インドメタシン，カルバマゼピン，ビンクリスチン硫酸塩〔オンコビン注射用1 mg：1.1%(承認時における安全評価)(排尿困難)〕，麻薬，麻酔薬，頻尿・尿失禁治療薬，抗コリン薬以外の過活動膀胱治療薬

下線部の%数値は頻度を示す

副作用の起きるメカニズム

尿路抵抗の調節には交感神経および副交感神経が関係している．抗コリン薬と交感神経作動薬はいずれも尿路抵抗を増加させる機序をもつため，すで

に尿路に物理的狭窄がある前立腺肥大症患者などに尿閉を誘発することがある．交感神経刺激作用や抗コリン作用をもつ薬物は医療用医薬品だけでなくOTC薬にも多いので，注意深い薬歴の聴取が重要である．

8 慢性腎臓病

chronic kidney disease；CKD

重症度▶重症
頻　度▶急性腎障害(AKI)からの慢性化が多い
症　状▶腎毒性薬物の腎組織蓄積などによる障害が累積して発症する．CKDの定義は「3か月以上にわたる腎機能障害」であるが，薬物性のCKDは，無症候性に進行して診断される場合とAKIが回復せずに移行する場合がある．AKIについては「(腎血流減少による)腎前性腎不全」の項(p.59)，「急性尿細管壊死」の項(p.61)で記載したので参照されたい．

患者背景

何らかの基礎疾患を有する患者では腎障害性薬物の副作用が現れやすい．

対応・処置

原因薬物の中止と可能な場合は他の同効薬への変更．発症したCKDに対しては標準的な治療に準じる．

原因となる薬剤など

抗菌薬
アミノグリコシド系薬

抗癌剤
カルムスチン，シスプラチン，イホスファミド〔注射用イホマイド1g：蛋白尿(5%以上)〕，マイトマイシンC〔マイトマイシン注用(2・10 mg)：蛋白尿(0.1～5%未満)〕，streptozotocinなど

鎮痛薬
フェナセチンと他のNSAIDsの合剤，NSAIDs

免疫抑制薬
シクロスポリン〔サンディミュン®カプセル(25・50 mg)・内用液10%・点滴静注用250 mg：5%以上(腎障害)，ネオーラル®内用液10%・カプセル(10・25・50 mg)：5%以上(腎障害)〕，タクロリムス水和物〔プログラフ注射液2.5 mg・カプセル(0.5・1・50 mg)・顆粒(0.2・1 mg)：23%(腎障害)〕

DMARDs
金製剤，ペニシラミン〔メタルカプターゼカプセル(50・100 mg)：0.1～5%未満(腎機能障害)〕

その他
プロピルチオウラシル,炭酸リチウム,アリストロキア酸を含む漢方薬

下線部の%数値は頻度を示す

副作用の起きるメカニズム

　慢性的な薬物使用が原因となる CKD としては一般用医薬品(OTC 薬)の鎮痛薬(特にフェナセチン,アスピリン,カフェインの合剤)の長期服用が有名で,毎日 6〜8 錠の鎮痛薬を 6〜8 年間にわたり使用すると発症するとされる.かつて欧米諸国では CKD の原因の 10〜20%を占めたが,多くの国でフェナセチンが OTC 薬としては禁止されたため,現在では 1〜3%程度に減少している.病理的には腎乳頭壊死と慢性間質性腎炎が特徴的である.おそらくフェナセチンの代謝物で組織と反応性の高いものが腎髄質に蓄積するためと推定されている.

9 抗利尿ホルモン(ADH)不適合分泌症候群

syndrome of inappropriate secretion of antidiuretic hormone；SIADH

重症度 ▶ 中等～重症
頻　度 ▶ まれ
症　状 ▶ (低ナトリウム血症による)食欲低下，悪心・嘔吐，頭痛，疲労感，筋力低下が生じ，重症(< 120 mEq/L)では脳浮腫により昏迷，昏睡，けいれんが生じる．

検査

抗利尿ホルモン不適合分泌症候群(SIADH)の診断は，① 血清浸透圧低下(正常値：275～290 mOsm/kg)，ADH 分泌の血清浸透圧不適合性，尿浸透圧高値(> 100 mOsm/kg)，尿 Na 濃度高値(> 40 mEq/L)，② 腎機能低下や副腎皮質機能不全による二次性の低ナトリウム血症でないこと，③ 他の原因による循環血液量低下(脱水，心不全，肝硬変)がないことの確認である．

患者背景

リスク因子　肺癌(小細胞肺癌)，中枢疾患(脳出血)，中枢手術，SIADH を生じる可能性のある薬物の服用．その他の低ナトリウム血症誘発因子(嘔吐，輸液負荷)，ヒト免疫不全ウイルス(HIV)感染症など．

対応・処置

SIADH では，循環血漿量と腎 Na 排泄能力は正常であるが，水排泄能力が低下していることに注意して治療を考える．もし，強度の嘔吐などで循環血漿量の低下があれば ADH 分泌刺激を減少させるため生理食塩水で是正する．軽度な低ナトリウム血症は原因薬物の中止と飲水制限(< 800 mL/ 日)で経過を観察する．尿浸透圧が > 500 mOsm/kg の場合は，飲水制限のみでは治療効果が不十分の可能性が高い．薬物以外のリスク因子がないか検討し，除去可能なものは治療対象とする．神経症状を伴う重症例には高張食塩水(2.5%)点滴も適応となるが，急速過ぎる血清 Na 正常化は橋中心髄鞘崩壊(CPM)を生じるリスクがあるので，血清 Na の増加は 24 時間で 4～6 mEq/L を目標とする．ループ利尿薬投与の根拠は Henle 係蹄で Cl イオン再吸収を阻害し腎髄質での対向流系の水吸収機構を抑制することである．デメチルクロルテトラサイクリン塩酸塩(レダマイシン®)は腎尿細管の ADH 感受性を低下させる．腫瘍による異所性 ADH 分泌が原因の場合で原病治療が困難な場合には腎バソプレシン受容体拮抗薬のモザバプタン塩酸塩(フィズリン®)に保険適用がある．同一薬理作用を有するトルバプタン(サムス

カ®)には保険適用がない．

患者説明

薬剤性 SIADH の場合で原因薬が同定できた場合には，薬物変更の理由を説明し，以後の薬物服用に際しては医師・薬剤師に事前に相談するよう指導する．

原因となる薬剤など

抗てんかん薬
カルバマゼピン，oxcarbazepine，バルプロ酸ナトリウム

抗精神病薬
クロルプロマジン塩酸塩〔ウインタミン®錠(12.5・25・50・100 mg)・細粒 10%：0.1%未満，コントミン®糖衣錠(12.5・25・50・100 mg)・筋注(10・25・50 mg)：0.1%未満，ベゲタミン®-A 配合錠・-B 配合錠：0.1%未満〕，ハロペリドールなど

抗うつ薬
SSRI，アミトリプチリン塩酸塩など(高齢者は高リスク)

スルホニル尿素薬
クロルプロパミドなど

NSAIDs
インドメタシンなど

ACE 阻害薬
カプトプリルなど

抗癌剤
ビンクリスチン硫酸塩，ビンブラスチン硫酸塩，シスプラチン〔ブリプラチン®注(10・25・50 mg)：0.1%未満，ランダ®注(10・25・50 mg)：0.1%未満，高用量静注投与シクロホスファミド水和物(出血性膀胱炎予防で大量の輸液負荷を受けるので時に重症化する．投与量依存性があり骨髄移植前処置で高用量を使用する際に注意．嘔吐もリスク増加因子)(エンドキサン®錠 50 mg：5%以上または頻度不明，経口用エンドキサン®原末100 mg：5%以上または頻度不明)，イホスファミド，メルファラン，メトトレキサート(MTX)，など

その他
ビダラビン，クロフィブラート，麻薬，フェンタニルクエン酸塩，アミオダロン塩酸塩，インターフェロン，ブロモクリプチンメシル酸塩，警告！デスモプレシン酢酸塩水和物(過量投与)〔ミニリンメルト®OD 錠(60・120・240 μg)：0.5～5%未満●35%(中枢性尿崩症において)〕，子宮収縮薬(オキシトシン)，消化管出血止血目的の合成バソプレシン投与など

下線部の%数値は頻度を示す

副作用の起きるメカニズム

ADH は下垂体後葉から分泌され，腎集合尿細管細胞に発現しているバソ

プレシン V_2 受容体に作用して水チャネルを介する水再吸収を促進し抗利尿作用を生じさせる．正常人では ADH の分泌は血清浸透圧により制御を受けており，血清浸透圧が正常値の 275〜290 mOsm/kg 以上に上昇（血清濃縮）すると分泌が刺激され，水の再吸収が増加し血清が希釈されるため血清浸透圧は正常値に回復する．血清浸透圧に対して不釣り合いな ADH 分泌の亢進あるいは腎尿細管の ADH 感受性増加は，腎尿細管で再吸収する水量を必要以上に増加させ希釈性低ナトリウム血症（< 135 meq/L）となる．このような ADH 分泌は腫瘍による異所性分泌や，中枢疾患や肺炎などの感染症で分泌刺激閾値のリセッティングにより生じる．また，薬物により ADH 分泌が刺激されたり受容体感受性が亢進して SIADH を生じることもある．

10 (薬物誘発性)尿崩症

(drug induced) diabetes insipidus；DI

重症度 ▶ 中等症
頻　度 ▶ 症候性のものはまれ
症　状 ▶ 飲水制限に反応しない著しい多尿(3 L/日以上)，1〜2時間ごとの夜間尿，希釈尿が生じる．二次的に血清 Na 濃度は増加し，口渇，疲労感，発熱，悪心・嘔吐が生じる．理由は不明であるが飲水は冷水を好む．
薬物誘発性の DI は腎性(nephrogenic)であり，中枢性 DI の発症が急激であるのに対して発症は緩徐である．高齢者，乳幼児などでは口渇が表現できないため飲水量が不足すると高ナトリウム血症と細胞内脱水症状が生じ，重症の中枢神経症状(昏睡からけいれんまで)を生じることがある．多尿症状は前立腺肥大による頻尿と誤解することがあるので注意．

検査

尿量 > 3 L/日，尿浸透圧 < 血漿浸透圧(典型例では血漿浸透圧正常で尿浸透圧 < 100 mOsm/kg)．成人で認知障害がない患者では口渇により自発的に飲水がなされるので著しい高ナトリウム血症となることは少ない．血漿アルギニンバソプレシン(AVP)負荷により尿量が増加する場合は中枢性 DI を疑う．高カルシウム血症や長期の低カリウム血症でも腎性 DI 類似の病態が生じるので除外診断において考慮する．高度脱水では血中尿素窒素(BUN)・血清クレアチニン(Cr)増加．腎性 DI では下垂体画像診断正常．

患者背景

リスク因子　炭酸リチウムが原因として最も多い．高齢者，基礎疾患がある患者，急性または慢性の腎機能障害者では最大尿濃縮能が低下しており，薬物誘発性 DI の高リスク者となる．原因薬物の投与開始から1年以上経過してから本症が生じる理由の1つである．

対応・処置

薬物誘発性の DI は減塩と原因薬物の中止により1か月程度で回復する．回復が遅れる場合には，アミロライドまたはサイアザイド系利尿薬を低カリウム血症に注意しながら投与する．遠位尿細管での Na 再吸収を阻害することにより有効循環血漿量が低下し，近位尿細管での水と Na 再吸収量が増加するため，AVP が作用する集合管への水負荷が減り尿量は減少する．効果不十分な場合はインドメタシンなどの NSAIDs を投与する．インドメタシンの効果は糸球体濾過速度の低下作用，間質 Na 濃度増加作用，または腎プ

ロスタグランジン合成阻害作用によると想定される.

患者説明

排尿を我慢することで膀胱に負荷をかけないよう指導する.

原因となる薬剤など

中枢神経作用薬
炭酸リチウム(慢性服用患者の20％で多尿が生じる．30％で無症候性の尿濃縮能障害が生じている)，フェニトイン

抗菌薬
リファンピシン，オフロキサシン，デメチルクロルテトラサイクリン塩酸塩(SIADHの治療に用いられる)，イミペネム・シラスタチンナトリウム配合剤，アムホテリシンB

抗ウイルス薬
cidofovir，ホスカルネットナトリウム水和物，テノホビル ジソプロキシルフマル酸塩

抗癌剤
シクロホスファミド水和物，エピルビシン塩酸塩，イホスファミド

バソプレシン V_2 受容体拮抗薬
トルバプタン〔サムスカ®錠(7.5・15 mg)：<u>0.1～5％未満</u>(多尿)〕など

その他
コルヒチン，ロベンザリットニナトリウム〔カルフェニール®錠(40・80 mg)：<u>0.1％未満</u>〕

下線部の％数値は頻度を示す

副作用の起きるメカニズム

薬物によりADHの腎集合尿細管細胞の受容体の感受性が低下したり，Henle係蹄部の対向流系形成に障害を生じると，水再吸収能力が低下し，尿濃縮能が障害されるので低浸透圧の多尿が生じる．炭酸リチウムは腎集合尿細管細胞で水チャネル(aquaporin-2)機能を障害する機序でADHに対する感受性を低下させる．高カルシウム血症(＞11 mg/dL)ではHenle係蹄のClイオン再吸収が障害され，対向流系に依存した髄質の浸透圧勾配形成が障害されるためADH感受性が低下する．

11 乳酸アシドーシス

lactic acidosis

> 重症度▶ 重症，メトホルミン塩酸塩によるものは死亡率45〜50%
> 頻　度▶ まれ
> 症　状▶ 過呼吸（代謝性アシドーシスに対する呼吸性代償反応），急激な疲労感，食欲低下，悪心・嘔吐，腹痛，意識状態の低下とともに心収縮能が低下し低血圧，心不全，敗血症，多臓器不全を発症する．予後は不良である．

検査

乳酸（アニオン）蓄積による血漿アニオンギャップ（AG）の増加．

AG ＝血漿 Na 濃度－（血漿 Cl 濃度＋重炭酸イオン濃度）

アシドーシス，血漿乳酸濃度＞ 5 mEq/L（正常値＜ 2 mEq/L または 3.3〜14.9 mg/dL），AG ＞ 14 mEq/L（正常値 10〜14 mEq/L）が観察される．ただし，薬物誘発性アシドーシスの原因が，下痢に続発する場合，腎尿細管性アシドーシス，呼吸性アシドーシスに続発する場合には，AG は正常である．

患者背景

リスク因子　ビグアナイド系経口糖尿病治療薬フェンホルミン（販売中止），メトホルミン塩酸塩服用による乳酸アシドーシス事例では，多くの場合患者に腎障害，肝障害，アルコール依存症，心不全，乳酸アシドーシスの既往，感染症などの合併症があることが多かった．これらの因子が存在する場合には上記薬剤を投与すべきでない．特に，メトホルミン塩酸塩は腎消失型薬物であるため，腎機能障害はリスク因子として重要である．日本の添付文書では中等度以上の腎機能障害は禁忌とされているが，欧米の添付文書に推算糸球体濾過量(eGFR)30〜50 mL/分では投与量半減，それ以下では使用すべきでないと具体的に記載されている．

対応・処置

原因薬物のすみやかな中止とリスク因子病態の治療を行う．重症のアシドーシス（pH ＜ 7.1）に炭酸水素ナトリウム（NaHCO₃）を投与することは一般に支持されているが，その効果は一時的であり EBM（evidence-based medicine）の観点から真の利益は明らかでなく，それ自体が Na 負荷や種々の有害作用を有することも指摘されている．核酸系逆転写酵素阻害薬（NRTI）が原因の場合にはチアミン，リボフラビン，L カルニチンなどのミトコンドリア呼吸鎖補因子の投与が推奨される．メトホルミン塩酸塩，プロポフォール，プロピレングリコール中毒では血液透析が薬物除去と重炭酸イ

オン補充の観点から有効である．腎尿細管性アシドーシスの治療については，「尿細管(性)アシドーシス」の項(p.83)を参照されたい．

原因となる薬剤など

薬物過量投与(中毒)
アセトアミノフェン，イブプロフェン，鉄剤，イソニアジド，テオフィリン(アプネカット®経口液 10 mg：0.5%)，サリチル酸，ニトロプルシドナトリウム水和物(過剰投与．シアン中毒)〔ニトプロ®持続静注液(6・30 mg)：0.1〜5%未満〕，プロポフォール(ミトコンドリア呼吸鎖障害)(1%ディプリバン®注・注ーキット：0.1%未満)，プロピレングリコール中毒(それ自体が乳酸に代謝される)，カテコールアミン(血管収縮による組織阻血，ピルビン酸から乳酸への変換促進)

NRTI(1,000人・年あたり 1.3〜10 症例)
ジダノシン〔ヴァイデックス®EC カプセル(125・200 mg)：0.2%〕，ラミブジン〔エピビル®錠(150・300 mg)：0.5%〕など

悪性症候群を生じる薬物
ハロペリドール，クロザピンなど

その他
リネゾリド(ザイボックス®錠 600 mg・注射液 600 mg：0.1%未満)，【警告！】メトホルミン塩酸塩(1,000人・年あたり 0.03〜0.09 症例)，ナリジクス酸，ソルビトール，キシリトール，下剤乱用，薬物誘発性の腎尿細管性アシドーシス

下線部の%数値は頻度を示す

副作用の起きるメカニズム

通常の乳酸アシドーシス　心原性ショック，重症の失血性ショック，重症のケトアシドーシス，播種性血管内凝固(DIC)などの病態で強い組織低灌流(虚血)状態になった場合に生じる．組織の低酸素状態はエネルギー代謝を好気的解糖系から嫌気的解糖系にシフトさせるため，最終代謝産物として大量の乳酸が産生され，全身的なアシドーシスを生じる．

薬物誘発性の乳酸アシドーシス　全身的な低酸素状態によらない細胞内代謝の障害により生じると推測されている．例えば，ヒト免疫不全ウイルス(HIV)感染治療薬の NRTI ではミトコンドリア DNA 合成阻害によりアシドーシスが生じる．悪性症候群をきたす薬物では横紋筋融解による腎不全と筋強剛による乳酸過剰産生が原因となる．ほかにもいくつかの薬物については表「原因となる薬剤など」中に説明を加えた．多くは過量投与，事前の患者合併症がリスク因子として関連していると推測される．

乳酸濃度が増加しない代謝性アシドーシス　薬物誘発性下痢(下剤乱用)による消化液中重炭酸イオン喪失，透析患者に対するセベラマー塩酸塩投与，重炭酸イオンを含まない輸液の大量投与による(重炭酸イオン濃度低下による)希釈性アシドーシスが生じることもある．

12 尿細管(性)アシドーシス

renal tubular acidosis ; RTA

重症度 ▶ 中等〜重症
頻　度 ▶ 低い
症　状 ▶ 軽度のアシドーシスは無症状のことも多い．中等度でも特徴的な症状はないが，腹痛，嘔気・嘔吐，(代償性)過呼吸が生じる．低カリウム血症を伴う場合には，四肢近位筋の弛緩性麻痺，心電図T波減高，U波出現をみる．高カリウム血症を伴う場合には神経症状，心電図でT波尖鋭化，QRS幅増大，心停止を生じることがある．不完全な遠位尿細管性のRTAでは無症状であるが，長期に放置されると尿Ca濃度増加が続き腎内石灰沈着，尿路結石や骨脱灰(骨粗鬆症)を合併しやすい．

検査

RTAは，低または高カリウム血症に，アニオンギャップ(AG)正常の高Cl性代謝性アシドーシスや合併症の診断の過程で病態が明らかになることが多い．尿pHを測定すると，遠位尿細管性(I型)はプロトン(H^+)排泄機構の機能障害が原因であるため尿pHは> 5.5であることが多い．近位尿細管性(II型)では尿pHは高いことも低いこともある．腎糸球体濾過は正常なので不揮発有機酸は蓄積せずAGは正常．

患者背景

リスク因子　薬物によらない原因として小児の先天性異常，自己免疫疾患，高グロブリン血症に伴うものがある．薬物誘発性に対してはリスク因子は特にない．

対応・処置

原因薬物の中止と血清K値の是正で対応できる．原因薬物を中止して3日間待っても症状に改善がない場合には，近位尿細管性では大量のアルカリ(クエン酸ナトリウム，クエン酸カリウムなど)補充が必要である．血清重炭酸濃度を正常値(22〜24 mEq/L)に近づけることを目標とする．古典的な遠位尿細管性では経口的な重曹〔炭酸水素ナトリウム($NaHCO_3$)〕投与でよい．

原因となる薬剤など

近位尿細管性アシドーシス，Ⅱ型

アセタゾラミド，レフルノミド，オキサリプラチン〔エルプラット®点滴静注液(50・100・200 mg)：<u>5％未満</u>〕，スルファメトキサゾール・トリメトプリム，トピラマート〔トピナ®錠(25・50・100 mg)：<u>2％</u>〕

近位尿細管性アシドーシス，Fanconi型

重金属
Hg，Cd など

その他
アデホビル ピボキシル，テノホビル ジソプロキシルフマル酸塩，アルギニン，cidofovir，イホスファミド，ストレプトゾトシン

遠位尿細管性アシドーシス，Ⅰ型

低カリウム血症を伴うもの(古典型)
アムホテリシンB，シスプラチン，ゾニサミド，トルエン中毒

遠位尿細管性アシドーシス，Ⅳ型

高カリウム血症を伴うもの(アルドステロン作用低下)
ACE阻害薬，ARB，直接レニン阻害薬，ヘパリン，シクロスポリン，NSAIDs

K保持性利尿薬
スピロノラクトン，エプレレノン，アミロライド，トリアムテレン

不明の機序
ホスカルネットナトリウム水和物，タクロリムス水和物

下線部の％数値は頻度を示す

副作用の起きるメカニズム

体内の酸塩基平衡は呼気への二酸化炭素洗い出し(呼吸性調節)と腎糸球体濾過による不揮発有機酸の排泄，腎尿細管からの尿中重炭酸イオン(アルカリ)の再吸収と H^+ の能動排泄(腎性調節)により維持されている．RTAは，腎糸球体濾過速度で評価した腎機能は正常であり不揮発有機酸の排泄は正常であるにもかかわらず，腎臓における尿の酸性化機構の異常により全身的なアシドーシスを生じる病態である．したがって，血清AGは正常で，通常高クロール血症を伴う．

近位尿細管性(Ⅱ型)は重炭酸イオンの再吸収不全が原因で低カリウム血症を伴う．近位尿細管能動輸送機能全般の低下を伴う病態(Fanconi症候群)が単クローン性γグロブリン血症(多発性骨髄腫を含む)に続発することがある．遠位尿細管性(Ⅰ型)は尿細管の H^+ 排泄機構の機能障害が原因であり，アンモニウムイオンの分泌低下が原因である．低アルドステロン血症に伴うものはⅣ型と呼ばれ，高カリウム血症を伴う．

薬物によるRTAの機序は十分に理解されていないものも多い．例えば，アセタゾラミドは腎尿細管で H_2CO_3 から CO_2 と H_2O を産生する炭酸脱水

酵素を阻害し，NaHCO₃ などの形で尿中への Na と重炭酸イオン排泄を促進する弱い利尿薬である．長期使用により重炭酸イオン喪失が生じ代謝性アシドーシスを生じる．

13 高カリウム血症

hyperkalemia / hyperpotassemia

重症度▶ 重症
頻　度▶ 比較的高い
症　状▶ 血清K濃度が7.0 mEq/L以上となると(下肢)筋力低下・麻痺，深部腱反射減退，四肢や口唇にしびれ感が生じる．心電図ではT波増高と尖鋭化(テント状T)，PR間隔延長，QRS幅増大，P波消失，心室細動が生じる．

患者背景

リスク因子　食事性Kの多量摂取，強度の運動，腎障害がリスク因子となる．高カリウム性周期性四肢麻痺(まれ)の患者も．

対応・処置

原因薬物の中止と高カリウム血症を助長する背景病態を改善する治療を行う．
急性期の対応　①Kの細胞膜効果をCaで拮抗するため，グルコン酸カルシウムまたは塩化カルシウム水和物を投与する(血管痛があり，効果は60分程度持続する)，②インスリンはグルコースとKを細胞内へ共輸送するのでインスリンとグルコースを投与する，またはβ作動薬(サルブタモール硫酸塩)を投与する(保険適用外)，③かつては重曹(炭酸水素ナトリウム)投与によりアシドーシスを是正し細胞内へKを移動させる治療も推奨されたが，臨床試験で効果が証明されないため近年では推奨されていない，④過剰なKを除去する方法としては血液透析が選択される，K吸着性イオン交換樹脂(ポリスチレンスルホン酸カルシウムなど)の経口または微温湯注腸は複数回実施しないと効果がなく，かつ腸管壊死などのリスクがある．

原因となる薬剤など

β遮断薬
β受容体サブタイプ非選択的な薬物，プロプラノロール塩酸塩，ラベタロール塩酸塩で報告が多く(ただし通常0.5 mEq/L前後の上昇)，$β_1$選択的なアテノロールではほとんど影響しない．

アルドステロン分泌阻害薬
ACE阻害薬，ARB，直接レニン阻害薬，NSAIDs，カルシニューリン阻害薬

アルドステロン受容体阻害または応答性低下薬
スピロノラクトン，ペンタミジンイセチオン酸塩〔ベナンバックス®注用

300 mg：2.9%（承認時までの調査および市販後の使用成績調査）］，スルファメトキサゾール・トリメトプリム〔バクトラミン®注：4.57% ● 4.6%（承認時までの調査及び使用成績調査における安全性評価対象症例）〕など

細胞の ATP 依存的 K チャネル賦活作用薬
シクロスポリン〔サンディミュン®カプセル（25・50 mg）・内用液 10%・点滴静注用 250 mg：1%未満 ● 5%以上，ネオーラル内用液 10%・カプセル（10・25・50 mg）：1%未満 ● 5%以上〕，タクロリムス水和物〔プログラフ®注射液（2・5 mg）・カプセル（0.5・1・5 mg）・顆粒（0.2・1 mg）：5%以上または頻度不明 ● 17.9%（肝移植）● 30.9%（骨髄移植）● 20.2%（腎移植）〕，ジアゾキシド，ミノキシジル，吸入麻酔薬〔イソフルラン（フォーレン®吸入麻酔液：0.1%未満）〕

腫瘍崩壊症候群を生じる抗癌剤
警告！ リツキシマブ，フルダラビンリン酸エステルなど

その他
炭酸リチウム，ジギタリス中毒（細胞の Na-K-ATPase ポンプの阻害により細胞内への K 取り込みが低下するため），エポエチン，ヘパリン，ホスフルコナゾール，カモスタットメシル酸塩，赤血球輸血（赤血球内 K 漏出），スキサメトニウム塩化物水和物（熱傷，重度外傷などの患者で），アルギニン塩酸塩（代謝性アルカローシス治療で用いる場合）

下線部の%数値は頻度を示す

副作用の起きるメカニズム

薬物性高カリウム血症誘発の機序として，① 細胞内 K の細胞外移動（アシドーシス，インスリン不足，高血糖，β遮断薬，ジギタリス中毒），② 細胞破壊による細胞内 K 放出（抗癌剤治療，熱傷・外傷，輸血，横紋筋融解症など），③ 腎臓からの K 排泄低下（腎糸球体濾過速度低下，低アルドステロン血症）がある．

14 低カリウム血症

hypokalemia / hypopotassemia

重症度▶重症
頻　度▶多い
症　状▶血清K濃度＜3.0 mEq/Lで症状が出現する．疲労感，筋力低下，横紋筋融解症，低換気，麻痺性イレウス，傾眠傾向，心電図ではST低下，T波平低化，U波出現，QT間隔延長，QRS幅延長，期外収縮(ジギタリス中毒誘発)が生じる．

患者背景

基礎病態として，①経口K摂取低下(200〜800 kcal/日の極端な低カロリー食)，②血清Kの細胞内移動(インスリン過剰，代謝性アルカローシス，β作動薬投与)，③K喪失(下痢，嘔吐，利尿薬，下剤乱用，鉱質コルチコイド作用過剰，薬物性腎尿細管障害)がある場合が多い．多飲・多尿(K欠乏性の腎性尿崩症による)により生じることもある．

対応・処置

原因薬物の中止とともに，K喪失病態では塩化カリウムを経口的に投与する．緊急時には慎重に塩化カリウムを静注する．K補充は一過性に血清K値を上昇させるが，細胞内への移行で短時間に治療前値前後に回復するので，臨床症状が消失し，血清K値が3〜3.5 mEq/Lに安定して到達するまで重症例では2〜4時間ごとにモニターすべきである．低カリウム血症発症患者の40％に低マグネシウム血症が合併しているので，低マグネシウム血症の治療も視野に入れる．

原因となる薬剤など

β₂受容体刺激性気管支拡張薬
ツロブテロール塩酸塩など(利尿薬との併用時に多い)

抗精神病薬
リスペリドン，クエチアピンフマル酸塩(おそらく高血糖から二次的に)

その他
サイアザイドおよびループ利尿薬(K喪失は投与開始あるいは投与量変更後の2週間に生じるのでK血清モニターを行う)，副腎皮質ステロイド(鉱質コルチコイド作用を介して)，アムホテリシンB(50％)，アミノグリコシド系抗菌薬(腎尿細管障害によるK喪失)，インスリン(特に糖尿病性ケトアシドーシスや高浸透圧性非ケトン性昏睡に大量投与する場合)，下剤乱用や慢性下痢，ビダラビン，セシウム中毒，クロロキン中毒

下線部の％数値は頻度を示す

副作用の起きるメカニズム

　低カリウム血症の原因は，①食事性のK摂取不足，②インスリンまたはβアドレナリン受容体刺激，アルカローシスにより促進される細胞内へのKの移動(体内Kの98%は細胞内に存在する)，③腎臓から，あるいは下痢・嘔吐などによるK喪失，④巨赤芽球性貧血をビタミンB_{12}や葉酸で治療する場合や顆粒球減少症を顆粒球コロニー刺激因子投与で治療した場合に，急速な造血反応が生じて新生赤血球細胞内にKが取り込まれたときなどである．

15 高カルシウム血症

hypercalcemia

重症度 ▶ 中等〜重症
頻　度 ▶ 少なくない
症　状 ▶ 血清 Ca 濃度の中等度上昇（＜ 12 mg/dL）では無症状または便秘，疲労感，うつ状態を自覚する程度であるが，＞ 12 mg/dL では口渇・多尿，悪心・嘔吐，食欲低下，腎結石，脱力が，＞ 14 mg/dL では昏迷，昏睡の身体所見が生じる．心電図では QT 間隔の短縮，腎不全，軟部組織の異所性石灰化も生じる．

検査

生理活性があるのは遊離形の血清 Ca イオンである．血清中で Ca はアルブミン（Alb）に結合しているので低アルブミン血症がある場合には次式で測定値を補正して評価することが必要である．

補正 Ca 値(mg/dL) ＝ 実測 Ca 値(mg/dL) ＋ ｛4 － Alb 濃度(g/dL)｝

患者背景

リスク因子　血清 Ca 濃度は骨組織と消化器からの Ca 吸収量と腎排泄のバランスのうえに成り立っているので，腎機能障害は高カルシウム血症のリスク因子である．

対応・処置

まず原因薬物の中止と可能であればリスク因子病態を改善する．腎不全がなければ生理食塩水輸液により脱水を改善し利尿による Ca の尿中排泄をはかる．ビタミン D 製剤が原因の場合には，日本で医薬品として市販されている活性型ビタミン D_3 製剤（カルシトリオールなど）は半減期が短く作用は 2〜3 日しか持続しないため軽症であれば薬物中止のみでよいが，サプリメントなどに含有されているビタミン D は体内で活性化されるため作用時間が長く中止のみでは回復が遅れる．重症の場合はカルシトニン製剤とパミドロン酸二ナトリウム水和物などのビスホスホネート骨吸収阻害薬を投与する．ただし，生理食塩水，ビスホスホネート薬は体液負荷と腎障害悪化のため使用できないこともある．その場合は腸管からの Ca 吸収抑制のために副腎皮質ステロイドを投与する．難治例では血液透析を施行する．

原因となる薬剤など

外用活性型ビタミン D₃ 製剤
マキサカルシトール〔オキサロール®注(2.5・5・10 μg)：22.2%，オキサロール軟膏 25 μg・ローション 25 μg：0.4%〕など(オキサロール軟膏 25 μg・ローション 25 μg は，主に乾癬に，ほかに魚鱗癬，掌蹠膿疱症などに用いられる．使用開始 2～3 週後に注意)

その他
Ca 製剤と Ca 含有制酸薬(特に腎機能障害患者での長期連用時とミルク・アルカリ症候群で)，経口ビタミン D 製剤(サプリメントにはビタミン D 含有品があるので注意)，サイアザイド系利尿薬(尿中 Ca 排泄低下，尿路結石予防・治療にも用いる)，炭酸リチウム(軽度)，タモキシフェンクエン酸塩〔ノルバデックス®錠(10・20 mg)：0.1%未満〕，テオフィリン中毒

下線部の%数値は頻度を示す

副作用の起きるメカニズム

　高カルシウム血症は，骨吸収過剰，Ca の消化管吸収増加または腎排泄低下により生じる．原因の 90%以上は副甲状腺機能亢進症か悪性腫瘍であるが，薬物誘発性も看過できない．特に慢性腎臓病(CKD)患者で，二次性副甲状腺機能亢進症治療の目的でビタミン D(カルシトリオールや活性型ビタミン D)を服用しつつ消化管リン吸着薬として炭酸カルシウムや酢酸カルシウムを服用している患者ではリスクが高い．腎障害がなくても骨粗鬆症予防の目的で大量の牛乳やサプリメントの炭酸カルシウムを服用すると代謝性アルカローシスと高カルシウム血症(ミルク・アルカリ症候群)を生じることがある．ビタミン D は消化管からの Ca 吸収を促進し骨吸収を刺激し腎 Ca 排泄を抑制する．

16 低カルシウム血症

hypocalcemia

重症度 ▶ 中等〜重症
頻　度 ▶ まれ
症　状 ▶ 神経細胞の興奮性増加による口腔や指先のしびれ・知覚異常, 筋易興奮性(手足けいれん, テタニー(Trousseau 徴候, Chvostek 徴候)), 傾眠, 昏迷, 徐脈, 心筋収縮不全・心不全, 心電図では QT 間隔延長.

検査

血清 Ca はアルブミン (Alb) と結合しているため, Alb 濃度異常がある場合には次式による補正が必要である.

補正 Ca 値 (mg/dL) = 実測 Ca 値 (mg/dL) + {4 − Alb 濃度 (g/dL)}

また, Ca の Alb 結合は pH 依存的であり, アルカローシスでは遊離形が減少する. 過呼吸患者でのテタニーの原因はこれである.

対応・処置

原因薬物の中止または減量. 緊急時で補正 Ca 濃度が < 7.5 mg/dL ならばグルコン酸カルシウム静注投与だが, それ以外は Ca として 1.5〜2.0 g/ 日を炭酸カルシウムなどで経口補充する. 特に副甲状腺ホルモン (PTH) またはビタミン D 欠乏が原因であれば, それぞれのホルモンを投与する. 副作用を助長する病態の解明と治療を行う. 低マグネシウム血症が合併していれば, 硫酸マグネシウムを静注投与し, 経口補充も行う.

原因となる薬剤など

Ca 受容体作動薬
シナカルセト塩酸塩(5%)

血清 Ca のキレート薬
クエン酸(クエン酸回路不全を生じる腎または肝不全患者での輸血時, プラスマフェレーシス時に), 乳酸(乳酸アシドーシス時に), ホスカルネットナトリウム水和物[点滴静注用ホスカビル®注 24 mg : 10%以上 ● 11.7%〔米国で実施された後天性免疫不全症候群(エイズ)患者におけるサイトメガロウイルス網膜炎に対する比較臨床試験〕], エチレンジアミン四酢酸 (EDTA)

その他

シスプラチン，ポリミキシンB硫酸塩(低マグネシウム血症を生じるため二次的にPTH抵抗性を生じる)，ビスホスホネート系薬(過量投与．骨転移による高カルシウム血症治療時)，5-FUとロイコボリンカルシウム療法(65%)，副腎皮質ステロイド(大量投与時)，mithramycin，シタラビン，インターフェロン，カルシトニン，ソマトスタチンアナログ，インドメタシン，フルダラビン，ペンタミジンイセチオン酸塩，フッ素中毒，過呼吸による呼吸性アルカローシス

下線部の%数値は頻度を示す

副作用の起きるメカニズム

　血清Ca濃度は，イオン化遊離形Ca濃度，リン酸濃度，PTH，ビタミンDにより調節されている．低カルシウム血症の原因はPTH低下(副甲状腺機能低下症)とビタミンD摂取不足または日光曝露不足である．低マグネシウム血症では組織のPTH感受性が低下し低カルシウム血症を生じることがある．低マグネシウム血症の原因は栄養不良，アルコール中毒，シスプラチンによる尿細管障害などである．その他，表「原因となる薬剤など」に記載した，Caキレート薬は血清Caと結合する機序で，Ca受容体作動薬シナカルセト塩酸塩は副甲状腺Ca受容体を刺激する機序などで低カルシウム血症を生じる．アルカローシスではCaとAlbの結合が増強するため，イオン化Ca濃度は低下する．

17 高マグネシウム血症

hypermagnesemia

重症度▶中等〜重症
頻 度▶入院患者の10〜15%とも言われる
症 状▶中等度の高マグネシウム血症(4〜6 mEq/L)では悪心・嘔吐,皮膚紅潮,頭痛,疲労感,傾眠,深部腱反射低下が生じ,重症(>6 mEq/L)では傾眠,低カルシウム血症,血圧低下,筋力低下,徐脈,QT間隔延長,QRS幅増大,不整脈,伝導ブロック,心停止が生じる.また,中等度の高マグネシウム血症は副甲状腺ホルモン(PTH)分泌能を低下させるので低カルシウム血症も合併することがある.

検査

血清Mg濃度の正常値は1.5〜2 mEq/Lで,中等度上昇(<3 mEq/L)では無症状であることが多い.

患者背景

リスク因子 腎機能障害患者は潜在的に高マグネシウム血症のリスクがある.腎機能障害患者や高齢者,認知症患者などではMgを含む緩下剤や制酸剤を漫然と使用してはならない.必要時に血清Mg濃度モニターを実施する.一般用医薬品(OTC薬),サプリメントにもMgを含有するものがあるので注意.

対応・処置

Mg含有製剤の服用歴があれば中止する.腎機能正常患者は原因薬物中止で回復するが,腎機能障害患者では血液透析が必要となることもある.透析開始まで待てない場合には,Mg拮抗作用を期待してCa製剤の静注を行うこともある.

原因となる薬剤など

緩下剤
酸化マグネシウム(いわゆる「カマ」「カマグ」であり多数の製剤がある)
制酸剤
水酸化アルミニウム・水酸化マグネシウム合剤(OTC製剤もあるので注意)〔マーロックス®懸濁用配合顆粒(水酸化アルミニウムゲル448 mg,水酸化マグネシウム400 mg)〕

Mg 過剰投与
硫酸マグネシウム水和物(過剰投与．妊娠高血圧症候群で腎障害を合併している場合など)(硫酸マグネシウム：<u>0.1%未満</u>)，高齢者が OTC 薬・サプリメントで Ca・Mg 製剤を自己服用する場合など
その他
Mg 含有浣腸剤，炭酸リチウム，ミルク・アルカリ症候群

下線部の%数値は頻度を示す

副作用の起きるメカニズム

 Mg の主要な排泄経路は腎排泄である．腎糸球体濾過量の 90％以上が尿細管の Henle 係蹄部で血清濃度に調節される再吸収機構で回収される．したがって，高マグネシウム血症の原因は腎機能低下または過剰の Mg 摂取・投与である．末期腎障害患者では血清 Mg 濃度は 2～3 mEq/L に上昇しているため，常用量の Mg を含む緩下剤(略称；カマ，カマグ)や制酸剤(マーロックス®懸濁用配合顆粒など)投与でも中毒症状を生じることがある．

18 低マグネシウム血症

hypomagnesemia

重症度 ▶ 中等〜重症
頻　度 ▶ 入院患者の12%，集中治療室(ICU)では60%ともいわれる
症　状 ▶ しばしば併発する低カリウムおよび低カルシウム血症，代謝性アルカローシスにより症状が修飾される．テタニー(Trousseau徴候，Chvostek徴候)，傾眠，錯乱，振戦，筋線維束収縮，運動失調，全身けいれんなどが生じる．心電図ではPR間隔延長，QRS幅増大，QT間隔延長，不整脈(torsades de pointes (TdP))など，ジゴキシン服用患者で特に注意．

検査

重症の低マグネシウム血症は血清Mg濃度＜1 mEq/Lである．ルーチンの血液検査では血清Mg濃度は測定されないので，下記のリスク因子を有する患者では注意が必要である．

患者背景

リスク因子 栄養不良による食事性Mg摂取不足，慢性的な下痢，低カリウム血症(腎性消失増加)や低カルシウム血症〔副甲状腺ホルモン(PTH)感受性低下による骨組織からのMg動員不足〕があると，低マグネシウム血症をきたしやすい．2011年に米国食品医薬品局(FDA)はプロトンポンプ阻害薬が低マグネシウム血症に関係するとする副作用情報を出している．アルコール依存症，コントロール不良の糖尿病も低マグネシウム血症に関係している．

対応・処置

原因薬物を中止し，可能であれば誘因病態を治療する．テタニー症状や不整脈など緊急性がある場合で，腎障害がなければ，硫酸マグネシウム水和物(1〜2 g)を2〜15分かけて緩徐に静注する．治療初期には10〜15 mmol/日，維持期には5 mmol/日が目安である．ここで，モル量と重量の換算は，1 mmol = 2 mEq = マグネシウム元素(Mg)として24 mg = 硫酸マグネシウム水和物としては約240 mgである．したがって同薬の10 mmol/日は2.4 g/日となる．腎機能障害があれば減量する．静注されたMgは50%が短時間に尿中に排泄されるので，維持期治療が必要である．経口補充には酸化マグネシウム(略称；カマ，カマグ)などを用いるが吸収効率(バイオアベイラビリティ)が低く，かつ下痢が生じるため用量制限が必要となる．

原因となる薬剤など

尿細管障害を生じる薬物

EGFR 阻害薬
セツキシマブ〔アービタックス®注射液 100 mg：<u>10%以上</u>●<u>51.3%</u>（承認時，国内の EGFR 発現が確認された結腸・直腸癌を対象としたイリノテカン塩酸塩水和物との併用第Ⅱ相試験の安全性評価症例）●<u>75.8%</u>（承認時，再発または転移性の頭頸部扁平上皮癌を対象とした本剤と化学療法との併用による第Ⅱ相臨床試験の安全性評価症例）〕，パニツムマブ〔ベクティビックス®点滴静注(100・400 mg)：<u>17%</u>〔国内使用成績調査（全例調査），2012 年 12 月集計〕●<u>28%</u>（承認時，単独投与）●<u>25%</u>（承認時，FOLFIRI または FOLFOX4 との併用投与）〕など

その他
シクロスポリン〔サンディミュン®カプセル(25・50 mg)・内用液 10%・点滴静注用 250 mg：<u>1%未満</u>●<u>5%以上</u>，ネオーラル®内用液 10%・(10・25・50 mg)カプセル：<u>1%未満</u>●<u>5%以上</u>〕，タクロリムス水和物〔プログラフ®注射液(2・5 mg)・顆粒(0.2・1 mg)：<u>5%以上または頻度不明</u>，プログラフ®カプセル(0.5・1・5 mg)：<u>5%以上または頻度不明</u>●<u>16.8%</u>（効能・効果追加時：2009 年 7 月）〕，シスプラチン，アミノグリコシド系抗菌薬，アムホテリシン B〔アムビゾーム®点滴静注用 50 mg：<u>10%以上</u>〕，ペンタミジンイセチオン酸塩

Mg をキレートする薬物

ホスカルネットナトリウム水和物〔点滴静注用ホスカビル®注 24 mg：<u>10%以上</u>●<u>14.4%</u>〔米国で実施された後天性免疫不全症候群（エイズ）患者におけるサイトメガロウイルス網膜炎に対する比較臨床試験〕〕，多量輸液（クエン酸）

その他

サイアザイドおよびループ利尿薬（K 保持性利尿薬に変更を考える），アルコール依存症とその離脱期，プロトンポンプ阻害薬（特に利尿薬との併用で）

下線部の%数値は頻度を示す

副作用の起きるメカニズム

Mg は下部腸管の消化液に含まれており下痢で失われる．したがって，長期の下痢，栄養不良，脂肪便，回腸瘻などでは喪失量が増加する．また，尿細管障害があると K と同様に尿中への喪失量が増加する．また，低マグネシウム血症があると骨・腎組織の PTH 作用抵抗性が生じ，低カルシウム血症を生じやすい．

19 ネフローゼ症候群

nephrotic syndrome

重症度 ▶	中等〜重症
頻　度 ▶	薬物により異なる
症　状 ▶	蛋白尿(尿の泡立ちが強くなる)，尿量減少，浮腫，低アルブミン血症，高コレステロール血症などが生じる．NSAIDs 投与によるネフローゼ症候群では間質性腎炎と微小変化群の病態が共存するので発熱，皮疹，好酸球増加，血尿を生じることもある．重症化すると肺浮腫をきたし，息切れを感じる．

患者背景

リスク因子　不明．

対応・処置

　原因薬物の中止でほとんどの場合回復する．特に，NSAIDs による場合で間質性腎炎の要素があれば副腎皮質ステロイド投与が必要となることがある．関節リウマチ治療薬(ペニシラミンなど)による場合は，薬物中止後も完全に蛋白尿が消失するまで 1〜2 年程度かかることもある．

原因となる薬剤など

※日本の添付文書では 77 薬剤の副作用欄に記載がある

抗リウマチ薬(投与後半年〜1 年での発症が多い)
金製剤注射(1〜3%．経口投与ではより低い)，ペニシラミン(7%)，ブシラミン〔リマチル®錠(50・100 mg)：0.1%〕〔ペニシラミンと構造が類似しているシスチン尿症治療薬チオプロニン(チオラ®)でも頻度は低いが報告がある〕，サラゾスルファピリジン

ACE 阻害薬(高用量)
カプトプリル，ベナゼプリル塩酸塩，テモカプリル塩酸塩など

NSAIDs(報告数では最多)
ジクロフェナクナトリウム(特に多い)，インドメタシン，イブプロフェン，ロキソプロフェンナトリウム水和物など

抗癌剤
フルオロウラシル(5-FU)，ダウノルビシン塩酸塩(ダウノマイシン®静注用 20 mg：0.1%未満)など

抗 TNF α 薬
インフリキシマブ，エタネルセプト〔エンブレル®皮下注(25・50 mg シリンジ)・皮下注用(10・25 mg)・皮下注 50 mg ペン：0.1%未満〕

免疫抑制薬

タクロリムス水和物〔プログラフ®注射液(2・5 mg)・カプセル(0.5・1・5 mg)・顆粒(0.2・1 mg):<u>0.1%未満</u>〕,シクロスポリン〔サンディミュン®カプセル(25・50 mg)・内用液10%:<u>0.06%</u>(承認時までおよび再審査終了時までの集計),ネオーラル®内用液10%・カプセル(10・25・50 mg):<u>0.06%</u>(承認時までおよび再審査終了時までの集計)〕

その他

インターフェロン製剤,トリメタジオン,スプラタストトシル酸塩,ソマトロピン,リファンピシン,エダラボン(ラジカット®注30 mg・点滴静注バッグ30 mg:<u>0.02%</u>),パミドロン酸二ナトリウム水和物,ベバシズマブ〔アバスチン®点滴静注用(100・400 mg):<u>0.1%未満</u>〕など

下線部の%数値は頻度を示す

副作用の起きるメカニズム

薬物誘発性のネフローゼ症候群は病理的に複数の病態からなる.膜性腎症は成人非糖尿病患者で最多の原因であるが,関節リウマチ治療薬であるペニシラミン,金製剤やカプトプリル服用患者などで膜性腎症が発症することが報告されている.NSAIDsでは膜性腎症や急性間質性腎炎(血尿)と微小変化群のネフローゼ病態を生じる.その他,インターフェロン製剤のように微小変化群を生じることが多い薬物,ビスホスホネート製剤のように巣状分節性糸球体硬化症の病理像を示すものがある.

20 偽アルドステロン症

pseudoaldosteronism

重症度 ▶ 軽～中等症
頻　度 ▶ まれ
症　状 ▶ 原発性アルドステロン症と類似した低レニン性高血圧(35%)，低カリウム血症(< 3.5 mEq/L)による四肢脱力(だるさ)などのミオパチー(重症では麻痺)，筋肉痛，こむら返りが60%にみられる．インスリン分泌不全による耐糖能低下，代謝性アルカローシスによる頭重感，倦怠感，浮腫，口渇，悪心・嘔吐を示す．

検査

原発性アルドステロン症様の症状を示すが血漿アルドステロン濃度は低値である．低カリウム血症，代謝性アルカローシス，血漿レニン活性低下．尿中K排泄量 > 30 mEq/日．

患者背景

リスク因子　女性が男性の2倍である．高齢者に多い．医薬品使用では，慢性肝炎に対するグリチルリチン製剤に含有される甘草(licorice)成分の長期静注投与治療による例が多い．甘草摂取は必ずしも甘草が配合された漢方薬からとは限らず，薬剤の甘味料として使用されていたり(エピサネート® G)，健康食品，市販胃腸薬，醤油，のど飴，仁丹，チューインガムや噛みタバコに添加されていることもあるので注意深い問診が必要である．

対応・処置

原因さえ同定できれば，甘草成分の摂取を中止することにより，内分泌異常は1週間以内に消失するので，K補充などは不要であることが多い．

原因となる薬剤など

グリチルリチン製剤
強力ネオミノファーゲンシー®，グリチルリチン酸モノアンモニウム，合剤ネオユモール®，合剤グリチロン®，アミノレバン®EN

鉱質コルチコイド
フルドロコルチゾン酢酸エステルなど

甘草含有漢方薬
葛根湯，黄芩湯，葛根加朮附湯，芎帰調血飲，九味檳榔湯，桂枝加苓朮附湯，桂芍知母湯，桂麻各半湯，芍薬甘草湯，川芎茶調散，附子理中湯

> その他

副腎皮質ステロイド，甲状腺ホルモン，甘草を含む仁丹（習慣的使用）

副作用の起きるメカニズム

　ヒトの腎尿細管における鉱質コルチコイド作用は，アルドステロンとコルチゾールに依存している．通常，コルチゾールの作用は腎組織の 11β-ヒドロキシステロイド脱水素酵素（11β-HDS）による分解作用で顕在化していないが，甘草の成分であるグリチルリチンや甘草様の物質（欧州で抗潰瘍薬として使用されている carbenoxolone）にはこの酵素を阻害する作用があるため，長期服用するとコルチゾールの鉱質コルチコイド作用による偽アルドステロン症が生じることがある．当然であるが鉱質コルチコイド服用でも同様の症状を生じる．

4 血液

1 血小板減少症

thrombocytopenia

重症度	▶ 重症,特に血栓性血小板減少性紫斑病(TTP)では未治療で90%の死亡率
頻　度	▶ 免疫機序によるものはまれでなく,抗癌剤によるものは高頻度
症　状	▶ 薬物開始から2週間前後で血小板数が10万/μL以下となると皮膚の点状出血,溢血斑,紫斑,歯肉出血,顕微鏡的血尿,鼻血などの症状が出現する.5万/μL以下では消化管出血,血尿,紫斑,後腹膜出血などが生じる危険がある.1万/μL以下では中枢出血のリスクが高くなりきわめて危険である. ヘパリン起因性血小板減少症(HIT)では30%の患者で点状出血などより深部静脈(肺)血栓症状や皮膚壊死が先行症状となることがある.チクロピジン塩酸塩などに誘発される血栓性血小板減少性紫斑病(TTP)では,増悪と寛解を繰り返す動揺性の中枢症状(頭痛,失見当識,せん妄,錯乱,けいれんなど),腎障害(血尿,乏尿)を含む多臓器不全症状が併発する.

検査

HIT　ヘパリン-抗血小板第Ⅳ因子複合体に対する抗体陽性(特殊検査)となる.
TTP　血栓性微小血管症(溶血性貧血,血沈亢進,破砕赤血球増加)が観察される.

患者背景

リスク因子　HITではヘパリンの使用歴.特に未分画ヘパリン使用(低分子ヘパリンの10倍のリスク).自己免疫機序に基づく血小板減少症の原因薬物は必ずしも処方薬だけでなく,一般用医薬品(OTC薬)(アセトアミノフェンなど),漢方薬,民間薬,ワクチン接種であることもある.詳細な薬歴の聴取が必要である.欧米ではキニンが食品添加物として清涼飲料の苦み成分として添加されており,それが原因として報告された例もある.薬物起因性血小板減少症の報告がある薬物はきわめて多く,原因薬物の識別は困難であることが多い.表「原因となる薬剤など」に掲載した薬剤は報告が多いものである.一度感作が成立し薬物依存性の抗血小板自己抗体が産生されると長期間持続するため,中止により軽快しても安易に原因薬物または同系統薬物の投与を再開すると再発することがある.抗癌剤による血小板減少症は幹細胞障害によるため,投与後1～2週間で汎血球減少が生じる.

対応・処置

自己免疫機序を疑う血小板減少症では,推定された原因薬物の中止により

血小板減少が回復することで診断が確定する．
重症例　必要に応じて血小板輸血，免疫機序を疑う場合には副腎皮質ステロイドまたは免疫グロブリン静注を行う．抗癌剤による重症例では，血小板輸血を行う．
HIT　アルガトロバンの投与を行う．
TTP　すみやかな血漿交換（plasma exchange）が必要

患者説明

　原因薬物あるいはその類似薬の投与は再発のリスクがあるので，薬物誘発性血小板減少症の既往をカルテに記載し，新しい医師にも伝えるよう説明する．

原因となる薬剤など

抗癌剤による血液幹細胞障害
頻度が高いもの（およそ10％以上）

ゲムツズマブオゾガマイシン［マイロターグ®点滴静注用5 mg：67.8％●95％（国内臨床試験成績，承認時）●30.8％［国内使用成績調査（全例調査）終了時］●50％（海外臨床試験成績）］，ヒドロキシカルバミド（ハイドレア®カプセル500 mg：6.1％），イダルビシン（イダマイシン®静注用5 mg：66.5％），イマチニブメシル酸塩［グリベック®錠100 mg：30％未満●40％（慢性骨髄性白血病患者）●50％（フィラデルフィア染色体陽性急性リンパ性白血病患者）］，インターフェロンアルファ［スミフェロン®注バイアル（300万・600万IU）・注DS（300万・600万IU）：5％●29.7％（承認までの臨床試験における調査，筋肉内投与および皮下投与）●15.7％（市販後の調査，筋肉内投与および皮下投与）●5％以上，オーアイエフ®注射用（250万・500万IU）：0.1〜5％未満●5％以上または頻度不明，イントロン®A注射用（300万・600万・1,000万IU）：1〜5％未満（リバビリンとの併用の場合）］，イリノテカン塩酸塩水和物［カンプト®点滴静注（40・100 mg）：27.2％，トポテシン®点滴静注（40・100 mg）：27.2％］，オキサリプラチン［エルプラット®点滴静注液（50・100・200 mg）：77.8％（進行・再発の結腸・直腸癌を対象とした併用投与による第Ⅰ/Ⅱ相臨床試験）において，承認時）●47.4％［進行・再発の結腸・直腸癌を対象としたFOLFOX4法による第Ⅰ/Ⅱ相臨床試験（安全性確認試験）において，承認時］●88.9％（化学療法未治療の遠隔転移を有する膵癌を対象としたFOLFIRINOX法による第Ⅱ相臨床試験において，承認時）●34％［治癒切除不能な進行・再発の結腸・直腸癌の使用成績調査（全例調査）において，再審査終了時］，●13.9％（治癒切除不能な進行・再発の結腸・直腸癌を対象としたXELOX法およびXELOX法とベバシズマブによる特定使用成績調査において，再審査終了時）●18.2％（結腸癌を対象とした術後補助化学療法としてのFOLFOX法による特定使用成績調査において，再審査終了時）］，ペントスタチン［コホリン®静注用7.5 mg：5％以上●7.8％（再審査終了時）］，ビンデシン硫酸塩［注射用フィルデシン®（1・3 mg）：15％（再審査終了時における安全性評価）］，三酸化ヒ素（トリセノックス®注10 mg：5〜50％），カルボプラチン［パラプラチン®注射液（50・150・450 mg）：42.67％（再審査終了時までの集計）］，エピルビシン塩酸塩，エトポシド［ベプシド®カプセル（25・50 mg）：20.3％［5日間連続投与（承認時から再審査終了時およ

び剤型追加承認時)]●14.9%〔21日間連続投与(承認時)〕,ベプシド®注100 mg:46%(再審査終了時までの集計),ラステット®注100 mg:46%(再審査終了時までの集計),ラステット®Sカプセル(25・50 mg):20.3%〔5日間連続投与(承認時から再審査終了時および剤型追加承認時)〕●14.9%〔21日間連続投与(承認時)〕〕など

1〜10%の頻度

ゲムシタビン塩酸塩〔ジェムザール®注射用(200 mg・1 g):5万/μL未満の減少は4.2%〕,イホスファミド,ビノレルビン酒石酸塩〔ナベルビン®注(10・40 mg):28.5%●15%(承認時)●32.9%(非小細胞肺癌に対する使用成績調査)●7.1%(手術不能または再発乳癌に対する特定使用成績調査)〕など

自己免疫性

NSAIDs

スリンダク〔クリノリル®錠(50・100 mg):0.1%未満〕など

その他

ヘパリン(HITは内科領域0〜3.5%,外科領域では2.7〜5%),チクロピジン塩酸塩(1%,投与開始2か月以内が多い),クロピドグレル硫酸塩(発症時期はチクロピジン塩酸塩より遅い),カルバマゼピン,フェニトイン,ラベプラゾールナトリウム〔パリエット®錠(10・20 mg):0.1%未満〕,イマチニブメシル酸塩〔グリベック®錠100 mg:30%未満●40%(慢性骨髄性白血病患者.国内臨床試験.カプセル剤の承認時までのデータ)●34.3%(慢性骨髄性白血病患者.臨床検査値.カプセル剤の承認時までのデータ)●28.4%〔KIT(CD117)陽性消化管間質腫瘍患者.臨床検査値.カプセル剤の2003年3月までの集計〕●50%(フィラデルフィア染色体陽性急性リンパ性白血病患者.国内臨床試験.申請時までのカプセル剤のデータ)●37.5%(フィラデルフィア染色体陽性急性リンパ性白血病患者.臨床検査値.申請時までのカプセル剤のデータ)〕,レフルノミド〔アラバ®錠(10・20・100 mg):1%未満〕,リネゾリド(2週間以上の投与)〔ザイボックス®錠600 mg・注射液600 mg:11.9%●19%(国内で実施された1件の第Ⅲ相対照薬比較試験)●29.2%(国内で実施された1件の第Ⅲ相オープン試験)●10.7%(国内で実施された市販後の使用成績調査)〕,バルプロ酸ナトリウム〔セレニカ®R顆粒40%:0.73%(各種てんかんおよびてんかんに伴う性格行動障害.再審査終了時),デパケン®R錠(100・200 mg):0.3%(各種てんかんおよびてんかんに伴う性格行動障害.再審査終了時)〕,サラゾスルファピリジン,タモキシフェンクエン酸塩〔ノルバデックス®錠(10・20 mg):0.1%未満〕,キニン,キニジン硫酸塩水和物,バンコマイシン塩酸塩(塩酸バンコマイシン®点滴静注用0.5 g:0.1〜2%,塩酸バンコマイシン®散0.5 g:3%未満),ピペラシリン〔ペントシリン注射用(1・2 g)・静注用(1・2 g)バッグ:0.1%未満〕

TTP

マイトマイシンC〔マイトマイシン注用(2・10 mg):24.7%(再評価時の文献調査)〕,シクロスポリン〔サンディミュン®カプセル(25・50 mg)・内用液10%・点滴静注用250 mg:1%未満●4%(肝移植)(承認時まで及び2003年3月31日までの集計),ネオーラル内用液10%・カプセル(10・25・50 mg):1%未満●4%(肝移植)(承認時まで及び2003年3月31日までの集計)〕, 警告!タクロリムス水和物〔プログラフ®注射液(2・

5 mg)・カプセル(0.5・1・5 mg)・顆粒(0.2・1 mg):<u>0.1〜5％未満</u>〕,sirolimus, キニン, 警告!チクロピジン塩酸塩, クロピドグレル硫酸塩, シンバスタチン〔リポバス®錠(5・10・20 mg):<u>0.04％</u>〕, 三種混合ワクチン(MMR)など

下線部の％数値は頻度を示す

副作用の起きるメカニズム

血小板減少症　血小板減少症には病態的に,①チクロピジン塩酸塩誘発性のように顆粒球や赤血球減少を伴わないタイプ,②抗癌剤誘発性のように汎血球減少を生じるタイプ,③HITやチクロピジン塩酸塩誘発性のようにときに血栓症症状を伴うタイプがある.

孤立性の薬物誘発性血小板減少症は,原因薬物が血小板表面の糖蛋白(GPⅡb/Ⅲaなど)に共有結合し抗原性を獲得するため,抗血小板自己抗体が産生される機序による.自己抗体が血小板と結合すると血小板の網内系での捕捉と破壊が促進されるため血小板が減少する.

HIT　ヘパリンが血小板顆粒中の第Ⅳ因子と結合し抗原性を獲得する機序による.抗血小板抗体が血小板凝集と血栓形成を促進するため,血小板消費亢進により血小板数が減少する.このとき形成された血栓が臨床症状を示す(皮膚壊死,静脈血栓など).

TTP　①薬物により全身の血管内皮が障害される機序と,②内皮から放出され凝固反応を活性化するvon Willebrand因子を切断し活性を低下させる酵素であるADAMTS13に対する抗体が出現する機序により,広範な血栓形成が惹起されると考えられている.

2 顆粒球減少症(好中球減少症),無顆粒球症

neutropenia, agranulocytosis

重症度 ▶ 中等～重症
頻 度 ▶ 抗癌剤によるものは頻度が高い.他の薬物では 1.6～2.5 例/100 万人・年
症 状 ▶ 突然の悪寒・戦慄,高熱,咽頭痛(咽頭扁桃炎),口内炎,副鼻腔炎,歯肉炎,気管支炎,肛門周囲炎などの感染症症状を生じる.重症化すると敗血症からショック,播種性血管内凝固(DIC),多臓器不全を生じる.

検査

顆粒球減少症は,顆粒球数=(白血球数中の多核白血球と桿状球の合計絶対数)が< 1,500/μL(1.5×10^9/L)が定義である.特に< 1,000/μL となると感染リスクが高まる.< 500/μL を無顆粒球症とする.

患者背景

リスク因子 非抗癌剤による顆粒球減少症では 50 歳以上と女性がリスク因子である.白血球の動員源となる骨髄プールが維持されていれば感染リスクは低いが,抗癌剤治療時のように骨髄プールが枯渇する場合には感染リスクは高い.抗癌剤でも骨髄抑制作用は薬剤により差があるため,特に抑制作用の強い併用レジメンを受ける患者は高リスクである.

対応・処置

抗癌剤治療後の場合は,感染治療,原因候補薬物の減量・中止または他剤への変更,顆粒球コロニー刺激因子(G-CSF)投与を,非抗癌剤治療後の場合には,原因候補薬物の中止,G-CSF 投与,適切な広域抗菌薬投与を行う.

原因となる薬剤など

※日本の添付文書では 245 薬剤の副作用欄に記載がある

抗癌剤
(代表的な単剤または併用療法)
膀胱癌
シスプラチン+ゲムシタビン塩酸塩(71%)
脳腫瘍
プロカルバジン塩酸塩+ lomustine (23%)

乳癌
警告! ドセタキセル水和物+ドキソルビシン塩酸塩(76%)
大腸癌
5-FU+イリノテカン塩酸塩水和物+ロイコボリンカルシウム(54%)
白血病
すべての白血病治療薬(100%)
肺癌
カルボプラチン+**警告!** パクリタキセル(63%)
悪性リンパ腫
CHOP 療法(94%)
膵臓癌
ゲムシタビン塩酸塩(26%)
睾丸腫瘍
ブレオマイシン+エトポシド+シスプラチン(73%)

(単剤)
メトトレキサート(MTX), シクロホスファミド水和物, アザチオプリンなど

非抗癌剤

非定型抗精神病薬
警告! クロザピン*〔クロザリル®錠(25・100 mg):5%未満(無顆粒球症)●2.6%(無顆粒球症)(国内の臨床試験において)●5%以上(好中球減少症)●7.8%(好中球減少症)(国内の臨床試験において)〕, フェノチアジン系抗精神病薬など

抗甲状腺薬
警告! チアマゾール*, プロピルチオウラシル*(日本人では HLA DRB1*08032 アレル保有者)(0.2~0.5%)

ピリン系消炎鎮痛薬
アンチピリンなど

抗菌薬
サルファ剤
  ST 合剤*, サラゾスルファピリジン*(0.06~0.6%)など
その他
  ペニシリン系薬*, テイコプラニンなど

抗マラリア薬
chloroquine など

抗ウイルス薬
警告! ガンシクロビルなど

抗リウマチ薬
警告! ペニシラミン, 金製剤, リツキシマブ*〔リツキサン注 10 mg:45.9%(好中球減少)〔国内臨床試験成績(CD20 陽性の B 細胞性非 Hodgkin リンパ腫承認時)安全性評価症例 157 例中〕●18.5%(1,000/μL 未満の好中球

減少）〔国内臨床試験成績（CD20 陽性の B 細胞性非 Hodgkin リンパ腫承認時）安全性評価症例 157 例中〕● <u>14％</u>（好中球減少）〔国外臨床試験成績（CD20 陽性の B 細胞性非 Hodgkin リンパ腫承認時）安全性評価症例 356 例中〕● <u>6％</u>（1,000/μL 未満の好中球減少）〔国外臨床試験成績（CD20 陽性の B 細胞性非 Hodgkin リンパ腫承認時）安全性評価症例 356 例中〕〕など

抗不整脈薬
プロカインアミド塩酸塩，アプリンジン塩酸塩〔アスペノン®カプセル（10・20 mg）：<u>0.1〜0.5％未満</u>（顆粒球減少）● <u>0.1％未満</u>（無顆粒球症）〕など

ACE 阻害薬
エナラプリルマレイン酸塩など（特にインターフェロンとの併用で）

利尿薬
アセタゾラミドなど

潰瘍治療薬
ファモチジン，ランソプラゾール〔タケプロン®カプセル（15・30 mg）・OD 錠（15・30 mg）：<u>0.1％未満</u>（無顆粒球症）● <u>0.1〜5％未満</u>（顆粒球減少）● <u>1〜5％未満</u>（好中球減少），タケプロン®静注用 30 mg：<u>0.1％未満</u>（無顆粒球症）● <u>0.1〜5％未満</u>（顆粒球減少）〕

抗てんかん薬
フェニトイン，カルバマゼピンなど

抗うつ薬
クロミプラミン塩酸塩*

皮膚疾患治療薬
ジアフェニルスルホン，トレチノイン

その他
警告！ チクロピジン塩酸塩*〔<u>2％</u>（投与後 2 か月以内に多い）〕，NSAIDs，アロプリノール，バルサルタンのほか多数

*特に報告が多い薬物

下線部の％数値は頻度を示す

副作用の起きるメカニズム

抗癌剤誘発性の顆粒球減少症は骨髄の幹細胞障害が原因である．

非抗癌剤誘発性では薬物が好中球膜に結合してハプテンとして働き抗顆粒球自己抗体が産生される場合（プロピルチオウラシル，アミノピリンなど）と，薬物による直接的な白血球前駆細胞毒性（クロルプロマジン塩酸塩など）が想定されている．

3 薬物誘発性貧血

drug-induced anemia

重症度 ▶ 軽～重症
頻　度 ▶ まれ
症　状 ▶ 疲労感，全身倦怠感，労作時の息切れ，頭痛，頻脈が生じる．鉄欠乏性貧血では匙状爪，萎縮性舌炎が生じる．造血ビタミン欠乏性，特にビタミン B_{12} 欠乏性貧血では，消化器症状，末梢神経炎（四肢のしびれ，振動覚低下），白髪がみられる．白血球および血小板減少の症状も加わる．再生不良性貧血は「再生不良性貧血（汎血球減少症）」の項（p.112）で説明する．

検査

血球算定〔ヘモグロビン(Hb)，平均赤血球容積(MCV)，網状赤血球数〕，直接・間接ビリルビン濃度測定，溶血診断のために血清ハプトグロビン濃度測定．造血障害を疑えば骨髄細胞検査．その他，血清鉄検査，血清自己抗体検査など．

溶血性貧血では，Hb濃度低下，網状赤血球増加，ハプトグロビン濃度低下，直接クームス試験陽性など．造血ビタミン欠乏性貧血ではMCV増加，鉄芽球性貧血では骨髄組織中に環状鉄芽球が認められる．

患者背景

リスク因子　アフリカ系黒人では12％が赤血球のグルコース6リン酸脱水素酵素(G6PD)欠損症（伴性劣性遺伝，日本人には少ない）であるため，赤血球膜が酸化障害に対して脆弱となり，サルファ剤や解熱薬などの服用後に生じる薬物性酸化ストレスにより急性溶血発作を起こすリスクを有している．

対応・処置

原因として疑われる薬物を中止する．小球性貧血では鉄補充，巨赤芽球性貧血ではビタミン B_{12} と葉酸の補給，溶血性貧血では副腎皮質ステロイドを投与する．

原因となる薬剤など

造血抑制

（ペグ）インターフェロン，抗癌剤（多数），ラミブジン〔エピビル®錠（150・300 mg）：6.1％●5.7％（国内における臨床試験および使用成績調査）〕，リネゾリド〔（ザイボックス®錠600 mg・注射液600 mg：4.8％●13％（国内で実施された1件の第Ⅲ相対照薬比較試験）●25％（国内で実施された1件の第Ⅲ相オープン試験）●3.5％（国内で実施された市販後の使用成績

調査),ジドブジン〔レトロビルカプセル100 mg:<u>24.84%</u>●<u>22.93%</u>(再審査終了時)〕,クロラムフェニコールなど

自己免疫性溶血性貧血(1.1〜1.6例/100万人・年)

高用量のβラクタム系抗菌薬

セフトリアキソンナトリウム水和物〔ロセフィン®静注用(0.5・1 g)・点滴静注用バッグ1 g:<u>0.1%未満</u>〕,ピペラシリンナトリウム〔ペントシリン®注射用(1・2 g)・静注用バッグ(1・2 g):<u>0.1%未満</u>〕,βラクタマーゼ阻害薬が多い

その他

オキサリプラチン,カルボプラチン〔パラプラチン®注射液(50・150・450 mg):<u>0.1%未満</u>〕,警告!フルダラビンリン酸エステル,テトラサイクリン塩酸塩,キニジン硫酸塩水和物,メチルドパ水和物〔アルドメット®錠(125・250 mg):<u>0.18%</u>〕,レボフロキサシン水和物〔クラビット®錠(250・500 mg)・細粒10%:<u>0.1%未満</u>〕,プロカインアミド塩酸塩〔アミサリン®錠(125・250 mg)・注(100・200 mg):<u>0.1%未満</u>〕,テイコプラニン(注射用タゴシッド®200 mg:<u>0.1〜1%未満</u>〕,オメプラゾール〔オメプラール®錠(10・20 mg):<u>0.1%未満</u>(胃潰瘍,十二指腸潰瘍,吻合部潰瘍,逆流性食道炎,非びらん性胃食道逆流症,Zollinger-Ellison症候群の場合)●<u>1%未満</u>(*Helicobacter pylori*の除菌の補助の場合),オメプラゾン®錠(10・20 mg):<u>0.1%未満</u>(胃潰瘍,十二指腸潰瘍,吻合部潰瘍,逆流性食道炎,非びらん性胃食道逆流症,Zollinger-Ellison症候群の場合)●<u>1%未満</u>(*Helicobacter pylori*の除菌の補助の場合)〕,リファンピシンなど

G6PD欠損者の溶血性貧血

抗マラリア薬

primaquine,キニーネ塩酸塩水和物,quinacrineなど

その他

nitrofurantoin,サルファ剤,キニジン硫酸塩水和物,ジアフェニルスルホン(ダプソン)など

巨赤芽球性貧血,赤血球の核酸合成障害による

フェニトイン(葉酸吸障害),ヒドロキシカルバミド(ヒドロキシウレア)(ハイドレア®カプセル500 mg:<u>4.4%</u>),メトトレキサート〔注射用メソトレキセート®5 mg:<u>37.7%</u>(CMF療法において副作用集計対象となった62例中)●<u>11.2%</u>(メトトレキサート・フルオロウラシル交代療法において副作用集計対象となった1,854例中)●<u>0.1〜5%未満</u>(メトトレキサート・フルオロウラシル交代療法において)〕,ジドブジン,アルコール中毒(低栄養による葉酸欠乏),サルファ剤,メサラジン〔ペンタサ®錠(250・500 mg):<u>0.1〜1%未満</u>,ペンタサ®注腸1 g:<u>0.01%未満</u>〕

鉄欠乏性貧血

NSAIDs(消化管出血による)+鉄摂取不足

鉄芽球性貧血

アルコール依存症,イソニアジド(イスコチン®原末・錠100 mg:<u>0.1%未満</u>,ヒドラ®錠「オーツカ」50 mg:<u>0.1%未満</u>),クロラムフェニコール,サイクロセリン,ピラジナミド,リネゾリド,ブスルファン,メルファラン,

ペニシラミン〔メタルカプターゼ®カプセル(50・100 mg)：0.64%〕など

下線部の%数値は頻度を示す

副作用の起きるメカニズム

薬剤性貧血の機序としては，①赤血球系障害あるいは幹細胞障害により造血機能が抑制または障害されるもの，②自己免疫性あるいは直接障害による溶血性機序によるもの，③造血ビタミン欠乏あるいは核酸合成阻害薬による巨赤芽球性貧血によるもの，④ヘム合成障害によるミトコンドリアへの過剰な鉄沈着（鉄芽球）に大別される．②の溶血性貧血の機序には，薬物がハプテンとして作用し赤血球膜に対する自己抗体が産生されるために溶血をきたすものがある．

4 再生不良性貧血

aplastic anemia

重症度 ▶ 重症
頻　度 ▶ まれ，0.5〜0.7例/100万人・年
症　状 ▶ 顆粒球減少症，血小板減少症による症状が出現する．青あざができやすい，歯肉出血，動悸・息切れ，発熱，喉の痛み，疲労感などの症状を患者は訴える．

検査

汎血球減少．骨髄組織では有核細胞数減少．

患者背景

リスク因子　酸化ストレスに対する解毒酵素であるグルタチオン転移酵素(GST)活性欠損がリスクを増加させるとする報告があるが，オッズ比は3前後と小さく，決定的でない．

対応・処置

　原因薬物の中止と強力な支持療法(輸血，抗菌薬)で骨髄細胞の回復を待つ．回復が悪い場合には造血幹細胞移植を行う．高齢で造血幹細胞移植ができない場合には抗ヒト胸腺細胞ウサギ免疫グロブリン(サイモグロブリン®)と免疫抑制薬のシクロスポリンを使用する．

原因となる薬剤など

再生不良性貧血

抗菌薬
クロラムフェニコール，アジスロマイシン水和物，テイコプラニンなど

関節リウマチ治療薬
メトトレキサート(特に腎不全で注意)，ペニシラミン〔メタルカプターゼ®カプセル(50・100 mg)：<u>0.04%</u>〕，シクロスポリン

抗癌剤
シスプラチン，レボホリナートカルシウム，アザチオプリン，イリノテカン塩酸塩水和物，リュープロレリン酢酸塩，イマチニブメシル酸塩，リツキシマブなど

循環器薬
ニフェジピン，アトルバスタチンカルシウム水和物，ドキサゾシンメシル酸塩，アプリンジン塩酸塩，チクロピジン塩酸塩など

抗てんかん薬
フェニトイン，カルバマゼピン，バルプロ酸ナトリウム，felbamate，アセタゾラミド

化学薬品
ベンゼン，有機溶媒

その他
金製剤（長期投与），フェニルブタゾン（販売中止）やNSAIDs，サルファ剤，オランザピン，ファモチジン，インターフェロン，アロプリノール，グリメピリドなど

赤芽球癆
エリスロポエチン，フェニトイン，イソニアジド，アザチオプリン，フルダラビンリン酸エステルなど

副作用の起きるメカニズム

骨髄幹細胞の障害により全血球成分の低形成と末梢血では汎血球減少が生じる．頻度は低いが多くの薬物が原因として報告されている．薬物の幹細胞障害機序は不明である．

5 出血傾向（出血性素因）

bleeding tendency (hemorrhagic diathesis)

重症度 ▶ 中等～重症

頻　度 ▶ まれでない．心筋梗塞後の高齢者でアスピリンとクロピドグレル硫酸塩などの dual 抗血小板療法（DAPT）を受けている患者で出血事象は 100 人・年あたり 7 人の頻度，ワルファリンカリウムでは 4％前後とされる．

症　状 ▶ 薬物誘発性の出血傾向は，軽微な外傷による皮膚・粘膜からの出血として現れる．毛細血管あるいは血小板機能障害による一次止血の異常は，皮膚・粘膜出血（鼻血，皮膚の点状出血から紫斑，口腔内出血，歯肉出血），採血後の止血困難，月経過多として現れる．一方，凝固系障害では，大きな斑状出血，下血，タール便，血尿，創部やドレナージからの出血として現れる．播種性血管内凝固（DIC）では雨滴が出現する．中枢出血が生じた場合には意識障害，麻痺，呼吸困難，低血圧などがみられる．
出血傾向の出現時期は，原因薬物により異なり，作用発現が速いヘパリンや組織プラスミノーゲン活性化因子（t-PA）では投与後数時間，ワルファリンカリウムでは消失半減期が 1.5 日と長いので体内蓄積が定常状態となる 1 週間後，抗血小板薬ではそれ以上かかることがある．

検査

血小板数，出血時間，プロトロンビン時間〔と国際標準化比（INR）〕，活性化部分トロンボプラスチン時間（aPTT），フィブリノーゲン濃度，フィブリノーゲン分解産物など．

患者背景

リスク因子　抗凝固薬または抗血小板薬の服用は患者の薬歴を調査する．高齢はどの薬物でも出血のリスク因子である．

　ワルファリンカリウムについては，日本人に 3％前後存在するワルファリンカリウム代謝に関係するチトクローム P450（CYP）2C9 のヘテロ変異保有者ではクリアランスが半減し，1,000 人に 1 人程度のホモ変異保有者ではクリアランスが 10％程度に低下するため標準投与量でも INR が 2.6 以上となり出血傾向が出現するリスクが高い．また，栄養不良でビタミン K 摂取が不足している患者では血液凝固活性が正常よりも低い第Ⅱ，Ⅶ，Ⅸ，Ⅹ因子が合成されるので出血傾向が出現しやすい．さらに，ワルファリンカリウム代謝の阻害機序による薬物相互作用を生じるアゾール系抗真菌薬，ブコローム，ベンズブロマロン，アミオダロンなどの併用も効果増強のリスク因子である．機序は不明であるが抗癌剤投与患者でワルファリンカリウム効果の増

強が出現することがある．

経口直接トロンビン阻害薬(ダビガトランエテキシラートメタンスルホン酸塩)活性体は消化管吸収後に体内で活性体のダビガトランとなるが，この物質はほぼ100%腎消失であり，重症腎不全では抗凝固効果が増加するため禁忌となっている．経口第Xa因子阻害薬(リバーロキサバン，アピキサバン，エドキサバントシル酸塩水和物)の全身クリアランスの1/3は腎消失である．また，ダビガトランではP糖蛋白阻害薬の併用で効果が増強する．t-PAでは半年以内の脳出血は再出血のリスクとなり，胃粘膜傷害のある患者ではNSAIDsによる消化管出血リスクが高い．

対応・処置

原因薬物の中止または減量をまず行う．ヘパリンは半減期が90分程度であるので中止により効果が速やかに低下する．急ぐ場合にはプロタミン硫酸塩投与を行えばよい．ワルファリンカリウムは半減期が1.5日と長いので時間的に余裕がある場合にはビタミンKの投与を行い，それでは間に合わない緊急時には新鮮凍結血漿輸血による凝固因子補充を行う．

原因となる薬剤など

抗凝固薬(過量投与)

経口直接トロンビン阻害薬
 警告! ダビガトランエテキシラートメタンスルホン酸塩〔プラザキサ®カプセル(75・110 mg)：1.1%(鼻出血)(非弁膜症性心房細動患者を対象とした第Ⅲ相国際共同試験)●6.7%(皮下出血)(非弁膜症性心房細動患者を対象とした国内第Ⅱ相試験)●1.6%(消化管出血，頭蓋内出血など)●1%未満(結膜出血)●1%未満(創傷出血)●1.3%(鼻出血)●1%未満(歯肉出血，痔出血，口腔内出血)●3.1%(皮下出血)●1%未満(皮膚出血)〕

経口第Xa因子阻害薬
 警告! リバーロキサバン〔イグザレルト®錠(10・15 mg)：1.1%(網膜出血，メレナ)(承認時)●1.7%(痔出血)(承認時)●1.9%(口腔内出血)(承認時)●2.3%(創傷出血)(承認時)●3.6%(結膜出血)(承認時)●3.8%(血尿)(承認時)●6.3%(歯肉出血)(承認時)●7.8%(皮下出血)(承認時)●13.8%(鼻出血)(承認時)●0.01%(コンパートメント症候群を伴う筋肉内出血)●0.1%(脳出血，出血性卒中)●0.12%(網膜出血)●0.13%(頭蓋内出血)●0.19%(出血性胃潰瘍)●0.21%(関節内出血)●0.23%(下部消化管出血)●0.27%(眼出血)●0.55%(上部消化管出血)●0.68%(メレナ)●1.05%(胃腸出血)●1.15%(直腸出血)〕， **警告!** アピキサバン〔エリキュース®錠(2.5・5 mg)：1.4%(血腫)(非弁膜症性心房細動患者を対象とした第Ⅲ相国際共同試験)●2.6%(血尿)(非弁膜症性心房細動患者を対象とした第Ⅲ相国際共同試験)●5%(鼻出血)(非弁膜症性心房細動患者を対象とした第Ⅲ相国際共同試験)●1.9%(挫傷，皮下血腫，便潜血，血尿)(上記第Ⅲ相国際共同試験中日本人例)●2.5%(結膜出血)(上記第Ⅲ相国際共同試験中日本人例)●5%(皮下出血)(上記第Ⅲ相国際共同試験中日本人例)●6.9%(鼻出血)(上記第Ⅲ相国際共同試験中日本人例)●0.3%(眼球内出血)●0.7%(消化管出血)●3.5%(鼻出血)(非弁膜症性心房細動患者を対象とした国内第

Ⅱ相試験)〕, 警告!エドキサバントキシル酸塩水和物〔リクシアナ®錠
(15・30 mg):16.8%(国内,並びに国内および台湾で実施した第Ⅲ相
試験,承認時)●1.1%(1〜10%未満)〔血尿(尿中血陽性など),皮下出
血,創傷出血,鼻出血〕●1%未満(関節内血腫)〕
その他
警告!ワルファリンカリウム,ヘパリン,低分子ヘパリン,警告!エノ
キサパリンナトリウム〔クレキサン®皮下注キット 2000 IU:15.2%(国
内臨床試験,効能・効果追加承認時)●0.1%(消化管出血)●3.1%(処置
後出血)●3.7%(皮下出血)〕,警告!フォンダパリヌクスナトリウム〔ア
リクストラ®皮下注(1.5・2.5 mg):7.5%・7.8%(待機的膝関節全置換
術,待機的股関節全置換術および股関節骨折手術施行患者)(承認時)●
5.1%(腹部手術施行患者)(承認時)〕

血栓溶解薬

t-PA,警告!ウロキナーゼ〔(ウロキナーゼ®静注用6万単位「ベネシス」:
0.06%(消化管出血)(再審査終了時.再審査対象8品目の合算)●0.21%
(出血性脳梗塞)(再審査終了時.再審査対象8品目の合算)●0.1〜5%未
満(出血性脳梗塞),●0.1%未満(脳出血,消化管出血),ウロキナーゼ®冠
動注用12万単位「ベネシス」:0.43%(歯肉出血)●0.1〜5%未満(消化管出
血),ウロキナーゼ®静注用24万単位「ベネシス」:0.96%(カテーテル挿
入部の出血)●0.1〜5%未満,ウロナーゼ®静注用6万単位:0.4%(出血性
脳梗塞,消化管出血などの出血)●0.1〜5%未満(出血性脳梗塞)●0.1%未
満(脳出血,消化管出血),ウロナーゼ®冠動注用12万単位:0.4%(歯肉
出血)●0.1〜5%未満(消化管出血),ウロナーゼ®静注用24万単位:0.1〜
5%未満●1.8%(カテーテル挿入部の出血,血尿などの出血)〕など

抗血小板薬

アスピリン,シロスタゾール〔プレタール®OD錠(50・100 mg)・散
20%:0.1〜5%未満(脳出血などの頭蓋内出血,消化管出血,鼻出血,
眼底出血)●0.1%未満(肺出血)〕,チクロピジン塩酸塩〔パナルジン®錠
100 mg・細粒10%(1 g分包品・100 g包装品):1.1%(皮下出血)(承認
前の調査)●0.4%(鼻出血,血尿)(承認後における使用成績調査)●
0.1〜5%未満〕,クロピドグレル硫酸塩〔プラビックス®錠(25・75 mg):
0.1%未満(硬膜下血腫,関節血腫)●0.1〜5%未満(皮下出血,鼻出血,止
血延長,眼出血,歯肉出血,痔出血,血痰,穿刺部位出血,処置後出血)
●1%未満(脳出血などの頭蓋内出血,下血,胃腸出血,眼底出血)●2%
(皮下出血)(基礎治療としてアスピリンを使用しない場合,国内臨床試
験)●5.7%(皮下出血)(基礎治療としてアスピリンを使用した場合,国内
臨床試験)〕,NSAIDs

活性型ビタミンKを枯渇させる薬物

N-メチルチオテトラゾール基を有するセフェム系抗菌薬
セフォペラゾン,セフブペラゾン,セフミノクスナトリウム水和物〔メ
イセリン®静注用1 g:0.1%未満〕,セフメノキシム塩酸塩〔ベストコー
ル®筋注用0.5g・静注用(0.5・1 g):0.1%未満〕,セフピラミド,セフ
メタゾールナトリウム,ラタモキセフナトリウム(シオマリン®静注用
1 g:0.1%未満)

肝臓での凝固因子合成の抑制

L-アスパラギナーゼなど

その他
インターフェロン

下線部の％数値は頻度を示す

副作用の起きるメカニズム

出血傾向は原因により，① 血管または血小板機能障害と ② 血液凝固反応障害に大別される．ある報告では出血による入院患者の原因薬物の頻度は，アスピリンとワルファリンカリウムの併用＞アスピリンとチクロピジン塩酸塩またはクロピドグレル硫酸塩の併用(冠動脈ステント留置後の dual 抗血小板療法)＞ワルファリンカリウム単独投与＞アスピリン単独の順であった．このデータから ① と ② の同時抑制が高リスクであることがわかる．② の機序では，近年導入された経口直接トロンビン阻害薬(ダビガトランエテキシラートメタンスルホン酸塩)，経口 Xa 因子阻害薬(リバーロキサバンなど)も原因として重要である．

また，ビタミン K 摂取量が不足している患者では N-メチルチオテトラゾール基を有するセフェム系抗菌薬が消化管細菌のビタミン K 産生を阻害する機序で凝固因子を低下させ出血傾向を生じることがある．

t-PA などの線溶系活性化薬は止血血栓を溶解させる機序でカテーテル刺入部位などから出血を生じる．

L-アスパラギナーゼは肝臓の凝固因子合成阻害を介して出血傾向を生じることがある．

6 静脈血栓塞栓症(深部静脈血栓症,肺血栓塞栓症)

venous thromboembolism (deep venous thrombosis ; DVT, pulmonary embolism ; PE)

- **重症度** ▶ 中等~重症
- **頻 度** ▶ 日本整形外科学会のガイドラインでは下肢人工関節置換術,股関節骨折手術で血栓予防療法をしない場合の発症率は30~50%とされる
- **症 状** ▶ **DVT** 片側大腿部または下肢の熱感,発赤,腫脹,皮膚変色(蒼白,チアノーゼ,紅斑),疼痛・圧痛.
  PE 突然の呼吸困難,胸膜痛,血痰,咳,失神,突然死.

検査

下記の検査を行い血栓の診断にあたる.臨床検査では血清Dダイマー高値が重要.
DVT 下肢静脈血管の超音波画像検査.
PE 胸部CT画像検査,肺血流スキャンなど.
治療開始後は,ヘパリンの場合は活性化部分トロンボプラスチン時間(aPTT),ワルファリンカリウムではプロトロンビン時間または国際標準化比(INR)値をモニターする.未分画ヘパリンを使用する場合にはヘパリン起因性血小板減少症(HIT)の発症を念頭において血小板も定期的に検査する.

患者背景

リスク因子 凝固能亢進状態:喫煙,高齢,(下肢の整形)外科手術,仰臥安静,悪性腫瘍,血管内カテーテル留置,心不全,肥満,ネフローゼ症候群,凝固第V因子Leiden遺伝子変異(日本人にはまれ),抗凝固蛋白(プロテインC,プロテインS)の遺伝的欠損,抗リン脂質抗体症候群.
長時間の坐位不動状態(いわゆる,エコノミークラス症候群),真性多血症,発作性夜間ヘモグロビン尿症,腎機能障害,血栓症の既往.

対応・処置

診断確定後,直ちにヘパリン投与を開始し,aPTTが正常値の1.5~2.5倍になるよう投与量を調節し5日間継続する.翌日からワルファリンカリウムを開始しINRが1.5~2.5となった時点でヘパリンを中止する.リバーロキサバンを経口抗凝固薬として用いる場合には,作用発現が速やかなので投与開始時点でヘパリンの投与は中止できる.重症のPEでは組織プラスミノーゲン活性化因子(t-PA)投与や手術的な血栓除去も考慮する.「患者背景」に記した凝固能亢進状態を生じるリスク因子を可能な限り除去する.

原因となる薬剤など

女性ホルモン製剤
SERM
　ラロキシフェン塩酸塩（エビスタ®錠60 mg：0.2％）
その他
　経口避妊薬（ピル）または貼付避妊薬（特に30歳以上の喫煙女性で），ホルモン補充療法（更年期症状の治療目的で）

抗男性ホルモン薬
ゴセレリン酢酸塩〔ゾラデックス®デポ（1.8 mg・LA10.8 mg）：0.1％未満，ゾラデックス® 3.6 mgデポ：0.1～5％未満〕，フルタミド，警告!ダナゾール

止血薬
アプロチニン，トラネキサム酸，デスモプレシン酢酸塩水和物

抗癌剤
女性ホルモン製剤〔かつて前立腺癌治療によく用いられたエチニルエストラジオール〕，タモキシフェンクエン酸塩（乳癌治療薬）〔ノルバデックス®錠（10・20 mg）：0.1～5％未満〕，エストラムスチンリン酸エステルナトリウム水和物，シスプラチン，パクリタキセル〔タキソール®注射液（30・100 mg）：0.4％〕，警告!サリドマイド（多発性骨髄腫治療中に）〔サレド®カプセル（25・50・100 mg）：5％未満〕

分子標的薬
ベバシズマブ（0.2％），スニチニブリンゴ酸塩〔スーテント®カプセル12.5 mg：1％（深部静脈血栓症，外国報告），●1.2％（肺塞症，外国報告）〕，ソラフェニブトシル酸塩，セツキシマブ（アービタックス®注射液100 mg：0.5％未満），パニツムマブ，エルロチニブ塩酸塩，ゲフィチニブ

免疫調節薬
インターフェロン，sirolimus　など

その他
ホスカルネットナトリウム水和物〔点滴静注用ホスカビル注24 mg：1％未満（血栓症），●1～10％（血栓性静脈炎）〕，エリスロポエチン製剤，ヘパリン（DVT治療中のHITによる血栓症は1％前後），ワルファリンカリウム（プロテインC欠損者で導入時に高用量を用いると皮膚壊死やDICに類似した電撃性紫斑が出現することがある），クロザピン，血液凝固因子製剤，トレチノイン（ベサノイド®カプセル10 mg：0.4％）など

下線部の％数値は頻度を示す

副作用の起きるメカニズム

　血液凝固能を亢進する病態や薬剤は血栓症のリスクを増加させる．
　1960年代に欧米で経口避妊薬ピルとして開発されたエストロゲン製剤は，発売後血栓症リスク増加が観察されて以来，徐々に女性ホルモンの含有量を減少し，現在の低用量製剤となった．黄体形成ホルモン放出ホルモン（LH-RH）アゴニスト製剤が登場するまでは前立腺癌のホルモン療法に高用量女性

ホルモン製剤〔ホスフェストロール(販売中止)など〕が使用されたが,合併症として血栓症が多発した.

近年登場した抗癌剤治療に用いられる分子標的薬でも,副作用として血栓症が注目されている.

7 播種性血管内凝固

disseminated intravascular coagulation：DIC

重症度 ▶ 重症
頻　度 ▶ 入院患者の1％に生じるとされる
症　状 ▶ （広範な血管内凝固亢進による凝固因子枯渇と血栓の線維素溶解反応の進行病態を背景として）点状出血，出血斑，静注ライン刺入部からの出血，歯肉出血，消化管出血，血尿などが生じる．臓器の血栓性障害による多臓器不全のため，腎障害による乏尿，肝障害による黄疸，呼吸不全，ショック，中枢性の麻痺や意識障害も合併することが多い．悪性腫瘍では癌細胞の壊死などにより組織因子が放出されるので慢性的なDICを生じることもある．

検査

出血傾向が生じる以前に，血沈亢進，血小板数減少などの検査値異常が観察される．次いでプロトロンビン時間延長，低フィブリノーゲン血症，血清フィブリン分解産物（Dダイマーなど）高値が生じる．

患者背景

リスク因子　固形癌（腫瘍組織の組織因子），グラム陰性桿菌感染症（エンドトキシンが凝固を促進する），特殊な造血器腫瘍（前骨髄性白血病），広範熱傷，重症外傷，産科疾患（早期胎盤剥離，重症妊娠高血圧症候群，羊水塞栓症など）で凝固能が亢進している病態．肝硬変患者などで凝固因子産生が低下し枯渇しやすい病態．巨大血管腫（Kasabach-Merritt症候群），腹水除去の目的で腹膜-頸静脈シャント（peritoneo-venous shunt）を設置した患者（腹水中の細菌内毒素が血液中に流入する）．熱中症．

対応・処置

原因病態の治療が最も重要である．凝固能亢進病態の治療にはヘパリン投与が，血小板減少には血小板輸血が，凝固因子枯渇には新鮮凍結血漿輸血による凝固因子補充がしばしば実施されるが，有効性を証明した臨床試験はない．合成プロテアーゼ阻害薬（ガベキサートメシル酸塩など），アンチトロンビン投与も同様に有効性のエビデンスはない．

原因となる機序

薬剤が凝固反応を引き起こす
不適合輸血(急性溶血反応が DIC を誘発),トロンビン,活性化凝固第Ⅶ因子投与,乾燥人血液凝固因子抗体迂回活性複合体など

凝固因子枯渇
L-アスパラギナーゼなどによる急性肝不全

薬物による血管内皮障害〔溶血性尿毒症症候群(HUS)類似病態〕
マイトマイシンC,シクロスポリン,ゲムシタビン塩酸塩,シスプラチンなど

グラム陰性桿菌感染症治療用の抗菌薬
(菌体崩壊による内毒素が凝固カスケードを亢進させる)
第3世代セフェム系薬など多数

線溶系の抑制
トラネキサム酸など

副作用の起きるメカニズム

　凝固能亢進状態にある患者に対して投与された薬物が凝固・線溶系のアンバランスを引き起こし,凝固カスケードを亢進させた場合に発症する.

　①凝固因子を含む薬物の投与により凝固カスケードが亢進する場合,②抗癌剤により腫瘍細胞が大量に崩壊し放出された組織因子や組織プラスミノーゲン活性化因子(t-PA)により凝固カスケードが亢進する場合(多くの固形癌に対する化学療法後,前骨髄性白血病治療後),③薬物誘発性の重症肝障害により凝固因子欠乏を生じる場合,④薬物による血管内皮障害などにHUSなどが生じた場合,⑤グラム陰性桿菌感染症に対する抗菌薬治療に際して溶菌した菌体から放出された毒素により凝固カスケードが亢進する場合,⑥薬物により線溶系が抑制される場合などがある.

5 循環器

1 虚血性心疾患

ischemic heart disease；IHD

重症度 ▶ 重症
頻　度 ▶ 日本ではコカインによるものはまれ
症　状 ▶ 虚血症状(胸骨下の絞扼感，窒息感，下顎部・肩への放散痛，呼吸困難感など)が発症する．ただし，薬物誘発性心筋虚血は冠動脈疾患のリスクが低い集団(若年者，女性)にも生じるのが特徴．

検査

治療方針と予防治療を考慮するために冠動脈造影検査は必須．

患者背景

リスク因子　コカイン中毒患者では胸痛，心筋梗塞リスクが高い(生涯危険率は非コカイン使用者の6〜7倍)．若年性のST上昇型心筋梗塞ではコカイン使用に関する慎重な問診が必要．また，冠動脈スパズムの素因がある患者では，非選択的なβ遮断薬(プロプラノロール塩酸塩など)により発作誘発の可能性がある．器質的な冠動脈硬化症を有する患者では冠動脈収縮作用のある薬物(トリプタン製剤)を使用すると発作が誘発されることがある．

対応・処置

原因薬物の中止．他の治療法は通常の虚血性心疾患に同じ．ただし，コカイン誘発性ではベンゾジアゼピン系薬投与も推奨され，β遮断薬はスパズム誘発リスクのため投与しない．

原因となる薬剤など

冠動脈収縮作用をもつ薬物
コカイン(米国では45歳以下の心筋梗塞患者の25%に関係)，アンフェタミン(カテコラミン放出作用による)，バソプレシン，エルゴタミン製剤(片頭痛治療薬)，トリプタン製剤，麻黄(偽エフェドリン)含有の生薬やOTC薬，サプリメント

薬物誘発性頻脈による虚血
気管支拡張薬
β_2刺激薬，テオフィリン
その他
チロキシン(過剰投与)，β遮断薬やクロニジン塩酸塩投与の突然の中止による退薬症状としての交感神経過剰興奮，速放性の短時間作用型Ca

拮抗薬(ニフェジピンなど)による血管拡張による反射性頻脈，三環系抗うつ薬(過剰投与)

血管拡張作用薬物の反射性頻脈反応による虚血

PDE5 阻害薬(勃起不全治療薬)

警告! シルデナフィルクエン酸塩など

その他

ACE 阻害薬，α_1 遮断薬，ヒドララジン塩酸塩，抗コリン薬，**警告!** シロスタゾール〔プレタール®OD 錠(50・100 mg)：<u>0.1～5％未満</u>〕，**警告!** アデノシン(アデノスキャン®注 60 mg：<u>0.1％未満</u>)など

心筋障害作用のある薬物

麻酔薬

エンフルランなど

その他

フルオロウラシル(5-FU)，イリノテカン塩酸塩水和物〔カンプト®点滴静注(40・100 mg)：<u>0.01％</u>(心筋梗塞)●<u>0.02％</u>(狭心症発作)，トポテシン®点滴静注(40・100 mg)：<u>0.01％</u>(心筋梗塞)●<u>0.02％</u>(狭心症発作)〕，**警告!** ベバシズマブ〔アバスチン®点滴静注用(100・400 mg)：<u>0.1％</u>(狭心症)●<u>0.1％未満</u>(心筋梗塞)〕など

長期投与で冠動脈硬化を促進する薬物

男性ホルモン製剤，女性ホルモン製剤，経口避妊薬(35 歳以上の喫煙者では虚血性心疾患リスクが 30 倍増加)

その他

止血薬による血栓誘発

トラネキサム酸など

その他

選択的シクロオキシゲナーゼ-2(COX-2)阻害薬(とアスピリン以外の NSAIDs)による冠動脈血栓リスク増加(rofecoxib と valdecoxib は販売停止となった)

下線部の％数値は頻度を示す

副作用の起きるメカニズム

特に米国などでは，コカイン(依存性があるため違法薬物)の常用者が日本よりも多い．常用者ではコカインの冠動脈収縮作用と心筋障害作用により胸痛や ST 上昇型心筋梗塞をきたし救急室を受診することが多い．若年または女性でも冠動脈スパズムの素因がある患者や軽度の器質的冠動脈病変がある場合には冠動脈収縮作用をもつ薬物(トリプタン製剤など)を投与すると虚血症状を誘発することがある．また，冠動脈病変がある患者に全身的な血管拡張作用のある薬(シルデナフィルクエン酸塩など)を投与すると，低血圧症と反射性の頻脈により二次的に<u>虚血症状</u>が生じることがある．

2 心不全

heart failure

重症度 ▶ 中等〜重症,重症心不全患者の年間死亡率は30〜40%
頻　度 ▶ 日本の心不全患者は約200万人であるが,薬物誘発性心不全の実数は不明
症　状 ▶ 疲労感,労作時呼吸困難,体重増加,下肢浮腫,夜間多尿,就寝後1〜2時間の夜間発作性呼吸困難,起坐呼吸,咳嗽,泡沫状血痰,悪心,頸動脈怒張,聴診で胸部ラ音やIII音の出現など.

検査

心筋障害がある患者で負の変力作用をもつ薬物を投与する場合には,体重増加,運動耐性低下,胸部X線写真で心胸郭比増加をモニターし,必要に応じて心エコー検査などで心駆出率(EF)を評価する.血液検査では血清の脳性ナトリウム利尿ペプチド(BNP)濃度上昇のモニターなど.

患者背景

リスク因子　基礎疾患として心筋障害(冠動脈疾患,喫煙,高血圧,肥満,糖尿病,心弁膜障害など)があったり,冠動脈疾患治療が不十分であると薬物誘発性の心不全リスクが高い.心筋障害性のあるアントラサイクリン系抗癌剤投与を受けている患者では,累積投与量が500 mg/m^{2}を超えた場合リスクが高まる.心不全治療薬のアドヒアランスもチェックが必要である.

対応・処置

原因薬物の中止.体液過剰に対しては減塩治療と利尿薬投与,標準的な心不全治療薬(β遮断薬,ACE阻害薬など)による治療の徹底.

原因となる薬剤など

心筋に負の変力作用をもつ薬物の投与

Ca拮抗薬
ベラパミル塩酸塩,ジルチアゼム塩酸塩〔ヘルベッサー®注射用(10・50・250 mg):0.1%未満〕など

抗不整脈薬(陰性変力作用の強いもの)
ジソピラミド,リドカイン塩酸塩,フレカイニド酢酸塩〔タンボコール®錠(50・100 mg):0.1〜5%未満〕,キニジン硫酸塩水和物,シベンゾリンコハク酸塩〔シベノール®錠(50・100 mg):0.1〜5%未満〕,シベノール®静注70 mg:0.1%未満〕,プロパフェノン塩酸塩など

局所麻酔薬

プロカイン塩酸塩など

その他

β遮断薬(ただし,全死亡率は改善する),ハロペリドール

体液貯留作用のある薬物投与

NSAIDs(リスク比1.8,腎プロスタグランジン産生阻害による)

インドメタシンなど

その他

鉱質コルチコイド作用のある副腎皮質ステロイド,性ステロイド,ピオグリタゾン塩酸塩,rosiglitazone(ハザード比2.15),人免疫グロブリン,イマチニブメシル酸塩[グリベック®錠100 mg:<u>1%未満</u>●<u>7.4%</u>[体液貯留(胸水,肺水腫,腹水,心膜滲出液,うっ血性心不全など)]],ソラフェニブトシル酸塩(ネクサバール®錠200 mg:<u>0.1~1%未満</u>),警告!スニチニブリンゴ酸塩(スーテント®カプセル12.5 mg:<u>3.2%</u>)など

心筋障害作用のある抗癌剤投与

抗癌剤

アントラサイクリン系薬
警告!ドキソルビシン塩酸塩(<u>5.1%</u>)など

その他
シタラビン[キロサイド®N注(400 mg・1 g):<u>0.5%</u>],パクリタキセル[タキソール®注射液(30・100 mg):<u>0.1%未満</u>,アブラキサン®点滴静注用100 mg:<u>0.1%未満</u>],シクロホスファミド水和物[エンドキサン®錠50 mg:<u>0.1~5%未満</u>,経口用エンドキサン®原末100 mg:<u>0.1~5%未満</u>,注射用エンドキサン®(100・500 mg):<u>5%未満</u>],警告!トラスツズマブ(<u>4~22%</u>),ボルテゾミブ(<u>5%</u>)

抗TNF α薬

インフリキシマブ(レミケード®点滴静注用100 mg:<u>1%未満</u>),エタネルセプト[エンブレル®皮下注(25・50 mgシリンジ)・皮下注用(10・25 mg)・皮下注50 mgペン:<u>0.1%未満</u>],アダリムマブ[ヒュミラ®皮下注(20・40 mgシリンジ):<u>1%未満</u>],ゴリムマブ

貧血により心不全悪化

リバビリン,テラプレビルなど

心不全治療薬のノンコンプライアンス

ACE阻害薬など

下線部の%数値は頻度を示す

副作用の起きるメカニズム

心不全患者あるいは心不全の高リスク患者は膨大な数に上る.これらの患者に,①陰性変力作用がある薬物,②体液貯留作用がある薬物,③心筋障害作用がある薬物を投与すると,心不全発症あるいは急性増悪を生じる.

3 不整脈

arrhythmia

重症度 ▶ 軽〜重症
頻　度 ▶ 不明
症　状 ▶ 上室性の徐脈性不整脈　①洞徐脈・洞不全と②Ⅱ度以上の房室ブロックでは心拍30〜50/分でめまい，ぼんやり感，疲労感を訴える．重症では低血圧と失神を生じることもある．
上室性の頻脈性不整脈　③心房細動，④上室性頻拍，⑤房室リエントリーでは動悸，めまい，ぼんやり感を訴える．最重症の⑥心室頻拍，特にQRS波がサインカーブ様となるtorsades de pointes(TdP)と⑦心室細動ではポンプ機能が低下または消失するので，動悸，胸部不快感，低血圧，失神，突然死を生じる．

検査

心電図でQRS幅の増大，QT時間延長，心室頻拍，TdPが観察される．血清電解質検査．Vaughan Williams分類のクラスⅠ抗不整脈薬を服用している場合には薬物血中濃度モニタリングも有効．検査時に異常所見がない場合にはHolter心電図検査を行う．

患者背景

リスク因子　薬物誘発性の徐脈性不整脈に対しては，高齢者，洞結節不全がある患者でβ遮断薬などの徐脈効果への感受性が高い．頻脈性不整脈でも特に心室性不整脈では，QT延長作用のある薬物の投与，心筋虚血・障害，心不全，低酸素，利尿薬の長期使用による電解質異常(K，Mg，Ca)，まれに遺伝性QT延長症候群が感受性増加因子である．

対応・処置

すべての薬物誘発性不整脈で原因薬物の減量あるいは中止を行う．また，頻脈性不整脈治療には抗不整脈薬を投与するよりもリスク因子の除去が重要であることが多い．
徐脈性不整脈　洞徐脈，房室ブロックでは原因薬物の減量または中止，必要ならアトロピン投与，一時的人工ペーシングも考慮．
頻脈性不整脈　心房細動，心房粗動では原因薬物を中止し，循環動態が安定なら2〜4時間観察する．洞調律に回復しなければアミオダロン塩酸塩，フレカイニド酢酸塩などを投与する．ただし，心房細動の原因薬物がNaチャネル遮断作用のある抗不整脈薬である場合には，同じクラスの薬物は避ける（成書ではクラスⅢ抗不整脈薬であるibutilideの投与を勧めるものもある）．

循環動態が不安定なら電気的除細動．上室性頻脈の場合には循環動態が安定なら原因薬物中止で観察，次いで迷走神経刺激手技，アデノシン投与など．不安定な場合には電気的除細動を行う．心室頻拍の場合は原因薬物の中止．循環動態が安定していればプロカインアミド塩酸塩，アミオダロン塩酸塩などを投与，不安定なら電気的除細動を行う．TdPでは原因薬物中止，電解質異常は是正，循環動態が安定していれば硫酸マグネシウム静注，短時間高頻度ペーシング，イソプレナリン塩酸塩，リドカイン塩酸塩なども試みる．

原因となる薬剤など

負の変時作用により洞徐脈，房室ブロックを生じる薬物

アデノシン〔アデノスキャン®注60 mg：0.1%未満(心室頻拍，心室細動)●0.2%(完全房室ブロック)●0.5%(洞房ブロック)●5～30%未満(房室ブロック)〕，β遮断薬，警告！アミオダロン塩酸塩〔アンカロン®錠100 mg：1.8%〕，エスシタロプラムシュウ酸塩，クロニジン塩酸塩，ジルチアゼム塩酸塩〔ヘルベッサー®錠(30・60 mg)：0.1%未満(完全房室ブロック，高度徐脈)●0.1～5%未満(房室ブロック)●0.2%(房室ブロック)(承認時～1990年12月までの集計)，ヘルベッサー®Rカプセル(100・200 mg)：0.1%未満(完全房室ブロック，高度徐脈)●0.1～5%未満(房室ブロック)(再審査終了時)，ヘルベッサー®注射用(10・50・250 mg)：0.4%(1度房室ブロック)(再審査結果時)●0.3%(2度房室ブロック)(再審査結果時)●0.1～5%未満(完全房室ブロック，高度徐脈，房室ブロック，期外収縮)〕，ニカルジピン塩酸塩〔ペルジピン®注射液(2・10・25 mg)：0.1～5%未満〕，ニトログリセリン〔ミリスロール®注(1・5・25・50 mg)：0.1～5%未満〕，プロポフォール，警告！ソタロール塩酸塩〔ソタコール®錠(40・80 mg)：1.1%(心室性頻脈)(再審査終了時)●0.6%(洞性徐脈)(再審査終了時)●0.2%(心室細動，torsades de pointes)●1%(心室頻拍)●0.1%(完全房室ブロック，心室細動，心室頻拍，torsades de pointes)〕，ベラパミル塩酸塩(ワソラン®静注5 mg：0.1～5%未満)，レミフェンタニル塩酸塩〔アルチバ®静注用(2・5 mg)：0.1～5%未満〕など

心房細動・心房粗動

※心房細動：日本の添付文書では99薬剤の副作用欄に記載がある
アデノシン，サルブタモール硫酸塩(サルタノールインヘラー®100μg：0.1%未満，ベネトリン錠2 mg：0.1%未満，ベネトリン®吸入液0.5%：0.5%未満)，エタノール，アミオダロン塩酸塩，フレカイニド酢酸塩〔タンボコール®錠(50・100 mg)：19.78%〔頻脈性不整脈(発作性心房細動・粗動)〕(承認時)●15.4%〔頻脈性不整脈(発作性心房細動・粗動)〕(調査終了時)●9.05%〔頻脈性不整脈(心室性)〕(再審査終了時)●0.1～5%未満〔心室頻拍(torsades de pointesを含む)，心房粗動，高度房室ブロック，洞停止(または洞房ブロック)〕●0.1%未満(心室細動)，タンボコール®静注50 mg：0.1～5%未満〔心室頻拍(torsades de pointesを含む)，心房粗動，心室細動〕〕，イプラトロピウム臭化物水和物，ミルリノン〔ミルリーラ®注射液10 mg・K注射液22.5 mg：0.1～5%未満〔心室頻拍(torsades de pointesを含む)，心室細動，心房細動，心室性期外収縮，上室性期外収縮等の不整脈〕〕，プロパフェノン塩酸塩，テオフィリン〔テオドール®錠(50・100・200 mg)・顆粒20%：0.1～5%未満，ユニフィル®LA錠(100・200・400 mg)：0.1%未満〕，ベラパミル塩酸塩など

正の変時作用薬の過量投与では上室性頻脈を生じる

β₂刺激薬

サルブタモール硫酸塩,テルブタリン硫酸塩など

その他

カフェイン,テオフィリン,ジゴキシン,フェニルプロパノールアミンなど

心室頻拍

抗不整脈薬(特にクラス Ic),ジギタリス薬,三環系抗うつ薬,SSRI,抗精神病薬,β₂刺激薬,テオフィリン

QT 時間を延長する薬物は TdP のリスクを高める (ほとんどは薬物投与開始数日後から生じる)

※日本の添付文書では 65 薬剤の副作用欄に記載がある

クラス I および III 抗不整脈薬

フレカイニド酢酸塩,アミオダロン塩酸塩,ジソピラミド,シベンゾリンコハク酸塩〔シベノール®錠(50・100 mg)・静注 70 mg:<u>0.1%未満</u>(心室細動)●<u>0.1~5%未満</u>〔心室頻拍(torsades de pointes を含む),上室性不整脈〕〕,ソタロール塩酸塩,警告!ベプリジル塩酸塩水和物〔ベプリコール®錠(50・100 mg):<u>0.1%未満</u>〔心室頻拍(torsades de pointes を含む)〕〕

抗精神病薬

ハロペリドール,リスペリドン〔リスパダール®錠(1・2・3 mg)・細粒 1%・OD 錠(0.5・1・2 mg)・内用液 1 mg:<u>0.35%</u>,リスパダール コンスタ®筋注用(25・37.5・50 mg):<u>4.6%</u>〕,クロルプロマジン塩酸塩〔ウインタミン®錠(12.5・25・50・100 mg)・細粒(10%):<u>5%以上または頻度不明</u>,コントミン®糖衣錠(12.5・25・50・100 mg)・筋注(10・25・50 mg):<u>5%以上または頻度不明</u>〕など

抗菌薬

ニューキノロン系抗菌薬

　レボフロキサシン水和物,シプロフロキサシン〔シプロキサン®錠(100・200 mg)・注(200・300 mg):<u>0.1%未満</u>,スパルフロキサシンなど,エリスロマイシン,アジスロマイシン水和物

抗真菌薬

ミコナゾール,警告!ペンタミジンイセチオン酸塩〔ベナンバックス®注用 300 mg:<u>0.5%</u>(心室性不整脈)●<u>0.2~5%未満</u>(心室性頻脈)〕

その他

ミルリノン,アタザナビル硫酸塩〔レイアタッツ®カプセル(150・200 mg):<u>1%未満</u>〕,プロブコール(QT 時間延長は数週間~数か月後に生じる),コハク酸ソリフェナシン〔ベシケア®錠(2.5・5 mg)・OD 錠(2.5・5 mg):<u>0.1~5%未満</u>〕

下線部の%数値は頻度を示す

副作用の起きるメカニズム

不整脈は徐脈性と頻脈性に分けられる.徐脈性不整脈は基本的に洞結節ペースメーカーを抑制する作用のある薬物により生じ,頻脈性不整脈は正の

変時あるいは変力作用のある薬物により誘発される．頻脈性不整脈でも，特に心室頻拍や TdP は心室筋の K チャネル〔特にヒト遅延整流性 K イオンチャネル遺伝子(HERG)チャネル〕阻害作用がある Vaughan Williams 分類のクラス I および III 抗不整脈薬の投与や，HERG チャネル阻害作用をもち QT 時間の延長を生じる薬物の投与により生じやすい．

4 高血圧

hypertension

重症度 ▶ 中等〜重症
頻 度 ▶ 不明
症 状 ▶ ほとんどの場合高血圧は無症状なので機会的な血圧測定で検出される.軽度の上昇でも長期間放置されると影響は無視できない.血圧が 200/110 mmHg 以上では高血圧性脳症による脳浮腫症状(頭痛,悪心・嘔吐,けいれん,視覚症状,意識障害)を生じる.

患者背景

リスク因子 薬物やサプリメントの服用が,すでに軽度の高血圧を有する患者では血圧を有意に上昇させたり,降圧治療に対する抵抗性を生じさせることはまれでない.

対応・処置

原因薬物の中止または減量.降圧薬の退薬症状がみられる場合には原因薬物を再開し,時間をかけて徐々に減量する.

原因となる薬剤など

※日本の添付文書では 169 薬剤の副作用欄に記載がある

免疫抑制薬(腎障害を介する)

シクロスポリン[サンディミュン®カプセル(25・50 mg)・内用液 10%・ネオーラル®内用液 10%・(10・25・50 mg)カプセル:3.1%(腎移植)(承認時まで及び再審査終了時までの集計)●4%(肝移植)(承認時まで及び 2003 年 3 月 31 日までの集計)●4.1%(骨髄移植)(承認時まで及び再審査終了時までの集計)●4.3%(ネフローゼ症候群)(承認時まで及び再審査終了時までの集計)●7.3%(乾癬)(承認時まで及び再審査終了時までの集計),サンディミュン®点滴静注用 250 mg:3.1%(腎移植)(承認時まで及び再審査終了時までの集計)●4%(肝移植)(承認時まで及び 2003 年 3 月 31 日までの集計)●4.1%(骨髄移植)(承認時まで及び再審査終了時までの集計)],タクロリムス水和物[プログラフ®注射液(2・5 mg)・カプセル(0.5・1・5 mg)・顆粒(0.2・1 mg):0.1〜5%未満]

経口避妊薬

ピル(体液貯留が関係?)

分子標的抗癌剤

ベバシズマブ(17.9%),ソラフェニブトシル酸塩(9%),スニチニブリンゴ酸塩(49%),ニロチニブ塩酸塩水和物[タシグナカプセル®(150・200 mg):1%以上],ダサチニブ水和物[スプリセル®錠(20・50 mg):10%未満]など

交感神経作動薬

アンフェタミン，OTC 薬でエフェドリン塩酸塩やフェニルプロパノールアミン（現在では発売中止となった）を含有する風邪・鼻づまり治療薬，漢方薬（麻黄を含むもの），セロトニン症候群や悪性症候群を生じる薬物

NSAIDs（腎プロスタグランジン産生阻害による）

インドメタシン〔インテバン®SP(25・37.5 mg)・坐剤(25・50 mg)：<u>0.1%未満</u>〕など

降圧薬の中止による退薬症状

クロニジン塩酸塩，β遮断薬

麦角アルカロイド

エルゴタミン製剤，トリプタン製剤

その他

エポエチン（血液粘性の増加による），鉱質コルチコイド作用がある副腎皮質ステロイド，性ホルモン製剤，性ホルモン拮抗薬（体液貯留），三環系抗うつ薬，SSRI，ドロキシドパ〔ドプス®OD 錠(100・200 mg)・カプセル(100・200 mg)・細粒 20%：<u>1%以上</u>●<u>1.3%</u>（承認までの臨床試験における調査症例）●<u>2.2%</u>（承認までの臨床試験における調査症例）●<u>0.4%</u>（承認後の使用成績調査における調査症例）〕，スルピリド〔ドグマチール®錠(50・100・200 mg)・カプセル 50 mg・細粒(10・50%)・筋注(50・100 mg)：<u>0.1%未満</u>，アビリット®錠(50・100・200 mg)・カプセル 50 mg・細粒(10・50%)：<u>0.1%未満</u>，ミラドール®錠(100・200 mg)・カプセル 50 mg・錠 50・細粒(10・50%)：<u>0.1%未満</u>〕，ジスルフィラム（アルコール依存症治療中），コカイン過量投与（交感神経末端からモノアミンが放出），炭酸リチウム過量投与，ビタミン D 過剰摂取（高カルシウム血症の腎作用による），片頭痛治療薬（血管収縮作用による），漢方薬（甘草など）（体液貯留），その他多数

下線部の%数値は頻度を示す

副作用の起きるメカニズム

薬物誘発性高血圧には，① 腎障害を引き起こし腎性高血圧を生じるもの，② 交感神経興奮などの血管収縮作用を介して血圧を上昇させるもの（セロトニン症候群や悪性症候群を含む），③ 体液貯留を介して高血圧を生じるもの，④ 降圧薬の急激な中断により退薬症状として血圧上昇を生じるものなどがある．新規の分子標的抗癌剤（ベバシズマブなど）では高率に高血圧を生じるものがあるので注意．

5 低血圧

hypotension / hypotonia

重症度▶ 中等～重症
頻　度▶ 不明
症　状▶ 薬物誘発性の低血圧は起立性低血圧として生じることが多い．臥位から立位や坐位に体位変換した場合に，脳循環低下による頭部ふらつき感，失神，視覚異常，虚脱感，脱力感，膝折れなどを生じる．重症例では脳梗塞や狭心症を生じる．

検査

起立性低血圧試験．臥位から立位または坐位に体位変換したときに収縮期血圧が 20 mmHg 以上低下すれば陽性．

患者背景

リスク因子　高齢者(起立性低血圧は 65 歳以上の 25% 前後に検出されるが，自覚症状をもつのは 2%)．

中枢神経疾患のため自律神経機能障害がある患者(Shy‐Drager 症候群，認知症，Parkinson 病など)や末梢神経障害のある患者(糖尿病性神経障害，Guillain‐Barré 症候群など)，脳下垂体機能低下症，副腎皮質機能低下症でも薬物による起立性低血圧の感受性が高い．

脱水状態(や利尿薬服用)では交感神経興奮，レニン・アンジオテンシン系興奮により血圧が維持されているため，ACE 阻害薬や ARB による低血圧が生じやすい．

対応・処置

患者を臥位とし，原因薬物を中止または減量する．弾性ストッキングなどを使用する．脱水があれば塩分摂取量増加と飲水を勧める．原因薬を再開する場合には低用量から開始する．必要であれば鉱質コルチコイド薬〔フルドロコルチゾン酢酸エステル(フロリネフ®)〕を服用させる．

原因となる薬剤など

血管拡張作用の強い降圧薬(過量投与)
全身麻酔薬
　ハロタンなど

その他

ACE阻害薬，Ca拮抗薬，α遮断薬，警告!ニトロプルシドナトリウム水和物〔ニトプロ®持続静注液(6・30 mg)：0.1～5%未満●4.9%〔市販後調査(使用成績調査・特別調査)〕〕，中枢性α遮断薬，ボセンタン水和物(エンドセリン受容体遮断薬)〔トラクリア®錠62.5 mg：10%未満●3.8%(海外臨床試験，WHO機能分類クラスⅢおよびⅣの申請時)〕，ニトログリセリン〔ニトログリセリン®舌下錠「NK」0.3 mg：5%以上または頻度不明，ミオコール®スプレー0.3 mg：0.1～5%未満，ミリスロール®注(1・5・25・50 mg)：1.6%(承認時，使用成績調査)，冠動注用ミリスロール®0.5 mg：0.7%〕

負の変力作用の強い抗不整脈薬

アミオダロン塩酸塩〔アンカロン®錠100 mg：0.6%，アンカロン®注150 mg：5%未満●14.9%(承認時)〕，プロカインアミド塩酸塩，キニジン硫酸塩水和物など

抗うつ薬

アミトリプチリン塩酸塩〔トリプタノール®錠(10・25 mg)：0.1～5%未満〕など

抗てんかん薬

フェニトインなど

抗パーキンソン病薬(ドパミン作動性血管拡張のため)

ブロモクリプチンメシル酸塩(パーロデル®錠2.5 mg：0.1～5%未満)，レボドパ〔ドパストン®カプセル250 mg・散98.5%：5%以上または頻度不明(起立性低血圧)●0.5～5%未満(血圧低下)，ドパストン®静注(25・50 mg)：1.2%●0.5～5%未満，ドパゾール®錠200 mg：0.1～5%未満(血圧低下)●5～10%未満(起立性低血圧)●2.6%(血圧低下)(承認前の調査)●1%(血圧低下)(承認後の調査)〕など

抗菌薬

警告!ペンタミジンイセチオン酸塩(ベナンバックス®注用300 mg：2.2%)など

抗精神病薬

クロルプロマジン塩酸塩(α受容体遮断作用のため)〔ウインタミン®錠(12.5・25・50・100 mg)・細粒(10%)・コントミン®糖衣錠(12.5・25・50・100 mg)・筋注(10・25・50 mg)：5%以上または頻度不明〕，オランザピン〔ジプレキサ®錠(2.5・5・10 mg)・ザイディス錠(5・10 mg)・細粒1%：0.1～1%未満，ジプレキサ®筋注用10 mg：1%以上●1%未満(起立性低血圧)〕など

サイトカイン製剤(アナフィラキシー症状)

セルモロイキン

抗体製剤(アナフィラキシー症状)

ムロモナブ(販売中止)など

抗癌剤

エトポシド〔ベプシド®カプセル(25・50 mg)・注 100 mg：<u>1%未満</u>，ラステット®S カプセル(25・50 mg)：<u>1%未満</u>，ビンクリスチン硫酸塩(オンコビン®注射用 1 mg：<u>5%以上または頻度不明</u>)など

利尿薬(過量投与)

フロセミド，カルペリチド〔ハンプ®注射用 1000μg：<u>8.6%</u>(血圧低下)●<u>0.2%</u>(低血圧性ショック)●<u>1%</u>(低血圧性ショック)(承認時までの調査)●<u>2.3%</u>(血圧低下)(承認時までの調査)●<u>9.2%</u>(血圧低下)(承認後の使用成績調査)〕

プロスタグランジン製剤

警告！エポプロステノールナトリウム〔静注用フローラン®(0.5・1.5 mg)：<u>1〜10%未満</u>●20 例中 3 例(血圧低下)(原発性肺高血圧症を対象とする国内臨床試験)●20 例中 1 例(低血圧性ショック)(原発性肺高血圧症を対象とする国内臨床試験)●680 例中 33 例(使用成績調査，再審査終了時)●<u>16%</u>(海外臨床試験及び臨床研究)●<u>2.4%</u>(過度の血圧低下に引き続くショック状態)〕など

その他

静注マグネシウム製剤，その他多数

下線部の%数値は頻度を示す

副作用の起きるメカニズム

血管拡張作用がある薬物(ジヒドロピリジン系 Ca 拮抗薬，硝酸薬，三環系抗うつ薬，麻薬，アルコールなど)は過量投与すれば低血圧を生じる．ただし，利尿薬の投与や強い塩分制限を行い血圧がレニン依存性となっている患者では，通常量の ACE 阻害薬や ARB 投与でも予想以上の降圧作用を生じることがある．また，交感神経または自律神経遮断作用がある降圧薬は(近年ほとんど使われないが)起立性低血圧を生じやすい．

アナフィラキシーやバンコマイシンによる red man 症候群などのように，薬物がヒスタミンなどの血管拡張物質を肥満細胞から放出する病態でも低血圧が生じる．

6 弁膜症，心外膜炎

valvular disease, pericarditis

重症度▶ 中等～重症
頻　度▶ 少ない
症　状▶ **弁膜症**　薬物誘発性の場合は無症状のことも多い．健康診断などの聴診で逆流性の心雑音で診断される．心拡大，心不全症状が生じて診断されることもある．
心外膜炎　薬物誘発性の場合は，全身性エリテマトーデス(SLE)様の漿膜炎として生じることがある．体位や呼吸により強度が変わる胸痛が特徴的である．聴診で心膜摩擦音，心電図で ST 部の上昇，奇脈が生じ，重症では心タンポナーデ症状によりショックを生じることもある．

検査

弁膜症　心雑音と心エコーで弁膜肥厚と血液逆流が検出される．
心外膜炎　胸部 X 線写真で心陰影拡大，心エコーで心嚢液貯留を認める．

患者背景

リスク因子　特になし．

対応・処置

器質的な弁膜症が発症すれば薬物を中止しても不可逆的である．転帰は現在のところ不明である．心外膜炎は原因薬物の中止と NSAIDs により回復することが多い．弁膜症では重症度により弁膜置換手術を行う．心外膜炎では副腎皮質ステロイド，心膜穿刺が必要となることもある．

原因となる薬剤など

弁膜症
片頭痛治療薬
エルゴタミン製剤
抗 Parkinson 病薬（ドパミン受容体作動薬）
ブロモクリプチンメシル酸塩，カベルゴリン，ペルゴリドメシル酸塩(米国では弁膜症誘発のため販売中止)
やせ薬
フェンフルラミン〔5～30%(弁逆流)，販売中止〕，デクスフェンフルラミン〔5～30%(弁逆流)，販売中止〕など

心外膜炎
抗癌剤
ブスルファン,シクロホスファミド水和物など
薬物誘発性 SLE
ヒドララジン塩酸塩,イソニアジド,プロカインアミド塩酸塩,フェニトイン,メサラジン〔ペンタサ®錠(250・500 mg)・注腸 1 g:<u>0.01〜0.1%未満</u>〕,ベタキソロール塩酸塩
血栓溶解薬
バトロキソビン(デフィブラーゼ®点滴静注液 10 単位:<u>0.1%未満</u>)
その他
エルゴアルカロイド,経口抗凝固薬(過量投与による出血から)

下線部の%数値は頻度を示す

副作用の起きるメカニズム

弁膜症 薬物誘発性の弁膜症の機序は,カルチノイド症候群で出現する弁膜症と共通して,血液中のセロトニン過剰にあると推測されている.セロトニン過剰は弁膜組織の肥厚と線維化を促進し,弁変形と逆流を生じる.肺動脈血管平滑筋の線維化により肺高血圧を生じることもある.長期使用により弁膜症を引き起こしたやせ薬〔フェンフルラミン(販売中止)など〕は中枢および末梢のセロトニン神経からセロトニンを放出させる作用のある薬物であった.

心外膜炎 80%は原因が不明であり,術後原因が同定できたものでは腫瘍性(5%),結核(4%),自己免疫機序(7%)が多い.薬物誘発性の心外膜炎の機序は自己免疫と特発性の一部に含まれると想定される.抗凝固療法中に出血性心外膜炎を生じることがある.

7 Raynaud 現象またはその悪化

Raynaud phenomenon

- **重症度** ▶ 軽〜中等症
- **頻　度** ▶ 若い女性で多く3〜20％．薬物誘発性はその一部
- **症　状** ▶ 寒冷刺激やストレスなどにより誘発される可逆的な血管れん縮により，多くは手の第2，3指から健常部を明確に区別できる皮膚の蒼白化とチアノーゼに伴うチクチク感，しびれ，痛みが生じ，やがて両手に広がる．親指が侵されることは少なく，その場合は二次性を疑う．温めると15〜20分程度で血管拡張が生じ紅潮，発赤をきたす．重症の場合は皮膚潰瘍を形成する．

患者背景

リスク因子　ゲノムワイド関連解析により関連が疑われる遺伝子が報告されている．寒さ自体よりも温度変化の大きさが誘発因子とされる．原発性のRaynaud現象が，薬物投与により悪化する可能性もあるので，症状悪化と薬歴の関係を詳しく調査する．

対応・処置

Raynaud発作の対処は手指を湯などで温め，身体全体も保温することである．原因薬物として疑われるものがあり，投与中止あるいは代替薬への変更が可能であれば行う．喫煙者には禁煙を指導する．普段の生活では指を傷つけないように指導する．カフェイン飲料の中止により症状が改善すればそのまま続ける．非薬物治療で効果が不十分であれば，長時間作用型のジヒドロピリジン系Ca拮抗薬(アムロジピンベシル酸塩など)を処方する．効果が不十分であれば，シルデナフィルクエン酸塩服用か亜硝酸薬の外用を考える．

患者説明

身体全体を保温し，ストレスを避けるように指導する．

原因となる薬剤など

エルゴアルカロイド薬

エルゴタミン製剤，methysergide，ジヒドロエルゴタミンメシル酸塩(ジヒデルゴット®錠1mg：0.1〜5％未満)など

抗癌剤

ブレオマイシン，シスプラチン〔ブリプラチン®注(10・25・50mg)：1％未満，ランダ®注(10・25・50mg)：1％未満〕，ビンブラスチン硫酸塩(エクザール®注射用10mg：5％以上または頻度不明)

非選択的β遮断薬
プロプラノロール塩酸塩(インデラル錠 10 mg・注射液 2 mg：0.1〜5%)など(関連はないとの報告もある)

その他
イミプラミン塩酸塩，シクロスポリン，アンフェタミン，コカイン塩酸塩，インターフェロンアルファ

下線部の%数値は頻度を示す

副作用の起きるメカニズム

おそらく遺伝的な血管反応性の亢進が背景にあり，寒冷刺激に対する体温調節血管の過剰応答が生じると考えられている．寒冷刺激に対する生理的な反応は表皮の血管を収縮させ，体幹熱の低下を防ぐ．Raynaud 現象は，この生理反応の過剰発現と考えられる．全身性エリテマトーデス(SLE)などの自己免疫疾患では血管炎が反応性変化の原因である．薬物性の場合は，エルゴアルカロイド薬やβ遮断薬のように血管収縮作用を有する薬物か，ブレオマイシンなどのように血管内皮に障害を生じるものが多い．

6 上気道・呼吸器

1 喘息・気管支けいれん (アスピリン喘息)

asthma, bronchospasm (aspirin-induced asthma; AIA)

重症度 ▶ 中等〜重症

頻　度 ▶ アスピリン感受性がある成人喘息患者は10%，重症成人喘息患者では30%，鼻茸・副鼻腔炎合併患者では50%

症　状 ▶ 薬物により喘息発作が誘発されることがある．いわゆるアスピリン喘息が最多である．アスピリンまたはNSAIDs服用後30分〜3時間に咳嗽，呼吸困難，喘鳴，胸部絞扼感などの気管支けいれん縮（スパズム）症状と鼻漏，結膜炎，浮腫，顔面紅潮が生じる．時にじん麻疹も発症する．重症例では血管性浮腫，喉頭けいれん，腹痛のようなアナフィラキシー反応類似の症状がみられることもある．アスピリン以外の薬物や添加剤により喘息が生じることもある．

患者背景

リスク因子　アスピリン喘息は小児より成人に多い．いわゆる「アスピリン」に感受性のある患者は，喘息と慢性副鼻腔炎（と鼻茸）を合併していることが多い．アスピリン喘息患者は30〜40歳代に嗅覚低下を初発症状とする副鼻腔炎と鼻茸が発症し，2〜3年以内に通年性に長引く乾性咳嗽や喘息発作を生じるようになる．

対応・処置

丁寧に薬歴を聴取し，過去の喘息発作とその前後に服用した薬物から診断をつける．アスピリン喘息を疑う場合に慎重なアスピリン誘発試験を実施することもある．

急性発作の治療　原因薬物の中止のほかは一般の喘息治療と同じである．

慢性期の管理　鎮痛・解熱時にはアスピリンを含むシクロオキシゲナーゼ-1（COX-1）阻害作用のあるNSAIDsを服用せず，COX-1阻害作用の弱いアセトアミノフェンを用いるようにする．治療には通常，吸入ステロイドを用いるが，病態からロイコトリエン受容体拮抗薬（モンテルカストナトリウム，ザフィルルカスト，プランルカスト水和物）の有効性が高い．

原因となる薬剤など

アスピリン感受性者ではアスピリンと他のCOX-1阻害作用をもつNSAIDs

ジクロフェナクナトリウム，ロキソプロフェンナトリウム水和物など

その他

ヒドロコルチゾン(添加剤の可能性もあり)，着色料(黄色5号)，安息香酸ナトリウム(食品の防腐剤として使用)，エチレンジアミン四酢酸(EDTA)，ベンザルコニウム塩化物(逆性石けんとして消毒に使用)，ラテックス製品(ディスポーザブル手袋など)，ACE阻害薬，β遮断薬など

副作用の起きるメカニズム

　アスピリン喘息を発症する患者には喘息病態が基礎疾患として存在する．しかし，アスピリンなどのCOX-1阻害作用をもつ薬物服用後に生じる気管支けいれんの病態は非アレルギー性である．炎症反応に関係するアラキドン酸代謝物は大きく2系統に分かれる．5-リポキシゲナーゼ経路によるロイコトリエンは炎症増強作用があり好酸球遊走因子となり，気管支収縮，鼻粘膜浮腫作用をもつ．一方，COX経路で産生されるプロスタグランジンE_2は炎症抑制性である．アスピリン喘息患者のアラキドン酸代謝経路では，5-リポキシゲナーゼ経路がCOX経路よりも優位となっていると想定されており，アスピリンやNSAIDsの服用は，COX-1阻害を介してアラキドン酸の5-リポキシゲナーゼ経路への代謝をいっそう亢進させ，症状を悪化させるものと考えられている．症状の強度と投与量には相関がある．

　他の薬物誘発性喘息の機序はアレルギー性のものと非アレルギー性(ACE阻害薬によるブラジキニン産生亢進，β遮断薬による気管支けいれん)のものがある．

2 肺線維症，間質性肺炎

pulmonary fibrosis, interstitial pneumonia

重症度▶ 重症
頻　度▶ 頻度の高い薬物では10％におよぶこともある
症　状▶ 発熱，乾性咳嗽，労作時呼吸困難，頻脈，疲労感，ばち指が出現する．聴診で捻髪音が聴取される．
免疫機序が原因となる薬物（抗リウマチ薬など）では1〜2週間で急性に発症する場合もあるが，慢性的な薬物性肺胞細胞傷害の機序によるものでは出現までに数週間〜数年かかる場合や，カルムスチンなどのように中止後数年を経て出現する場合もある．
経過中に気胸が生じると呼吸困難が急激に悪化したり呼吸痛が出現することもある．

検査

血液検査ではC反応性蛋白（CRP）上昇，スパイロメーターでは拘束性換気障害，肺拡散能（DLco）低下，血清KL-6上昇．胸部X線写真ですりガラス陰影，高分解能CT像で斑状またはびまん性のすりガラス状の濃度域増加．血液ガス分析で動脈血酸素分圧（PaO_2）低下．

患者背景

リスク因子　肺線維症を生じる可能性のある薬物への曝露歴．すでに肺線維化や炎症病態が存在する場合．放射線照射の併用や顆粒球コロニー刺激因子（G-CSF）併用がリスクを増強する．

対応・処置

丁寧な病歴と薬歴の聴取で原因薬物を推定する．一般用医薬品（OTC薬）が原因となることもある（表「原因となる薬剤など」参照）．被疑薬は中止する．副腎皮質ステロイド（メチルプレドニゾロンなど）のパルス療法も行われるが，エビデンスのある治療法は少ないため，主として支持療法（酸素療法）と感染（インフルエンザ，肺炎球菌）による急性増悪の予防にワクチン接種を行うことが重要である．

原因となる薬剤など

抗癌剤
頻度の高いもの
　警告！ ブレオマイシン〔10％（累積投与量450〜500 mg/m² 以上で）〕，
　警告！ ボルテゾミブ（3.2％）（間質性肺炎），（1.9％）（胸水），ブスルファン

[5%未満●8%(海外データ)], カルムスチン[25%(海外データ)](日本では脳内留置用剤のみ発売), 警告!ゲムシタビン塩酸塩(1～2%)

症例報告があるもの*
抗生物質抗癌剤
　ドキソルビシン塩酸塩, ミトキサントロン塩酸塩
その他
　メルファラン, マイトマイシンC(2～12%), フルダラビンリン酸エステル, テガフール・ギメラシル・オテラシルカリウム, シクロホスファミド水和物(1%未満), イホスファミド, ドセタキセル水和物, 警告!イリノテカン塩酸塩水和物, エトポシド, パクリタキセル, リツキシマブなど多数

抗不整脈薬
アミオダロン塩酸塩(5%)(投与量 400 mg/日以上で)

分子標的薬
警告!ゲフィチニブ, イマチニブメシル酸塩, インフリキシマブ, ソラフェニブトシル酸塩など

抗てんかん薬
フェニトイン, カルバマゼピン

抗リウマチ薬
DMARDs
　ブシラミン, 金製剤, ペニシラミン
その他
　警告!メトトレキサート(7%), 警告!レフルノミド

抗菌薬
サラゾスルファピリジン, ミノサイクリン塩酸塩, エタンブトール塩酸塩

漢方薬
警告!小柴胡湯, 柴苓湯など

その他
アザチオプリン, インターフェロン(0.1～5%), G-CSF製剤, ピオグリタゾン塩酸塩

*放射線治療の既往患者にドキソルビシン塩酸塩, エトポシド, ゲムシタビン塩酸塩などを投与すると肺線維症が生じやすい.

下線部の%数値は頻度を示す

副作用の起きるメカニズム

多種の薬物が間質性肺炎を生じるので, おそらく機序は複数あるものと推測される. 抗癌剤では肺胞細胞への傷害による慢性炎症が原因かもしれない. 薬物自体の細胞傷害性が低いものはアレルギー機序と想定される.

3 急性肺損傷，急性呼吸窮迫（促迫）症候群

acute lung injury；ALI, acute respiratory distress syndrome；ARDS

- **重症度** ▶ 重症，死亡率50%
- **頻 度** ▶ ARDSはICU患者の10～15%に生じるが，薬物誘発性は少ない
- **症 状** ▶ 敗血症，肺炎などの経過中や誤嚥，多発外傷に続いて急性の咳嗽，発熱，喀痰増加，易疲労感，息切れ，呼吸困難が生じる．前段階の高サイトカイン血症の徴候として，発熱，頻脈，過呼吸などがある．

検査

胸部X線写真で両側性の浸潤影，CT像で両側の肺胞性浸潤影あるいはすりガラス陰影．肺拡散能（DLco）低下，動脈血酸素分圧（PaO_2）低下，PaO_2/FIO_2（吸気酸素濃度）< 200 mmHg．PaO_2/FIO_2 < 300 mmHg はALIでARDSの前段階．血液検査では炎症所見，血清KL-6とSP-Dの上昇．
※注：大気中の$FIO_2 = 0.21$，100%酸素吸入では$FIO_2 = 1.0$

患者背景

リスク因子　加齢（70歳代は10歳代の4倍以上），アルコール依存症患者．

対応・処置

薬物誘発性の場合は可能な限り原因薬物をすみやかに中止する．輸液過剰とならないよう管理し，呼吸管理を呼気終末陽圧換気（PEEP）で行う．副腎皮質ステロイド（メチルプレドニゾロンなど）のパルス療法を用いることも多いが有効性のエビデンスには乏しい．日本では白血球エラスターゼに特異的な阻害薬［シベレスタット（エラスポール®）］が2002年に市販されたが，国外でのプラセボ対照試験では有効性が確認されていない（Zeiher BG et al. Crit Care Med, 2004）．サーファクタント補充，抗酸化剤なども試みられたが効果は一定していない．PMX（ポリミキシンB固定化ファイバー）カラムを用いた血液浄化療法も試みられている．

原因となる薬剤など

標準的治療量で

抗癌剤

ゲムシタビン塩酸塩(<u>1.5%</u>)，ブレオマイシン(<u>10%</u>)，イリノテカン塩酸塩水和物，アムルビシン塩酸塩(<u>2.2%</u>)，パクリタキセル〔タキソール®注射液(30・100 mg)：<u>0.1%未満</u>〕，ドセタキセル水和物〔タキソテール®点滴静注用(20・80 mg)：<u>0.1%未満</u>，ワンタキソテール®点滴静注(20・80 mg)：<u>0.1%未満</u>〕，ビノレルビン酒石酸塩(<u>2.5%</u>)，シタラビン〔キロサイド®N注(400 mg・1 g)：<u>0.5%</u>〕，ブスルファン(累積投与量 500 mg以上で)(ブスルフェクス®点滴静注用 60 mg：<u>5%未満</u>)，警告!リツキシマブ

分子標的薬

警告!ゲフィチニブ(<u>5.8%</u>)

その他

アバカビル硫酸塩，レフルノミド，アミオダロン塩酸塩(投与量 400 mg/日以上で)

過量投与で

アスピリン(血中濃度＞300 μg/mL で)，コカイン，麻薬，フェノチアジン系抗精神病薬，三環系抗うつ薬

下線部の%数値は頻度を示す

副作用の起きるメカニズム

　ARDS は敗血症，肺炎，薬物など多種の原因により肺胞に対する広範な障害機転により生じた過剰な高炎症性サイトカイン〔組織壊死因子，インターロイキン-1(IL-1)など〕血症が肺組織の白血球を動員・集簇させ，活性化された白血球から放出される蛋白分解酵素，活性酸素がさらに肺血管や肺胞傷害を増強し，組織浮腫と破壊を進行させる病態である．広範な肺胞虚脱と肺胞内滲出液は正常なガス交換を障害し，呼吸困難を生じる．肺組織の柔軟性が失われ，人工呼吸の条件設定が困難になる．7～10 日が経過すると滲出性変化は改善するが，線維増殖性変化が主体となり肺線維症に進展する．

4 急性好酸球性肺炎

acute eosinophilic pneumonia;AEP

> **重症度** ▶ 中等〜重症
> **頻　度** ▶ まれ
> **症　状** ▶ 薬物投与開始後数日〜1週間で呼吸困難，乾性咳嗽，発熱，気管支肺胞洗浄液（BAL）中の好酸球著明増加（> 25%）とインターロイキン-5（IL-5）濃度増加，胸部X線写真でKerleyのA，Bライン，すりガラス陰影・浸潤影，胸水（90%）．呼吸困難から人工呼吸管理となる例も多い．

患者背景

リスク因子　喫煙，男性

対応・処置

喫煙者では禁煙する．ステロイド療法に早期に反応するのが特徴である（12〜48時間以内）．再発は少ない．

原因となる薬剤など

※日本の添付文書では約80薬剤で副作用欄に記載がある

抗癌剤
ブレオマイシン，メトトレキサート
循環器薬
アミオダロン塩酸塩，カプトプリル
抗菌薬
ミノサイクリン塩酸塩，サルファ剤，アンピシリン水和物，セフェム系薬，ペネム系薬，クラリスロマイシン，パズフロキサシンメシル酸塩，クリンダマイシン
環境物質
喫煙，ケイ酸アルミニウム吸入
その他
NSAIDs，ヨード造影剤，L-トリプトファン，フェニトイン，ヘロイン吸入，セルモロイキン，プランルカスト水和物（オノン®カプセル112.5 mg：<u>0.01%</u>）

下線部の%数値は頻度を示す

副作用の起きるメカニズム

肺組織への好酸球の関与を考えると主として外来性抗原（薬物など）に対す

るⅠ型アレルギー反応であると想定されている．喫煙や環境物質，薬剤の吸入後の発生例もある．日本の報告例では75%は原因不明であるとされる．

5 肺胞出血

alveolar hemorrhage

重症度 ▶ 中等～重症，抗てんかん薬による場合の死亡率は 10%
頻　度 ▶ まれ
症　状 ▶ 70%の患者では咳嗽，喀血(通常赤いが肺内に数時間留まると黒い痰として認識されることもある)，呼吸困難，発熱が生じるが，30%前後の患者では必ずしも喀血を生じないこともある．薬物誘発性以外では Goodpasture 症候群や全身性エリテマトーデス(SLE)による血管炎に特有な症状が前駆症状として出現する．

検査

胸部 X 線写真で肺門中心の淡い斑状影(蝶形陰影)を認める．抗甲状腺薬などで生じる全身血管炎型では抗好中球細胞質抗体(ANCA)が陽性となる．ワルファリンカリウムなどのビタミン K 拮抗薬ではプロトロンビン時間[国際標準化比(INR)]が延長する(> 3.0)．コカイン吸入の可能性がある場合には薬物スクリーニングが有効．

患者背景

リスク因子　急性肺胞出血の原因は多彩であるが，表「原因となる薬剤など」に記載した薬物の投与はリスクに関係する．

対応・処置

薬物誘発性の場合は原因薬物の中止と利用可能な拮抗薬の投与を行う(例：ワルファリンカリウムに対するビタミン K など)．血管炎を基礎病態とするものでは副腎皮質ステロイド(メチルプレドニゾロン)のパルス療法を行う．

原因となる薬剤など

全身血管炎症候群(過敏性または自己免疫反応機序)
排卵誘発薬
ゴセレリン酢酸塩
その他
フェニトイン，プロピルチオウラシル，チアマゾール，レチノイン酸，ペニシリン系薬，ロイコトリエン受容体拮抗薬，ヒドララジン塩酸塩(薬物誘発性 SLE 症候群)

抗凝固または線溶系賦活薬
抗凝固薬
警告! ワルファリンカリウム
抗血小板薬
アスピリンなど
組織プラスミノーゲン活性化薬
t-PA, ウロキナーゼなど
その他
ヘパリン

びまん性肺胞障害(肺毛細血管内皮障害, ARDSに合併)
免疫抑制薬
sirolimus
その他
抗癌剤, アミオダロン塩酸塩, コカイン(いわゆるクラック)吸入, ペニシラミン, プロピルチオウラシル, メトトレキサート

副作用の起きるメカニズム

 びまん性肺胞出血(DAH)は多種の病態からなる症候群である. 病因論的には, ①全身血管炎(特に小型血管炎)による肺胞周囲の血管内皮障害・壊死から肺胞内へ出血する場合(Wegener肉芽腫症, Goodpasture症候群, 抗リン脂質抗体症候群, 薬物ではプロピルチオウラシルなどでANCA陽性となるもの), ②非炎症性の場合(肺血管に炎症を伴わない, 左心不全, 抗凝固薬過量投与など), ③びまん性肺胞障害〔感染, SLE, 肺胞障害性薬物で急性呼吸窮迫(促迫)症候群(ARDS)を生じるもの〕の場合などがある.

6 毛細血管漏出症候群による肺水腫

pulmonary edema due to capillary leak syndrome

重症度 ▶ 重症
頻　度 ▶ まれ
症　状 ▶ 喘鳴，努力性呼吸，呼吸困難，咳嗽，血圧低下．泡沫状のピンク色痰は気道確保まで明らかでないこともある．

患者背景

リスク因子　特になし．

対応・処置

被疑薬の中止，酸素投与，呼吸管理．副腎皮質ステロイドを含めて有効性が確認された薬物療法はない．

原因となる薬剤など

麻薬
ヘロイン，メサドン塩酸塩など
その他
アスピリン中毒（血中濃度≧300 μg/mL で），コルヒチン中毒，シタラビン，ヒドロクロロチアジド，リドカイン塩酸塩，アムホテリシンB，向精神薬，陣痛誘発薬，プロタミン硫酸塩，パラコート，有毒ガス吸入

副作用の起きるメカニズム

肺水腫は複数の病態で生じる．心原性肺水腫は急性左心不全により生じる病態であり，弁膜症や心筋梗塞などに続発する．急性肺損傷（ALI）や急性呼吸窮迫（促迫）症候群（ARDS）による病態は，「急性肺損傷，急性呼吸窮迫（促迫）症候群」の項(p.144)で記載した．そのほかに頻度は少ないが，本項で扱う薬物投与により生じたアレルギー反応または直接的な肺毛細血管障害により水分透過性が亢進した結果，肺水腫が生じることがある．

7 薬物誘発性胸膜炎・胸水

drug-induced pleurisy / pleural effusion

重症度 ▶ 中等~重症
頻度 ▶ まれ
症状 ▶ アレルギー性のものは原因薬物投与開始から2週間以内に深呼吸や咳で増悪する胸痛,咳嗽,発熱,呼吸困難.

検査

胸部X線写真で胸水貯留像.過敏症機序では胸水中に好酸球増加.

患者背景

リスク因子 特になし.

対応・処置

アレルギー性のものは原因薬物の中止で軽快するものが多い.ステロイド投与.胸水貯留が多量で呼吸困難がある場合には胸腔ドレナージ.

原因となる薬剤など

過敏症性

バルプロ酸ナトリウム,プロピルチオウラシル,警告!トレチノイン(急性前骨髄性白血病の治療時にレチノイン酸症候群)(ベサノイド®カプセル 10 mg:<u>12.3%</u>),警告!ブロモクリプチンメシル酸塩,ダントロレンナトリウム水和物,メサラジン,ペニシラミン,グリクラジド,ブレオマイシン,アミオダロン塩酸塩など

薬物誘発性全身性エリテマトーデス(SLE)症候群に伴うもの

プロカインアミド塩酸塩,ヒドララジン塩酸塩,クロルプロマジン塩酸塩など

血管透過性促進によるもの

G-CSF製剤,IL-2製剤

薬物の血管障害性によるもの

モノエタノールアミンオレイン酸塩(静脈瘤硬化療法薬)(オルダミン®注射用1g:<u>1~5%未満</u>)

下線部の%数値は頻度を示す

副作用の起きるメカニズム

胸水は肺表面の臓側胸膜と胸壁側の壁側胸膜の間に液体が貯留した病態である.左心不全,低蛋白血症などによる場合は漏出液であり細胞成分を含ま

ないが,炎症性あるいは悪性腫瘍による場合は滲出液であり細胞成分を含む.薬物誘発性の場合,アレルギー機序による胸膜炎や血管炎によるものが多い.

7 消化器

1 消化性潰瘍

peptic ulcer

重症度 ▶ 中等〜重症
頻度 ▶ 多い
症状 ▶ **食道炎・潰瘍** 胸やけ,嚥下痛.
胃・十二指腸潰瘍 心窩部痛・不快感,頻脈,悪心・嘔吐,便潜血陽性,吐血・下血(ただし,事前に消化管症状を自覚した患者は50%以下).

検査

貧血,内視鏡で幽門部に潰瘍所見が多い.

患者背景

リスク因子 長期のNSAIDs服用患者(関節リウマチなど).胃粘膜のシクロオキシゲナーゼ(COX)阻害により粘膜防御能を低下させる薬物の服用初期1週間がとくに高リスク.アスピリンとNSAIDsの併用は潰瘍リスクを12倍に高める.高齢,消化性潰瘍の既往歴.食道潰瘍の副作用は嚥下障害がある患者,薬物の横臥服用や水なしでの服用でリスクが高まる.

対応・処置

原因薬物の中止,プロトンポンプ阻害薬投与,ピロリ菌陽性の場合は除菌.粘膜傷害性薬物に代替薬のない場合には十分な水とともに立位で服用するよう指導.NSAIDs潰瘍の予防にはプロトンポンプ阻害薬やプロスタグランジン製剤(ミソプロストールなど)の服用が有効.

原因となる薬剤など

薬物自体の粘膜傷害性による食道炎・潰瘍(drug-induced ulcer)

抗癌剤

5-FU など

ビスホスホネート系薬

アレンドロン酸ナトリウム水和物[フォサマック®錠5 mg:<u>0.04%</u>(食道潰瘍)●<u>0.2%</u>(食道炎)●<u>0.4%</u>〔(出血性)胃・十二指腸潰瘍〕,フォサマック®錠35 mg:<u>1.8%</u>(胃潰瘍)〔国内における35 mg製剤(35 mg/週)と5 mg製剤(5 mg/日)との52週間の二重盲検比較試験〕●<u>0.3%</u>〔食道炎,(出血性)胃・十二指腸潰瘍〕,ボナロン®錠5 mg:<u>0.04%</u>(食道潰瘍)●<u>0.2%</u>(食道炎)●<u>0.4%</u>〔(出血性)胃・十二指腸潰瘍〕,ボナロン®錠35 mg:<u>1.8%</u>(胃潰瘍)〔国内における35 mg製剤(35 mg/週)と5 mg製剤(5 mg/日)と

の52週間の二重盲検比較試験〕●0.3%〔食道炎,(出血性)胃・十二指腸潰瘍〕〕

その他
NSAIDs, テトラサイクリン塩酸塩, ドキシサイクリン塩酸塩水和物, 鉄剤, 塩化カリウム製剤(8〜19%)

粘膜保護性のプロスタグランジン合成阻害による消化性潰瘍
アスピリン(胃潰瘍 10〜15%, 上部消化管出血は年間 1.2%), NSAIDs(3か月以上服用者では 16%に内視鏡的胃潰瘍, 39%に胃炎出現). 選択的(シクロオキシゲナーゼ-2)COX-2 阻害薬(低リスク).

抗血小板薬
チクロピジン塩酸塩, クロピドグレル硫酸塩

その他の機序
副腎皮質ステロイド(潰瘍 0.4%, 粘膜傷害治癒機構の抑制), テオフィリン, ニコチン酸, レセルピン(副交感神経優位による胃酸分泌亢進)〔アプロン®錠 0.25 mg・散 0.1%・注(0.3・0.5・1 mg):5%以上または頻度不明〕, SSRI

下線部の%数値は頻度を示す

副作用の起きるメカニズム

消化性潰瘍は上部消化管粘膜の損傷病変である. NSAIDs の抗炎症作用は COX 阻害によるプロスタグランジン産生の抑制による. 胃粘膜で産生されるプロスタグランジン E_2 は血管拡張作用により粘膜防御能に不可欠な因子である重炭酸イオン分泌を維持しているので, COX 阻害により胃粘膜の防御機構が弱体化し潰瘍が誘発される.

K 製剤やビスホスホネート薬は溶液の組織傷害性が高いため, 食道の通過障害があると粘膜局所で溶解し食道潰瘍を生じることがある.

2 下痢

diarrhea

> 重症度 ▶ 軽〜重症
> 頻　度 ▶ 多い
> 症　状 ▶ 排便3回/日以上，便水分量増加(軟便，泥状便，水様便)，便重量200g/日以上の状態(ただし排便習慣には大きな個人差があるので診断は個人ベースですべき)．体重減少，電解質異常，倦怠感，起立性低血圧，腹痛と蠕動音亢進など．

検査

便潜血や下血がある場合は浸透圧性下痢ではなく炎症などの消化管傷害が存在することを示唆する．体重減少のある下痢は器質的異常を示唆する．

患者背景

リスク因子 イリノテカン塩酸塩水和物では活性代謝物 SN-38 を無毒化するグルクロン酸転移酵素活性の遺伝的欠損(*UGT1A1*6/*28*)がリスクとなる．

対応・処置

浸透圧性下痢の場合は原因薬物の減量または中止で90％は軽快．低残渣食を行う．重症下痢の合併症は電解質異常と脱水であるので，十分に水と電解質の補充を行う．必要なら蠕動抑制薬(ロペラミド塩酸塩など)投与．抗癌剤誘発性下痢で重症(グレード3/4)は入院が必要．オクトレオチド酢酸塩投与も考慮．抗菌薬誘発性の下痢で薬物中止で症状が改善しない場合にはメトロニダゾールやバンコマイシン塩酸塩などを投与．最近は便移植も試みられている．

原因となる薬剤など

浸透圧性下痢

ラクツロース[モニラック®・シロップ65％：15.3％(高アンモニア血症に伴う症候の改善)(副作用頻度報告終了時：1978年10月) ● 1.9％(産婦人科術後の排ガス・排便の促進，小児における便秘の改善)(副作用頻度報告終了時：1982年8月)，モニラック®原末：5％以上 ● 2.9％(承認時)]，D-ソルビトール，マグネシウム製剤(過量投与)

分泌性下痢

プロスタグランジン製剤
ミソプロストールなど(15〜50％)

腸管運動亢進

5-HT$_3$受容体拮抗薬

グラニセトロン塩酸塩〔カイトリル®注(1・3 mg)・点滴静注バッグ3 mg：0.1%未満〕など

メトクロプラミド

ドパミン遮断薬

その他

エリスロマイシン(＞10%)

腸内細菌叢変化

抗菌薬

マクロライド系薬，セフェム系薬，ニューキノロン系薬，テトラサイクリン系薬など．特に *Clostridium difficile* による偽膜性腸炎はクリンダマイシン(1～13%)，セフェム系薬，ペニシリン系薬で多い

小腸粘膜傷害

抗癌剤

アザチオプリン，ブスルファン〔ブスルフェクス®点滴静注用60 mg：65.5%(国内臨床試験)●6.9%(重症度が Grade 3 以上)●63.9%〔海外臨床試験(成人)〕●59.5%(骨髄自家移植・成人)●59.3%(骨髄自家移植)海外臨床試験(小児)●25.9%(重症度が Grade 3 以上)●54.5%〕，カルムスチン，シタラビン(10～12%)，エピルビシン塩酸塩(7～25%)，フルオロウラシル(5-FU)(10～80%)，警告！イリノテカン塩酸塩水和物(60～90%)，ミトキサントロン塩酸塩(ノバントロン®注10 mg：0.1～5%未満)，シクロホスファミド水和物(10～50%)

分子標的薬

ダサチニブ水和物(23～37%)，エルロチニブ塩酸塩(55～68%)，イマチニブメシル酸塩(3～70%)，ラパチニブトシル酸塩水和物(40～60%)，ソラフェニブトシル酸塩(33～55%)，スニチニブリンゴ酸塩(20～58%)，コルヒチン(かつては初期投与量を下痢が生じるか鎮痛効果が出るまでとされたこともある)(8～10%)

脂質吸収不全(脂肪便)

抗菌薬

テトラサイクリン塩酸塩など

抗ヒト免疫不全ウイルス(HIV)薬

ジダノシン(17～34%)，リトナビル〔ノービア®錠100 mg・内用液8%：44.9%●25.4%(承認時，国内臨床試験)●5.9%(再審査終了時)〕など

その他

オーラノフィン〔リドーラ®錠3 mg：6.05%●5%以上(下痢，軟便)〕，コレスチラミン(胆汁酸吸収による)〔クエストラン®粉末44.4%：0.1～5%未満(下痢，軟便)●2.1%(レフルノミドの活性代謝物の体内からの除去)(国内臨床試験及び使用成績調査)〕，orlistat

生薬・サプリメントなど(*は主たる適応症)
コンドロイチン硫酸・グルコサミン硫酸(関節炎*), コエンザイム Q10, クレアチン, エキナセア製剤(風邪*), 亜麻仁油(アトピー*), オオアザミエキス(健胃*), ノコギリヤシ(前立腺肥大*), セントジョーンズワート(うつ*)
その他の機序
ソマトロピン〔グロウジェクト®注射用(1.33・8 mg)・BC 注射用 8 mg:<u>5%未満</u>〕, αグルコシダーゼ阻害薬, ダルベポエチン アルファ, エリスロポエチン

下線部の%数値は頻度を示す

副作用の起きるメカニズム

　下痢は小腸における水・電解質吸収の低下,または能動的分泌の増加や蠕動の亢進により生じることが多い.ラクツロースなどの難消化性糖は消化管内の浸透圧を高めるため下痢を生じる.

　水分吸収性のある生薬(民間薬草)はサプリメントとして多数のものが市販されているが,これらも機序は不明であるが下痢を起こすことがある.消化管ドパミン遮断薬は蠕動亢進により下痢を生じる.抗癌剤は,小腸粘膜を傷害し炎症性分泌を生じることにより下痢を引き起こす.薬物が胆汁酸吸着などの機序で脂肪の吸収障害を生じると,大腸に到達する脂肪が増え(脂肪便,> 6 g/日),未吸収の脂肪酸が大腸での水分吸収を阻害し下痢が起きる.

3 便秘

constipation

重症度 ▶ 軽〜中等症
頻 度 ▶ 多い
症 状 ▶ 排便間隔が3回/週以下,硬便による排便困難と肛門痛,腹痛,食欲低下,腹満感.

患者背景

リスク因子 女性,高齢者,運動不足,疼痛性合併症,食物繊維不足の食事,妊娠,脱水など.

対応・処置

原因薬物の中止または減量,食物繊維摂取量増加,水分摂取量増加,運動の推奨,必要であれば緩下剤投与.膨張性下剤〔カルメロースナトリウム(バルコーゼ®など)〕やポリカルボフィルカルシウム(コロネル®など)をまず用いる.効果がない場合には刺激性下剤を投与.

原因となる薬剤など

蠕動抑制作用のある薬物
Ca拮抗薬
特にベラパミル塩酸塩(7〜42%)
三・四環系抗うつ薬
イミプラミン塩酸塩(20%)など
麻薬
モルヒネ塩酸塩水和物(5〜50%)
その他
アリピプラゾール(5〜13%),ロペラミド塩酸塩(抗コリン作用強い),5-HT₃受容体拮抗薬,抗コリン薬,抗ヒスタミン薬,利尿薬,オキシコドン塩酸塩水和物(25%)など
自律神経障害
ビンクリスチン硫酸塩(オンコビン®注射用1 mg:5%以上または頻度不明,まれにイレウス)など

他の機序
レジン薬
コレスチラミン〔クエストラン®粉末44.4%：<u>5%以上</u>●<u>1.4%</u>（レフルノミドの活性代謝物の体内からの除去）●<u>10.9%</u>（高コレステロール血症）〕，コレスチミド〔コレバイン®錠500 mg・ミニ83%：<u>0.1～5%未満</u>●<u>12.1%</u>（錠500 mg，顆粒70%の承認時およびミニ83%の剤形追加承認時）●<u>3.6%</u>（再審査終了時）〕，セベラマー塩酸塩〔フォスブロック®錠250 mg：<u>24.9%</u>●<u>38.2%</u>（承認時）●<u>21.6%</u>（再審査終了時）<u>2.1%</u>（海外長期投与試験），レナジェル®錠250 mg：<u>25%</u>●<u>38.2%</u>（承認時）●<u>21.6%</u>（再審査終了時）●<u>2.1%</u>（海外長期投与試験）〕
中枢性交感神経抑制降圧薬
クロニジン塩酸塩（<u>1～10%</u>）
その他
炭酸リチウム〔リーマス®錠（100・200 mg）：<u>0.5%未満</u>〕，利尿薬，電解質製剤，アルミニウム含有制酸剤，Ca補給製剤，鉄剤（<u>16%</u>），NSAIDsなど

下線部の%数値は頻度を示す

副作用の起きるメカニズム

　薬物誘発性の便秘は機能性であるため重症となることは少ないがQOLを低下させる．機序は大腸運動の低下である．抗コリン作用のある薬物（抗うつ薬，抗精神病薬，抗ヒスタミン薬などを含む），麻薬，ビンカアルカロイド系抗癌薬，Ca拮抗薬，NSAIDsなど多数がリスク因子となる．

4 麻痺性イレウス

adynamic (paralytic) ileus

重症度 ▶ 重症
頻　度 ▶ まれでない
症　状 ▶ 徐々に出現する悪心・嘔吐，排ガスの停止，便秘，腹部膨満，腹痛は軽度で持続性(疝痛ではない)．腹部X線像でニボー形成．

検査

電解質異常(低カリウム血症，低マグネシウム血症)があれば蠕動低下するので補液で是正

患者背景

リスク因子　高齢者で蠕動が低下している患者や術後で蠕動低下状態．糖尿病で自律神経障害(神経症)を発症している患者．電解質異常がある患者．すでに抗コリン作用のある薬物を投与されている患者．

対応・処置

原因薬物の減量または中止．絶食，補液，胃管挿入による腸管減圧，腸管運動改善薬(ネオスチグミンなど)の投与．

原因となる薬剤など

抗コリン作用をもつ薬物

抗うつ薬
　ノルトリプチリン塩酸塩など
その他
　チオトロピウム臭化物水和物，アトロピン硫酸塩水和物，ロートエキス(禁忌)など

麻薬・鎮咳薬(禁忌)

コデインリン酸塩，モルヒネ塩酸塩水和物〔パシーフ®カプセル(30・60・120 mg)：1%(承認時までの臨床試験)〕，オキシコドン塩酸塩水和物〔オキシコンチン®錠(5・10・20・40 mg)：0.1〜1%未満〕，メサドン塩酸塩など

抗癌剤

ビンクリスチン硫酸塩，ビンデシン硫酸塩，ビンブラスチン硫酸塩〔エクザール®注射用 10 mg：0.1〜5%未満●0.5%(再評価申請時に検討した臨床論文39報中，副作用の種類と頻度が明らかな症例)〕，パクリタキセル，シスプラチン〔ブリプラチン®注(10・25・50 mg)：1%未満，ランダ®注(10・25・50 mg)：1%未満〕，イマチニブメシル酸塩，コハク酸ソリフェナシン

抗精神病薬

クロルプロマジン塩酸塩〔ウインタミン®錠(12.5・25・50・100 mg)・細粒(10%)：0.1%未満，コントミン®糖衣錠(12.5・25・50・100 mg)・筋注(10・25・50 mg)：0.1%未満〕，リスペリドン〔リスパダール®錠(1・2・3 mg)・細粒1%・OD錠(0.5・1・2 mg)・内用液(1 mg)：0.06%〕，クロザピン，オランザピンなど

Parkinson病治療薬

セレギリン塩酸塩(エフピー®OD錠 2.5 mg：0.1%未満)

循環器薬

ニカルジピン塩酸塩，ベラパミル塩酸塩，ジソピラミド

感染症治療薬

リネゾリド(ザイボックス®錠 600 mg・注射液 600 mg：0.1%未満)，ホスカルネットナトリウム水和物(点滴静注用ホスカビル®注 24 mg：1%未満)

神経因性膀胱治療薬

オキシブチニン塩酸塩

筋緊張治療薬

プリジノールメシル酸塩

高齢者

蠕動が低下した高齢者でのαグルコシダーゼ阻害薬(アカルボースなど)やポリスチレンスルホン酸カルシウムなどによる腸内停滞と固形化によりイレウス様症状

下線部の%数値は頻度を示す

副作用の起きるメカニズム

蠕動は複雑な自律神経のコントロールを受けている．加齢，糖尿病性神経症，電解質異常などで自律神経活動が障害を受けると蠕動が低下する．また，蠕動を抑制する薬理作用のある抗コリン作用をもつ薬物を投与すると蠕動の低下が顕在化すると考えられる．

予防

日常的に頻用する薬物で抗コリン作用を有するものは多い．添付文書の禁忌に麻痺性イレウスが記載されている薬物は 36，副作用欄に記載がある薬物は 89 もある．麻痺性イレウスを疑う場合には増悪因子として薬物をチェックする．

5 偽膜性大腸炎（抗菌薬関連下痢症）

pseudomembranous colitis（antibiotic-associated diarrhea；AAD）

重症度 ▶ 中等～重症
頻　度 ▶ 抗菌薬治療を受けた入院患者では1％
症　状 ▶ 院内感染が多い．抗菌薬服用開始から1～2週間後に，下腹部痛，水様下痢（時に血性），発熱で発症する．白血球増多を伴い，重症では中毒性巨大結腸症（toxic megacolon）を生じ，脱水，敗血症から30～80％の死亡率を呈する．偽膜性大腸炎の原因として *Clostridium difficile*（CD）が検出される場合は，CD関連下痢症（CD-associated diarrhea；CDAD）と診断される．一方，出血性大腸炎の原因として *Klebsiella oxytoca* が重要である．ただし無症候性保菌者も多いので注意．CDADの大腸内視鏡検査では，粘膜の脆弱性・易出血性，斑状発赤からアフタ様大腸炎，偽膜性大腸炎の所見を示す．便中のCD毒素が陽性となる．

患者背景

リスク因子　抗菌薬使用，入院，高齢がリスク因子である．入院患者の20％は無症候性のCD保菌者であるとする報告もある．消化性潰瘍に対する *Helicobacter pylori* の除菌療法後に発症することもある．胃酸分泌抑制薬もリスクを増すとの報告もある．

対応・処置

　原因薬物の中止．抗菌薬治療が必要であれば菌種に応じてリスクの低い薬物（アミノグリコシド系薬，マクロライド系薬，ニューキノロン系薬）に変更．水・電解質管理を行う．CD感染が確定するか，または疑われる場合には患者の隔離も必要．治療にはバンコマイシン塩酸塩またはメトロニダゾールを内服投与する．止痢薬としてロペラミド塩酸塩は投与しない．最近，CD毒素の吸着を目的としてコレスチラミンを併用したり，リファンピシン併用または乳酸菌製剤などのプロバイオティクス，毒素に対する免疫グロブリン投与が有効であるとの報告もある．また，CDADは再発が多く，再発患者に健常人の便を注入し正常腸内細菌叢を回復する（糞）便移植（fecal transplantation）が有効であると報告されている．

原因となる薬剤など

広域の抗菌スペクトラムをもつ抗菌薬
CDAD の原因として当初はクリンダマイシン，リンコマイシン塩酸塩水和物が多かったが，現在では第 2・3 世代セフェム系抗菌薬，アンピシリンナトリウム・スルバクタムナトリウム配合剤，ニューキノロン系薬，カルバペネム系薬などの報告が多い．出血性大腸炎の原因薬は合成ペニシリン系薬が 80〜90％，セフェム系薬が 15％前後であるとされる．

抗癌剤
イリノテカン塩酸塩水和物，パクリタキセルなど

その他
抗ウイルス薬，金製剤

副作用の起きるメカニズム

　広域抗菌スペクトルをもつ抗菌薬を経口投与すると，正常な腸内細菌叢が破壊され，上記抗菌薬に自然耐性をもつ嫌気性菌が繁殖する（菌交代現象）．*Clostridium* 属は毒素（A：enterotoxin，B：cytotoxin）を分泌し大腸粘膜を傷害するため腸炎症状を発症させる．発症者および無症候性保菌者は CD 菌の芽胞を含む便を排出し感染源となる．

6 薬物誘発性肝細胞障害型（肝炎型）肝障害

drug-induced hepatocellular injury(hepatitis type)〔薬物誘発性肝障害を総称的に記述する用語としては，drug-induced liver injury(DILI)を用いる〕

重症度 ▶ 中等〜重症，劇症型では死亡率10％

頻　度 ▶ 1〜10例/10万人，入院患者では0.7〜1.4％，薬物副作用の10％．新薬市販後に副作用のために発売中止となる最多の原因である

症　状 ▶ 60％は投与開始後60日以内に発症する．自覚症状は倦怠感，悪心・嘔吐，食欲低下，発熱，皮膚症状（皮疹，瘙痒感），肝腫大，黄疸である．検査では肝細胞逸脱酵素（アラニンアミノ基転移酵素（ALT），アスパラギン酸アミノ基転移酵素（AST））上昇が主体で，胆管酵素（γGTP，アスカリホスファターゼ（ALP））値とビリルビン（直接型主体）値の増加は相対的に軽度である．劇症型肝炎の黄疸の場合では間接（未抱合）ビリルビンが上昇する．免疫機序のものでは好酸球増加もみられる．劇症化すると肝不全症状（易出血性，肝性脳症）を生じる．

検査

特殊検査　薬物によっては自己抗体（抗核抗体，薬物代謝酵素に対する自己抗体）が陽性となることがある．原因薬物による薬剤添加リンパ球刺激テスト（DLST）が陽性化することがある．画像所見は肝腫大であるが，重症例では劇症肝炎に壊死と萎縮像を認める．

患者背景

リスク因子　ゲノムワイド関連解析研究（GWAS）からいくつかの薬物の肝障害に関連するヒト白血球抗原（HLA）アレルが報告されている．アルコール性肝障害の存在もリスクとされる．環境因子として，職業上の化学物質（有機溶媒など）の曝露も調査する．

対応・処置

原因薬物の同定は必ずしも容易でないが，疑わしい薬物を中止し，飲酒者には禁酒を指導する．ALT 300単位以上，総ビリルビン5 mg/dL（中等度以上の肝障害）では入院して治療すべきである．原因薬物の中止により肝細胞逸脱酵素は1週間で50％程度低下することが期待される．日本では肝庇護薬として強力ネオミノファーゲンシー®（SNMC）の投与が行われるが有効性のエビデンスは不明である．アセトアミノフェン誘発性肝障害に対してはN-アセチルシステインの投与，メトトレキサート（MTX）誘発性肝障害には

葉酸が適応となる．肝不全に対しては血漿交換，血液透析などの保存的療法と肝移植が治療手段である（副腎皮質ステロイド，インスリン・グルカゴン療法，活性炭血液灌流，プロスタグランジン E などの効果は証明されなかった）．

原因となる薬剤など

※ 1,000 種類以上の薬物が関係する．添付文書で 93 薬剤の副作用欄に劇症肝炎の記載がある

肝細胞障害型，肝炎型

抗真菌薬

警告！テルビナフィン塩酸塩〔ラミシール®錠 125 mg：0.01％●1.53％（市販後の使用成績調査，承認時までおよび再審査終了時までの集計）〕，フルコナゾール，イトラコナゾール〔イトリゾール®カプセル 50 mg：0.25％，イトリゾール内用液 1％：0.8％●32.7％（承認時，国内で実施した臨床試験）〕など

抗菌薬（報告中第 1 位）

キノロン系抗菌薬，セフトリアキソンナトリウム水和物，イソニアジド，リファンピシン〔リファジン®カプセル 150 mg：1.4％（承認前の調査）●1.2％（承認後の調査）〕，ピラジナミド，クラリスロマイシンなど

抗癌剤

シスプラチン〔ブリプラチン®注（10・25・50 mg）：0.1％未満，ランダ®注（10・25・50 mg）：0.1％未満，動注用アイエーコール®（50・100 mg）：3.7％（使用成績調査における副作用および臨床検査値異常）〕，MTX，カルムスチン，警告！フルタミド（20％で肝酵素上昇）（オダイン®錠 125 mg：0.5％），chlorambucil，シスプラチン，ダカルバジン，警告！テガフール・ウラシル〔ユーエフティ配合カプセル T100（テガフール 100 mg，ウラシル 224 mg）・E 配合顆粒〔T100（テガフール 100 mg，ウラシル 336 mg）・T150（テガフール 100 mg，ウラシル 336 mg）・T200（テガフール 100 mg，ウラシル 448 mg）〕：1.8％（承認時，再審査終了時およびその後の市販後調査）〕など

ホルモン製剤

ダナゾールなど

抗てんかん薬

フェニトイン，カルバマゼピン，バルプロ酸ナトリウム（投与中に 10～40％で無症候性の軽度の肝酵素上昇がある）など

降圧薬

ヒドララジン塩酸塩，トドララジン

抗リウマチ薬

レフルノミド〔アラバ®錠（10・20・100 mg）：0.1％未満（肝炎）●0.3％（肝機能障害）〕，アダリムマブ

痛風治療薬

アロプリノール，警告！ベンズブロマロン

NSAIDs（全報告数の第2位で 13%）

ジクロフェナクナトリウム〔ナボール®SR カプセル 37.5 mg：0.1～5%未満，ボルタレン®錠 25 mg：0.1%未満，ボルタレン®SR カプセル 37.5 mg：0.1～5%未満，ボルタレン®サポ（12.5・25・50 mg）：0.1%未満〕，ロキソプロフェンナトリウム水和物，メフェナム酸，アスピリン，市販の総合感冒薬なども多い

抗不整脈薬

アプリンジン塩酸塩〔アスペノン®カプセル（10・20 mg）：0.1%未満〕，警告！アミオダロン塩酸塩（15%の服用者で肝酵素上昇）（アンカロン®錠 100 mg：1.3%）など

抗甲状腺薬

チアマゾール，プロピルチオウラシル

漢方薬（全薬物中 4.7%）

柴胡桂枝乾姜湯，小柴胡湯など

その他

ハロタン（フローセン®：0.1%），イソフルラン，メチルドパ水和物，イソニアジド，警告！アセトアミノフェン，ダントロレンナトリウム水和物（ダントリウム®静注用 20 mg：5%以上），アカルボース〔グルコバイ®錠（50・100 mg）・OD 錠（50・100 mg）：0.1%未満（劇症肝炎，肝機能障害）〕，サラゾスルファピリジン，スタチン薬，アムリノン，セラトロダスト〔ブロニカ®錠（40・80 mg）・顆粒 10%：0.1%未満（劇症肝炎）●0.2%（重篤な肝機能障害）〕，モサプリドクエン酸塩水和物〔ガスモチン®錠（2.5・5 mg）・散 1%：0.1%未満〕，ベンゾジアゼピン系薬（トリアゾラムなど），イマチニブメシル酸塩〔グリベック®錠 100 mg：10%未満〕，ゲフィチニブ〔イレッサ錠 250 mg：1%未満（肝炎）●10%以上（肝機能障害）〕，ドネペジル塩酸塩〔アリセプト®錠（3・5・10 mg）・細粒 0.5%・D 錠（3・5・10 mg）・ドライシロップ 1%・内服ゼリー（3・5・10 mg）：0.1～1%未満〕，警告！チクロピジン塩酸塩，エダラボン〔（ラジカット®注 30 mg・点滴静注バッグ 30 mg：4.12%（承認後，使用成績調査）●2.58%（承認後，製造販売後臨床試験）●3.39%（承認後，小児の脳梗塞を対象とした特定使用成績調査）〕，アバカビル硫酸塩，アタザナビル〔レイアタッツ®カプセル（150・200 mg）：1%未満〕，ラマトロバン〔バイナス®錠（50・75 mg）：0.1%未満〕，オロパタジン塩酸塩，アルガトロバン水和物，エパルレスタット（キネダック®錠 50 mg：0.04%），テリスロマイシン，リシノプリル水和物，ロラタジン，インフリキシマブ（レミケード®点滴静注用 100 mg：1%未満），ソラフェニブトシル酸塩（特に進行性肝癌への使用で）（ネクサバール®錠 200 mg：0.1～1%未満），警告！ペモリン（ナルコレプシー治療薬），毒キノコ中毒，警告！デフェラシロクス

脂肪肝

ヒト免疫不全ウイルス（HIV）逆転写酵素阻害薬

ジドブジンなど

その他

アスピリン，バルプロ酸ナトリウム，デフェロキサミンメシル酸塩〔デスフェラール®注射用 500 mg：0.1～5%未満●1.2%（承認時までおよび承認時以降の調査の累計）〕，イブプロフェン，ヒト免疫不全ウイルス（HIV）プ

ロテアーゼ阻害薬〔リトナビル(ノービア®錠 100 mg・内用液 8%：<u>0.1%</u>)
など〕，ビタミン A，エタノール

非アルコール性脂肪性肝炎(NASH)

L-アスパラギナーゼ，MTX(肝線維化から肝硬変に進行)，タモキシフェン
クエン酸塩〔ノルバデックス®錠(10・20 mg)：<u>0.1%未満</u>〕，バルプロ酸ナト
リウム，アミオダロン塩酸塩

薬剤性肝リピドーシス

アミオダロン塩酸塩，アマンタジン塩酸塩など

肝静脈閉塞症(VOD)または類洞閉塞症候群(SOS)

シクロホスファミド水和物(毒性代謝物のアクロレインが関係)(エンドキ
サン®錠 50 mg：<u>0.1～5%未満</u>，経口用エンドキサン®原末 100 mg：<u>0.1～
5%未満</u>)，ブスルファン，アザチオプリン，エトポシドなど

腫瘍形成

男性ホルモン，経口避妊薬(限局性結節性過形成や肝細胞腺腫が発症)

B 型肝炎ウイルス(HBV)再活性化

HBV キャリアに免疫抑制作用を有する薬物(投与するとウイルス増殖が
刺激され重大な肝障害を生じることがある)

抗ヒト胸腺細胞ウサギ免疫グロブリン(サイモグロブリン®点滴静注
用 25 mg：<u>6.2%</u>)，タクロリムス水和物〔プログラフ®カプセル(0.5・
1 mg)：<u>40%</u>(本剤を投与した多発性筋炎・皮膚筋炎に合併する間質性肺
炎患者 25 例での主な副作用・臨床検査値異常)〕，抗癌剤など

下線部の%数値は頻度を示す

副作用の起きるメカニズム

　DILI の臨床症状は，肝細胞逸脱酵素の上昇が主体の肝細胞障害型(肝炎
型)と胆管系酵素の上昇と高ビリルビン血症が主体の薬物誘発性胆汁うっ滞
型〔次項(p.168)で詳述〕に大別される．両者の混合型も多い．肝細胞障害型
の機序は，アセトアミノフェンやパラコートの過量投与時のように薬物代謝
により反応性の高い代謝物が生成され，それが肝細胞内の蛋白や核酸と結合
し機能障害を生じるものが代表的である．アミオダロンなどのように累積投
与量が肝障害発現に関連するものもある．さらに，薬物自体あるいは代謝物
がハプテンとして働き免疫的な感作を成立させ，肝障害を生じることもあ
る．

　脂肪酸から超低比重リポ蛋白(VLDL)を合成する経路やミクロゾームでの
脂肪酸の β 酸化反応を阻害する薬物は脂肪肝(steatosis)を生じることがあ
る．急性の脂肪肝は脂肪滴が小さく，慢性の脂肪肝では脂肪滴は大きい．薬
物によっては脂肪肝に炎症要因が加わり非アルコール性脂肪性肝炎(NASH)
から肝硬変に至る例もある．肝中心静脈閉塞症(VOD)では中心静脈から肝
静脈の血管に線維性肥厚と内腔狭窄，類洞拡張(peliosis hepatis)，門脈血栓
の所見を示す．

7 薬物誘発性胆汁うっ滞型肝障害

drug-induced cholestasis

重症度 ▶ 中等～重症
頻　度 ▶ 不明
症　状 ▶ 胆管系酵素（γGTP，アルカリホスファターゼ（ALP））の増加が主体で，黄疸と皮膚瘙痒感が強いのが特徴である．画像上特徴的な所見はない．

患者背景

リスク因子　不明．

対応・処置

　閉塞性黄疸の原因を精査し，薬物性の疑いが強ければ原因として疑わしい薬物を中止する．ただし，胆汁うっ滞型の肝障害は原因薬物を中止しても回復までに6か月またはそれ以上を要することがある．胆汁分泌障害が生じるため脂溶性ビタミン吸収が不足するので補充を行う．
　薬物療法としてはウルソデオキシコール酸の投与が推奨される．痒みが強いので，痒みの原因となる胆汁酸の排泄を促す目的で，消化管内で胆汁酸を吸着する陰イオン交換樹脂薬のコレスチラミンやコレスチミドを投与する．胆汁酸抱合反応を誘導する目的でフェノバルビタールやリファンピシンを投与することもある．肝障害・肝炎の所見が強い場合には副腎皮質ステロイドの使用も考慮する．

原因となる薬剤など

※日本の添付文書では35薬剤で副作用欄に胆汁うっ滞の記載がある

抗精神病薬
クロルプロマジン塩酸塩など
男性（蛋白同化）ホルモン
テストステロンなど
経口避妊薬
エストラジオール（エストラーナ®テープ0.72 mg：0.1～5%未満，ディビゲル®1 mg：0.1～1%未満，ル・エストロジェル®0.06%：1%未満）
抗菌薬
アモキシシリン水和物・クラブラン酸カリウム配合薬［オーグメンチン®配合錠［125SS（アモキシシリン水和物125 mg・クラブラン酸カリウム62.5 mg）・250RS（アモキシシリン水和物250 mg・クラブラン酸カリウム125 mg）］：0.1%未満（肝炎，黄疸）●0.1～5%未満〔AST（GOT），ALT

(GPT), Al-P の上昇)], ケトコナゾール, サルファ剤, エリスロマイシン, nafcillin

ACE 阻害薬
カプトプリル〔カプトリル®錠(12.5・25 mg)・細粒 5%：<u>0.1%未満</u>〕

三環系抗うつ薬
特にイミプラミン塩酸塩，アミトリプチリン塩酸塩

ヒト免疫不全ウイルス(HIV)治療薬
インジナビル硫酸塩エタノール付加物〔クリキシバンカプセル 200 mg：<u>0.19%</u>(肝炎)〕，エファビレンツ〔ストックリン®錠(200・600 mg)：<u>3.6%</u>(肝障害)〔総症例 1,703 例中 62 例．国内使用成績調査(再審査終了時)〕●<u>5.1%</u>(肝機能障害)〔総症例 1,703 例中 86 例．国内使用成績調査(再審査終了時)〕〕, **警告!** ネビラピン(ビラミューン®錠 200 mg：<u>11.4%</u>)

NSAIDs
スリンダク〔クリノリル®錠(50・100 mg)：<u>0.1～5%未満</u>〕，ジクロフェナクナトリウム〔ナボール®SR カプセル 37.5 mg：<u>0.1～5%未満</u>，ボルタレン®錠 25 mg・サポ(12.5・25・50 mg)：<u>0.1%未満</u>，ボルタレン®SR カプセル 37.5 mg：<u>0.1～5%未満</u>〕など

その他
カルバマゼピン，金製剤，チアマゾール，クロルプロパミド，**警告!** フルタミド(オダイン®錠 125 mg：<u>0.5%</u>)，アジマリン，シプロヘプタジン塩酸塩水和物，ジソピラミド〔リスモダン®P 静注 50 mg：<u>0.2%</u>(再審査終了時)〕，エゼチミブ

下線部の%数値は頻度を示す

副作用の起きるメカニズム

単純型では肝組織に炎症細胞の浸潤はなく肝細胞で合成された抱合型ビリルビンを細胆管に分泌するトランスポーター蛋白の障害が機序であると推測される．一方，門脈領域の細胆管や胆管に細胞浸潤を認めるものでは胆管炎により胆管消失症候群の病態を生じ，薬物中止後も長期間胆汁うっ滞が継続することがある．

8 薬物誘発性膵炎

drug-induced pancreatitis

重症度 ▶ 中等～重症
頻　度 ▶ まれ，成人では急性膵炎全体の原因の1～2%と推定される．小児では13～30%と高い
症　状 ▶ 腹痛(背部に放散する)，悪心・嘔吐，腹部膨満，発熱が生じる．炎症が腹腔内に波及すると筋性防御などの腹膜刺激症状が生じ，低血圧，低カルシウム血症症状，中枢症状を生じる．

検査

臨床検査 血清リパーゼや膵臓型アミラーゼ高値．
画像検査 立位腹部単純X線写真で胸水貯留，膵臓周囲に限局したイレウスによる小腸の限局的拡張像(sentinel loop sign)，腸超音波検査やCT検査で膵臓および周囲の炎症像を認める．

患者背景

リスク因子 ヒト免疫不全ウイルス(HIV)感染者，後天性免疫不全症候群(エイズ)発症者，臓器移植後免疫抑制薬服用者，炎症性腸疾患患者，喫煙者，大酒家，胆嚢摘出患者(Oddi括約筋緊張度を高めるコデインリン酸塩，麻薬などにより胆管・膵管内圧が上昇しやすい)，高カルシウム血症を生じる病態(副甲状腺機能亢進症，骨転移のある担癌患者)．

対応・処置

原因薬物の中止，絶食，水・電解質補給，麻薬(meperidine)などによる除痛など，通常の膵炎治療に準ずる．

原因となる薬剤など

免疫抑制薬
アザチオプリン(5%)，メルカプトプリン水和物

利尿薬
サイアザイド系利尿薬，フロセミド(ラシックス®注100 mg：0.1～5%未満)

抗癌剤
フルオロウラシル，L-アスパラギナーゼ(2～16%)，テガフール・ギメラシル・オテラシルカリウム，シタラビン，イホスファミド，シスプラチン[ブリプラチン®注(10・25・50 mg)：0.1%未満，ランダ®注(10・25・50 mg)：0.1%未満]，ビンブラスチン硫酸塩など

抗菌薬・抗ウイルス薬など

メトロニダゾール，ST 合剤，ペンタミジンイセチオン酸塩（ベナンバックス®注用 300 mg：0.5%），警告！ ジダノシン（1.5～9%），リトナビル（ノービア®錠 100 mg・内用液 8%：2%未満），テトラサイクリン塩酸塩，エリスロマイシン，ペグインターフェロン製剤など

降圧薬

ACE 阻害薬（0.3～1%），メチルドパ水和物

ホルモン

エストロゲン

抗てんかん薬

バルプロ酸ナトリウム（1～5%）など

NSAIDs

スリンダク，アセトアミノフェンなど

脂質異常症治療薬

シンバスタチン，プラバスタチンナトリウム，ベザフィブラート

その他

コデインリン酸塩，サラゾスルファピリジン，メサラジン〔ペンタサ®錠（250・500 mg）・注腸 1 g：0.01%以上 0.1%未満〕，カルシウム製剤（7～11%）

下線部の%数値は頻度を示す

副作用の起きるメカニズム

薬物（ペンタミジン，L アスパラギナーゼ，フロセミドなど）の直接毒性による場合もあるが，免疫的な機序が想定されるものが多い．

9 悪心・嘔吐，食欲低下

nausea / vomiting, anorexia

> 重症度▶軽～中等症
> 頻　度▶多い
> 症　状▶嘔吐切迫感により唾液分泌亢進，顔面蒼白，冷汗，頻脈，徐脈を伴う．嘔吐後には，起立性低血圧，脱力感，疲労感などが生じる．

患者背景

抗癌化学療法を受けている患者などでは，悪心・嘔吐への予測ストレスが存在するので閾値が下がる．どの薬物でも（プラセボでも）悪心・嘔吐は生じうる．ただし，化学受容器引金帯（CTZ）などの嘔吐反射の刺激伝達物質の受容体を刺激する作用のある薬物はリスクが高い．

対応・処置

原因薬物の中止．抗癌剤誘発性の悪心・嘔吐ではアプレピタント，メトクロプラミド，5-HT$_3$受容体拮抗薬，副腎皮質ステロイドの投与を行う．

原因となる薬剤など

麻薬
モルヒネ塩酸塩水和物〔オプソ®内服液（5・10 mg）：5%以上●14.1%（承認時），パシーフ®カプセル（30・60・120 mg）：5%以上〕，コデイン塩酸塩などすべての麻薬（投与開始後数日間が強いので少量から開始する）

手術関連薬

吸入麻酔薬
ハロタン（フローセン®：0.1～5%未満）など

局所麻酔薬
プロカイン塩酸塩など

静注麻酔薬
ケタミン塩酸塩〔ケタラール®静注用（50・200 mg）・筋注用500 mg：13.36%（新開発医薬品の副作用のまとめ）●1.5%以上〕，プロポフォール〔1%ディプリバン®注・注ーキット：0.1～5%未満（悪心）●0.1%未満（嘔吐）〕，フェンタニルクエン酸塩〔フェンタニル®注射液「第一三共」（0.1・0.25 mg）：2.44%（悪心・嘔吐）（成人）●1%以上（悪心・嘔吐）●5.8%（嘔吐）（小児）〕など

筋弛緩薬
スキサメトニウム塩化物水和物など

抗コリンエステラーゼ

ネオスチグミン〔ワゴスチグミン®散(0.5％)：0.1～5％未満●181例中4件(再評価時)，ワゴスチグミン®注(0.5・2 mg)：0.1～5％未満〕など

抗癌剤

シスプラチン〔ブリプラチン®注(10・25・50 mg)・ランダ®注(10・25・50 mg)：74.6％(再審査終了時)，動注用アイエーコール®(50・100 mg)：76％(悪心・嘔吐)(肝細胞癌患者を対象とした国内臨床試験)(承認時)●9.9％(悪心)(再審査終了時)●10％以上(悪心・嘔吐)、2.8％(嘔吐)(再審査終了時)〕，シタラビン〔キロサイド®注(20・40・60・100・200 mg)：26.8％(本剤単独投与の場合)●42.7％(他の抗腫瘍剤との併用時)(承認時～1976年4月までの集計)●10～20％未満，キロサイド®N注(400 mg・1 g)：80.5％(キロサイドN注400 mg承認時)●26％(再発または難治性急性白血病を対象とした使用成績調査)(再審査終了時)●21.3％(再発または難治性悪性リンパ腫を対象とした使用成績調査)●80％(再発または難治性の小児急性白血病患児を対象とした製造販売後臨床試験)●10％以上〕，シクロホスファミド水和物〔エンドキサン®錠50 mg・経口用エンドキサン®原末100 mg：5％以上または頻度不明，注射用エンドキサン®(100・500 mg)：20.73％(再評価結果時)●91％(急性白血病などの造血幹細胞移植の前治療における本剤の第Ⅱ相臨床試験)●5％以上〕，プロカルバジン塩酸塩〔塩酸プロカルバジン®カプセル50 mg「中外」：10％以上または頻度不明〕，メトトレキサート〔メソトレキセート®点滴静注液(200・1,000 mg)：50％以上●71.2％(メトトレキサート・ロイコボリン救援療法において副作用集計対象となった222例中)，注射用メソトレキセート®5 mg：50％以上●67.7％(CMF療法において副作用集計対象となった62例中)(承認時の集計)●71.2％(メトトレキサート・ロイコボリン救援療法において副作用集計対象となった222例中)(再審査終了時の集計)●27.6％(メトトレキサート・フルオロウラシル交代療法において副作用集計対象となった1,854例中)(再審査申請時の集計)〕，カルボプラチン〔パラプラチン®注射液(50・150・450 mg)：0.1％未満●10％以上または頻度不明●50.45％〔総症例6,218例(承認時620例および使用成績調査5,598例)〕(再審査終了時までの集計)〕，イリノテカン塩酸塩水和物〔カンプト®点滴静注(40・100 mg)・トポテシン®点滴静注(40・100 mg)：50％以上〕など

その他

ジギタリス薬，テオフィリン〔テオドール®錠(50・100・200 mg)・顆粒20％：0.1～5％未満●4.05％(承認時)●1.1％(市販後)(2002年10月集計)，テオドール®シロップ2％・ドライシロップ20％：0.1～5％未満●0.41％(再審査終了時)●0.37％(再審査終了時)，ユニフィル®LA錠(100・200・400 mg)：0.1～5％未満，アプネカット®経口液10 mg：0.5％〔使用実態下における安全性および有効性に関する調査(調査期間：2006年10月17日～2009年3月31日)〕，ジドブジン〔レトロビル®カプセル100 mg：0.1～5％未満〕，ジダノシン〔ヴァイデックス®ECカプセル(125・200 mg)：5％以上または頻度不明●1％未満●27.5％(HIV感染症を対象とした比較臨床試験)〕，カルバマゼピン〔テグレトール®錠(100・200 mg)・細粒50％：0.1～5％未満〕，アミオダロン塩酸塩〔アンカロン®錠100 mg：1％未満●5％未満(悪心・嘔気)，アンカロン®注150 mg：5％未満〕，ブロモクリプチンメシル酸塩〔パーロデル®錠2.5 mg：0.1～5％未満●5％以上●12％(産褥性乳汁分泌の抑制，乳汁漏出症，

排卵障害および下垂体腺腫)●<u>3.2%</u>〔末端肥大症(先端巨大症)および下垂体性巨人症〕●<u>8.3%</u>(パーキンソン症候群)●<u>4.7%</u>(産褥性乳汁分泌の抑制,乳汁漏出症,排卵障害および下垂体腺腫)●<u>9.7%</u>〔末端肥大症(先端巨大症)及び下垂体性巨人症)〕,レボドパ[ドパストン®カプセル250 mg・散98.5%:<u>31.18%</u>,ドパストン®静注(25・50 mg):<u>4.2%</u>(744例の副作用集計)●<u>0.5〜5%未満</u>,ドパゾール®錠200 mg:<u>31.2%</u>●<u>49.1%</u>(承認前の調査)●<u>28.1%</u>〔承認後の調査(4年間)〕●<u>14.7%</u>(食欲不振)〕,鉄剤など多数

下線部の%数値は頻度を示す

副作用の起きるメカニズム

悪心と嘔吐は同じ神経反射経路を通じて生じるため,通常一対の症状として現れる.この症状は延髄の嘔吐中枢がCTZ,消化管,咽頭部,小脳,三半規管,嗅覚などから入力する刺激により興奮すると生じる反射である.この経路の神経伝達物質としてはドパミン,セロトニン,ムスカリン,ヒスタミン,ニューロキニンなどが関係している.嘔吐中枢からの出力は迷走神経を介した副交感神経刺激であり,徐脈,深い呼吸,顔面蒼白,げっぷ,冷汗,唾液分泌,消化管と横隔膜の強い収縮(による嘔吐反応)として現れる.

8 眼科領域

1 角膜混濁・沈着物

corneal opacity / deposit

重症度 ▶ 軽～重症
頻度 ▶ まれ
症状 ▶ 点眼薬では使用開始後1か月ほどで目のかすみや充血と視力の低下を訴える．内服薬によるものでは，多くは投与開始から1か月以上経過してから，霧視，眼痛，充血，流涙などの症状や視力低下を訴える．

検査

眼科的検査 細隙灯で角膜混濁を認める．

患者背景

リスク因子 ドライアイの病態があると点眼薬の濃度が上がり薬物が沈着しやすくなる．

対応・処置

原因薬物の中止のほかに積極的な治療法はない．

原因となる薬剤など

内服薬・注射薬

NSAIDs

インドメタシンとそのプロドラッグ，デフェロキサミンメシル酸塩

その他

トスフロキサシントシル酸塩水和物，アミオダロン塩酸塩（渦巻状色素沈着が高用量400 mg/日ではほぼ100%に生じる），抗マラリア薬（chloroquineなどで角膜沈着95%），シクロスポリン，タクロリムス水和物，フレカイニド酢酸塩，ハロペリドール，クロルプロマジン塩酸塩，ボリコナゾール，プログルメタシンマレイン酸塩，テガフール・ギメラシル・オテラシルカリウム（点状表層角膜症）〔ティーエスワン®配合カプセル〔T20（テガフール20 mg，ギメラシル5.8 mg，オテラシルカリウム19.6 mg）・T25（テガフール25 mg，ギメラシル7.25 mg，オテラシルカリウム24.5 mg）〕・配合顆粒〔T20（テガフール20 mg，ギメラシル5.8 mg，オテラシルカリウム19.6 mg）・T25（テガフール25 mg，ギメラシル7.25 mg，オテラシルカリウム24.5 mg）〕・配合OD錠〔T20（テガフール20 mg，ギメラシル5.8 mg，オテラシルカリウム19.6 mg）・T25（テガフール25 mg，ギメラシル7.25 mg，オテラシルカリウム24.5 mg）〕：0.1～5%未満〕，アフリベルセプト（硝子体内注射液）〔アイリーア®硝子体内注射液40 mg/mL：0.1～1%未満（点状角膜炎，角膜擦過傷，角膜浮腫，角膜びらん，角膜上

皮欠損，角膜障害，角膜炎〕●5.3%(点状角膜炎)〔日本人症例．国内外で実施された第Ⅲ相試験〔2試験の併合解析(2年間)〕〕}，ペガプタニブナトリウム(硝子体内注射液)〔マクジェン®硝子体内注射用キット 0.3 mg：6%(角膜浮腫)(国内で実施された二重盲検試験)(承認時までの調査の集計)●30%(点状角膜炎)(国内で実施された二重盲検試験)(承認時までの調査の集計)●23%(表層角膜炎)(国内で実施された二重盲検試験)(承認時までの調査の集計)●28%(点状角膜炎)(海外で実施された sham 対照二重盲検試験)(承認時までの調査の集計)●25%(点状角膜炎)(海外で実施された上記の試験の2年目)(承認時までの調査の集計)●1%～〔点状角膜炎，角膜浮腫，角膜びらん，角膜上皮障害，表層角膜炎(前眼部)〕●0.1～1%以下〔角膜炎，角膜沈着物，角膜症(前眼部)〕●0.1%以下〔角膜障害(前眼部)〕〕，ラニビズマブ(硝子体内注射液)〔ルセンティス®硝子体内注射液 2.3 mg：12.9%〔点状角膜炎(網膜静脈閉塞症に伴う黄斑浮腫)〕(国内第Ⅲ相臨床試験)●3.4%〔点状角膜炎(病的近視における脈絡膜新生血管)〕(国際共同第Ⅲ相臨床試験)(効能または効果の一変承認時までの集計)●5%以上(点状角膜炎)●1%未満(角膜症，角膜沈着物，角膜線条，角膜浮腫)〕

点眼薬・眼軟膏など

抗菌薬

アミノグリコシド系薬，ニューキノロン系薬，リファブチン

抗真菌薬

ピマリシン〔ピマリシン®点眼液 5%「センジュ」：3.13%(承認時および使用成績調査)〕

抗ウイルス薬

アシクロビル〔ゾビラックス®眼軟膏 3%：5%以上●11.7%(再審査終了時)〕

その他

β遮断薬，ヒアルロン酸ナトリウム〔ヒアレイン®点眼液(0.1・0.3%)・ミニ点眼液(0.1・0.3%)：0.1～5%未満〕，ピロカルピン塩酸塩，プロスタグランジン製剤，炭酸脱水素酵素阻害薬，表面麻酔薬，ネパフェナク〔ネバナック®懸濁性点眼液 0.1%：0.1～1%未満(角膜炎，角膜障害)〕など

下線部の%数値は頻度を示す

副作用の起きるメカニズム

　点眼薬により生じる場合は，点眼液中の有効成分または防腐剤(ベンザルコニウム塩化物，パラベン類)により角膜上皮が障害を受け，透明な構造を維持できなくなるために生じる．この状態を中毒性角膜症(toxic keratopathy)という．

　内服薬により生じる場合には，薬物自体が角膜に沈着する機序(アミオダロン塩酸塩など)やテガフール・ギメラシル・オテラシルカリウム(TS-1)のように角膜に異型上皮が侵入する機序がある．

2 白内障

cataract

- 重症度 ▶ 軽〜中等症
- 頻　度 ▶ 関節リウマチ患者のデータではプレドニゾロン平均8mgを7年間服用すると頻度は29%(対照群18%)
- 症　状 ▶ 両眼性に水晶体が混濁するため視力が低下し，霧視，羞明，ハロー現象(光がにじんで広がって見えたり，物の周辺がぼんやり見える)が生じる．

患者背景

リスク因子　加齢性の白内障のリスク因子は喫煙，飲酒，日光曝露，低栄養，メタボリックシンドローム，糖尿病，眼外傷などである．ステロイド誘発性の白内障は成人よりも小児でリスクが高い．

対応・処置

可能であれば原因薬物の中止．薬物治療で有効なものはなく，症状に応じて水晶体摘出と人工レンズ挿入を行う．従来の日本で治療薬として使用されたチオプロニンやピレノキシンの効果は証明されていない．海外で実施された抗酸化ビタミン(βカロテン，ビタミンC，ビタミンE)の投与も無効であった．

原因となる薬剤など

※日本の添付文書では108薬剤の副作用欄に白内障の記載がある

> 副腎皮質ステロイド(経口・全身投与＞10 mg/日でリスク増加．点眼薬ではリスクが高い．高用量の吸入薬でも生じる．後極皮質下の混濁のため視力低下に対して，まぶしさを強く訴える)，ペニシラミン〔メタルカプターゼ®カプセル(50・100 mg)：<u>0.1%未満</u>〕，エタネルセプト〔エンブレル®皮下注(25・50 mgシリンジ)・皮下注用(10・25 mg)・皮下注50 mgペン：<u>0.1%未満</u>〕，トシリズマブ〔アクテムラ®点滴静注用(80・200・400 mg)・皮下注162 mg(シリンジ・オートインジェクター)：<u>0.1%未満</u>〕，フェノチアジン系抗精神病薬，ブスルファン，フェニトイン，chlorambucil，ミコフェノール酸モフェチル〔セルセプト®カプセル250 mg：<u>1%未満</u>〕，ピラセタム(ミオカーム内服液33.3%：<u>1.7%</u>)など

下線部の%数値は頻度を示す

副作用の起きるメカニズム

加齢，薬物，放射線，全身疾患(糖尿病)などのために水晶体に不可逆的な混濁が生じた状態である．副腎皮質ステロイドの点眼や全身投与によるものは両眼の水晶体後極部の後嚢下皮質に淡い円形混濁を生じる．

3 緑内障，眼内圧亢進

glaucoma, ocular hypertension

> **重症度** ▶ 軽〜中等症
> **頻　度** ▶ 不明
> **症　状** ▶ 急性発作では，眼圧上昇に対応して悪心・嘔吐，眼痛，結膜充血，散瞳，視力低下が生じる．慢性緑内障では視野狭窄などが生じるまで自覚症状が少ない．

検査

眼科的検査　眼底の視神経乳頭陥凹拡大，周辺性視野狭窄．

対応・処置

原因薬物の中止，β遮断薬点眼などの緑内障治療．

原因となる薬剤など

※日本の添付文書では96薬剤の副作用欄の緑内障の記載がある

散瞳薬，抗コリン作用のある薬物
抗Parkinson病薬
トリヘキシフェニジル塩酸塩など
抗うつ薬
三環系薬および選択的セロトニン再取り込み阻害薬(SSRI)
過活動膀胱治療薬
コハク酸ソリフェナシン，イミダフェナシン(ウリトス®錠 0.1 mg・OD錠 0.1 mg：<u>0.06%</u>，ステーブラ®錠 0.1 mg・OD錠 0.1 mg：<u>0.06%</u>)
その他
アトロピン硫酸塩水和物など，ジソピラミド，イプラトロピウム臭化物水和物，抗ヒスタミン薬
その他
副腎皮質ステロイド，アルプロスタジル，ケタミン塩酸塩，フェノチアジン系抗精神病薬，メチルフェニデート塩酸塩，ゾルピデム酒石酸塩，オランザピン，カフェイン，トピラマート，バルデナフィル塩酸塩水和物〔レビトラ®錠(5・10・20 mg)：<u>0.01〜0.1%未満</u>〕，イマチニブメシル酸塩など

下線部の%数値は頻度を示す

副作用の起きるメカニズム

抗コリン作用のある薬物は,散瞳作用を介して前房水の流出を妨害する機序で,眼圧上昇を引き起こすと推測されている.

4 視神経炎

optic neuritis

重症度 ▶ 中等～重症
頻　度 ▶ 薬物によるが，まれでない
症　状 ▶ 薬物投与開始後数日～数か月経過したのちに急激な視力低下，近くの物に焦点（ピント）が合わない，色がわかりにくい，中心暗点，眼窩痛，眼球運動時痛などが生じる．
視覚障害は生命予後には影響しないが，不可逆的な網膜障害や視神経炎は患者のQOLにとって重大な問題である．

検査

眼科的検査で視覚障害の病変を同定する．

患者背景

リスク因子 特になし．

原因となる薬剤など

エタンブトール塩酸塩(1～50%)，ジスルフィラム（長期投与の場合），イソニアジド，ペニシラミン，エタネルセプト，インフリキシマブ，ボリコナゾール，クロラムフェニコール，ジダノシン，インターフェロン製剤，リバビリン，フルダラビンリン酸エステル，ドキソルビシン塩酸塩（ドキシル®注20 mg：1%未満)，シスプラチン〔ブリプラチン®注(10・25・50 mg)：0.1%未満，ランダ®注(10・25・50 mg)：0.1%未満〕，タモキシフェンクエン酸塩〔ノルバデックス®錠(10・20 mg)：0.1%未満〕，オキサリプラチン，ダサチニブ水和物，ニロチニブ塩酸塩水和物，リネゾリド(28日を超えて使用した場合)，シクロスポリン，カルムスチン，アミオダロン塩酸塩（硝子体前極皮質下沈着による光輪視や視神経障害）

下線部の%数値は頻度を示す

副作用の起きるメカニズム

　視覚障害は水晶体，硝子体，網膜，視神経のいずれかの部位に障害が生じるために出現する．機序的には，医薬品による可逆的な調節障害（抗コリン作用をもつ薬物）から，器質的な網膜障害，視神経炎，視覚に関係する中枢の障害までを含む．そのうち，緑内障，白内障，眼調節機能障害については別項目で説明した．

5 色覚異常

dyschromatopsia / color vision deficiency

重症度 ▶ 軽症
頻　度 ▶ まれ
症　状 ▶ 物に色がついてみえる現象（彩視症），黄視症や緑視症など．

患者背景

リスク因子　特になし．

対応・処置

原因薬物の中止または減量．

原因となる薬剤など

黄視症

ジギタリス（中毒），ジソピラミド〔リスモダン®カプセル（50・100 mg）：0.1％未満〕，トリクロルメチアジド〔フルイトラン®錠（1・2 mg）：0.1％未満〕，ヒドロクロロチアジドとその合剤，パミドロン酸二ナトリウム水和物，ボリコナゾール〔ブイフェンド®錠（50・200 mg）・静注用 200 mg：1～5％未満〕，サントニン（駆虫薬）

その他

PDE5 阻害薬

シルデナフィルクエン酸塩〔バイアグラ®錠（25・50 mg）：0.1～1％未満，レバチオ®錠 20 mg：1％未満●5％以上〔色視症（青視症，黄視症など）〕〕，バルデナフィル塩酸塩水和物〔レビトラ®錠（5・10・20 mg）：0.1～1％未満〕など

その他

サルファ剤，エタンブトール塩酸塩（視神経炎のため），ジスルフィラム，チアベンダゾール，アプリンジン塩酸塩〔アスペノン®カプセル（10・20 mg）：0.1％未満〕，ベルテポルフィン（ビスダイン®静注用 15 mg：1～5％未満），トラネキサム酸，リネゾリド

下線部の％数値は頻度を示す

副作用の起きるメカニズム

　おそらく薬物による視神経細胞への作用によると考えられる．勃起不全（ED）治療薬であるホスホジエステラーゼ（PDE5）阻害薬は，弱いながら視神経に発現している酵素である PDE6 を阻害する作用があるためと考えられている．

6 眼調節機能障害

accommodation disturbance

重症度 ▶ 軽症
頻　度 ▶ 不明
症　状 ▶ 近くの物に焦点(ピント)が合わない，複視，物がぼやける，霧視が生じる．

患者背景

リスク因子　加齢による調節機能の低下．

対応・処置

原因薬物の中止または減量．

原因となる薬剤など

※日本の添付文書では 106 薬剤の副作用欄に調節障害の記載がある

抗コリン作用薬または作用が強い薬物
抗 Parkinson 病薬 アマンタジン塩酸塩〔シンメトレル®錠(50・100 mg)・細粒 10%：0.1〜5%未満〕，トリヘキシフェニジル塩酸塩(トレミン®錠 2 mg・散 1%：5%以上または頻度不明)
ベンゾジアゼピン系薬 エチゾラム〔デパス®錠(0.25・0.5・1 mg)・細粒 1%：0.1%未満〕，フルタゾラム(コレミナール®錠 4 mg・細粒 1%：0.1%未満)，メダゼパム〔レスミット®錠(2・5 mg)：0.1%未満〕など
抗精神病薬 ハロペリドール〔セレネース®錠(0.75・1・1.5・3 mg)・細粒 1%・内服液 0.2%：5%未満〕，リスペリドン〔リスパダール®錠(1・2・3 mg)・細粒 1%・OD 錠(0.5・1・2 mg)・内用液 1 mg：1%未満〕，クロザピンなど
抗うつ薬 塩酸セルトラリン〔ジェイゾロフト®錠(25・50 mg)：1%未満〕，イミプラミン塩酸塩〔トフラニール®錠(10・25 mg)：0.1〜5%未満〕など
その他 アトロピン硫酸塩水和物，スコポラミン臭化水素酸塩水和物，ジソピラミド，シベンゾリンコハク酸塩〔シベノール®錠(50・100 mg)：0.1%未満(光視症，霧視などの視調節障害)，シベノール®静注 70 mg：0.1〜5%未満(霧視などの視調節障害)〕など

6 眼調節機能障害

筋弛緩薬
バクロフェン〔ギャバロン®錠(5・10 mg)：0.1%未満，ギャバロン®髄注(0.0005・0.05・0.2%)：0.1～5%未満〕

消化性潰瘍治療薬
ピレンゼピン塩酸塩水和物(ガストロゼピン®錠25 mg：0.1%未満)，コランチル(コランチル®配合顆粒：0.1～5%未満)

抗てんかん薬
トリメタジオン，フェニトイン，カルバマゼピン〔テグレトール®錠(100・200 mg)・細粒50%：0.1%未満〕，ガバペンチン，トピラマート(複視，眼振)

その他
ジゴキシン〔20%(霧視)〕，ボリコナゾール〔ブイフェンド®錠(50・200 mg)・200 mg 静注用：1～5%未満〕，ラミブジン，コハク酸ソリフェナシン〔ベシケア®錠(2.5・5 mg)・OD錠(2.5・5 mg)：0.1～5%未満〕，コデインリン酸塩，モルヒネ塩酸塩水和物，オキシコドン塩酸塩水和物〔オキシコンチン®錠(5・10・20・40 mg)：5%未満〕，ナイアシン，タムスロシン塩酸塩，ビンクリスチン硫酸塩(末梢神経炎による調節障害)

下線部の%数値は頻度を示す

副作用の起きるメカニズム

異なる距離にある物体像を網膜上に正確に結像させるためにはアセチルコリン作動性の動眼神経による眼球の輻輳運動とレンズ厚の変化による屈折力の調節が必要である．加齢などによりこの調節機能が低下している患者が抗コリン作用を有する薬物を服用すると，物体像のピントがぼんやりとしか合わなくなり，物がみえにくい，霧視などの症状が生じる．また，錐体外路症状(眼振)や末梢神経障害などがあっても副作用として同様の症状が生じる．

7 網膜出血，眼底出血

retinal hemorrhage, hemorrhage in ocular fundus

重症度 ▶ 重症
頻　度 ▶ 不明
症　状 ▶ 突然視力が低下する．出血部位が黄斑部におよぶと視力が急激に低下する．出血部位に応じた視野欠損が出現する．

検査

眼科的検査　眼底検査や蛍光眼底造影検査で硝子体出血，網膜出血，網膜下出血の診断がつけられる．

患者背景

リスク因子　網膜血管に糖尿病，高血圧などで基礎病変(糖尿病網膜症など)がある場合に副作用リスクが増加する．ウイルス性肝炎治療でインターフェロンと抗ウイルス薬との併用療法を行う場合には1〜5%の頻度で網膜出血が生じるので，定期的な眼科検査が推奨されている．

対応・処置

原因薬物の中止または減量．必要に応じて光凝固療法などの眼科処置．

原因となる薬剤など

網膜出血・眼底出血

ワルファリンカリウム，インターフェロン製剤，リバビリン(1〜5%)，テラプレビル(テラビック®錠250 mg：5%未満)，ボリコナゾール[ブイフェンド®錠(50・200 mg)・200 mg静注用：1〜5%未満]，プレガバリン[リリカ®カプセル(25・75・150 mg)：0.3%以上1%未満]，トシリズマブ[アクテムラ®点滴静注用(80・200・400 mg)・皮下注162 mg(シリンジ・オートインジェクター)：0.1%未満]，金製剤，イマチニブメシル酸塩，エベロリムス[アフィニトール®錠(2.5・5 mg)：1%未満]，ペガプタニブナトリウム[マクジェン®硝子体内注射用キット0.3 mg：1%〜●5%[国内で実施された非盲検試験(2年目の中間解析)]]，シルデナフィルクエン酸塩(レバチオ®錠20 mg：1〜5%未満)，アフリベルセプト(アイリーア®硝子体内注射液40 mg/mL：0.9%)，リバーロキサバン[イグザレルト®錠(10・15 mg)：1.1%(国内データ)●0.12%(非弁膜症性心房細動患者を対象とした国内外第Ⅲ相臨床試験2試験の成績を合算)]，アスピリン，ジピリダモール，イコサペント酸エチル[エパデール®カプセル300 mg・S(300・600・900 mg)：0.1%未満]，アルプロスタジル，ベラプロストナトリウム(ドルナー®錠20μg：0.1%未満，プロサイリン®錠20μg：

0.1％未満），クロピドグレル硫酸塩〔プラビックス®錠(25・75 mg)：1％未満〕，シロスタゾール〔プレタール®OD錠(50・100 mg)・散20％：0.1〜5％未満〕，エリスロポエチン製剤，イソニアジド(イスコチン®原末・錠100 mg・注100 mg：0.1〜5％未満，ヒドラ®錠「オーツカ」50 mg：0.1〜5％未満），ゲムシタビン塩酸塩〔ジェムザール®注射用(200 mg・1 g)：1％未満〕，ミトタン(オペプリム®：1％未満)，ベルテポルフィン

網膜血管閉塞

ノルゲストレル系薬，エチニルエストラジオール，経口避妊薬，ラロキシフェン塩酸塩(血栓形成による)

下線部の％数値は頻度を示す

副作用の起きるメカニズム

　網膜血管に動脈硬化性病変があると抗凝固薬や抗血小板薬などの治療中に網膜出血のリスクが高くなる．

8 網膜・視路障害

retina and optic pathway disorders

重症度 ▶ 重症
頻 度 ▶ まれ
症 状 ▶ 薬物服用開始から数日～数か月して視力低下・霧視，調節障害，色覚障害，夜盲，視野狭窄，暗点，光視症，変視症を生じる．複数の病態が関係する．

患者背景

リスク因子 全身的な基礎疾患による網膜血管異常が存在するとリスクが増加する．

対応・処置

被疑薬の中止または減量．黄斑浮腫，網膜浮腫にはレーザー光凝固，網膜出血にはカルバゾクロムスルホン酸ナトリウム水和物を投与，網膜動脈閉塞症には眼圧低下，線溶療法，血管拡張療法(亜硝酸アミル，硝酸イソソルビド)，高圧酸素療法などを行う．網膜静脈閉塞症にはレーザー光凝固治療を行うことがある．

原因となる薬剤など

網膜障害
抗マラリア薬(chloroquine で網膜障害 1%)，PDE5 阻害薬(シルデナフィルクエン酸塩などで色覚障害，霧視など)，インターフェロン製剤(0.1～5%)

黄斑浮腫・網膜浮腫
アドレナリン(ボスミン®注 1 mg)，ピロカルピン塩酸塩，ニプラジロール(ニプラノール®点眼液 0.25%：0.1%未満，ハイパジールコーワ®点眼液 0.25%：0.1%未満)，ラタノプロスト，チモロールマレイン酸塩，カルテオロール塩酸塩などの点眼薬，イマチニブメシル酸塩，タモキシフェンクエン酸塩〔ノルバデックス®錠(10・20 mg)：0.1%未満〕，プレドニゾロン

網膜色素沈着
クロルプロマジン塩酸塩など

網膜色素上皮症
プレドニゾロン，ベルテポルフィン

網膜動脈閉塞症
バルデナフィル塩酸塩水和物

網膜静脈閉塞症

インターフェロン製剤,ラロキシフェン塩酸塩［エビスタ®錠 60 mg：<u>0.2%</u>〔国内臨床試験(治験)311 例および長期使用に関する特定使用成績調査 6,967 例における発現頻度〕］,ベバシズマブ

下線部の％数値は頻度を示す

副作用の起きるメカニズム

網膜の血管病変は種々の全身性疾患に合併する．黄斑浮腫などは，全身的な動脈硬化性血管障害の結果，栄養・酸素の供給が低下した状態に，薬物による網膜血流の変化が加わり発症するものと想定される．血液の粘性を高めたり過凝固状態を作る薬物では網膜静脈血栓が生じやすくなる．

9 耳鼻科領域

1 難聴，耳鳴り，めまい（第8神経障害）

hearing loss, tinnitus, vertigo

- **重症度** ▶ 中等〜重症
- **頻　度** ▶ 薬物により異なる
- **症　状** ▶ 耳鳴りは「ピーン，キーン」の性状で，耳が詰まった感じとも訴える．発症初期には高音域の障害が中心で日常会話で使用する周波数帯への影響は比較的少ないので，聴力障害に気づかないことがあるので注意．電子音が聞きにくいという症状に注意する．第8神経障害として，めまいを訴えることもある．

患者背景

リスク因子　腎排泄型薬物（アミノグリコシド系抗菌薬など）は腎機能障害患者で薬物濃度が増加するためリスクが上がる．アミノグリコシド系薬では累積投与量やほかの聴力毒性のある薬物との併用がリスクを高める．また，アミノグリコシド誘発性の聴力障害はミトコンドリア遺伝子1555A→Gアレル保有者でリスクが高いとする報告があるので，薬物誘発性難聴について家族歴を聴取する．シスプラチンでは頭部への放射線照射がリスクを高めるとする報告もある．

対応・処置

アスピリンやフロセミドによる聴力障害は可逆的であるとされる．アミノグリコシド系薬やシスプラチン系薬によるものは不可逆的である．

原因となる薬剤など

※日本の添付文書では110薬剤の副作用欄に難聴の記載がある

アミノグリコシド系抗菌薬(約10%)
ゲンタマイシン硫酸塩，アミカシン硫酸塩など

NSAIDs
アスピリン(1%)，PL(PL配合顆粒®：5%以上または頻度不明)，スリンダク〔クリノリル®錠(50・100 mg)：0.1%未満(めまい，耳鳴)〕，インドメタシン〔インテバン®SP(25・37.5 mg)：1.97%(めまいなどの精神・神経系症状)(再評価資料)●0.1〜5%未満(めまい，耳鳴)，インテバン®坐剤(25・50 mg)：2.84%(めまいなどの精神・神経系症状)(再評価資料)●0.1%未満(耳鳴)●0.1〜5%未満(めまい)〕など

抗リウマチ薬

エタネルセプト〔エンブレル®皮下注(25・50 mg シリンジ)〕：3.2%(浮動性めまい)(国内臨床試験成績)●0.1～1%未満(浮動性めまい)●0.1%未満(難聴)，エンブレル®皮下注用(10・25 mg)：3.2%(浮動性めまい)(国内臨床試験成績)(2008 年 5 月集計時，一変承認時)●0.1～1%未満(浮動性めまい)●0.1%未満(難聴)，エンブレル®皮下注 50 mg ペン 1.0 mL：0.1～1%未満(浮動性めまい)●0.1%未満(難聴)，アダリムマブ〔ヒュミラ®皮下注(20・40 mg シリンジ)〕：1～5%未満(回転性めまい，浮動性めまい，難聴)●1%未満(体位性めまい，耳鳴)〕など

ループ利尿薬(0.7%)

フロセミド，ブメタニド，エタクリン酸

抗癌剤

シスプラチン(10%)(特に 300 mg/m² 以上の高用量で)，オキサリプラチン〔エルプラット®点滴静注液(50・100・200 mg)〕：0.07%(難聴)●0.15%(耳鳴)●5%未満(めまい)〔承認時までの国内単独投与臨床試験(66 例)の結果〕●5%未満(回転性眩暈，めまい)〔承認時までの国内の併用投与臨床試験(18 例)および市販後の承認条件に基づく使用成績調査(調査実施期間：平成 17 年 4 月～平成 20 年 3 月，集計対象例数：4,998 例)の結果〕●10%未満(浮動性めまい)〔承認時までの国内の XELOX 法および XELOX 法とベバシズマブ併用療法での臨床試験(64 例)の結果〕〕，ブレオマイシン〔ブレオ®注射用(5・15 mg)〕：1%未満〕，アキシチニブ〔インライタ®錠(1・5 mg)〕：1～10%未満(耳鳴，浮動性めまい)●1%未満(回転性めまい，難聴)〕

抗菌薬

テイコプラニン，バンコマイシン塩酸塩(塩酸バンコマイシン®点滴静注用 0.5 g：0.1%未満)，エリスロマイシン，アジスロマイシン水和物〔ヒト免疫不全ウイルス(HIV)感染症患者で〕〔ジスロマック®錠 250 mg・カプセル小児用 100 mg・細粒小児用 10%・点滴静注用 500 mg：0.1%未満(250 mg 錠，カプセル，細粒の承認時の臨床試験と市販後の使用成績調査および注射剤の承認時の臨床試験を合わせた発現頻度)，ジスロマック® SR 成人用ドライシロップ 2 g：0.2%以上，ジスロマック®錠 600 mg：5%未満，アストロマイシン，ドキシサイクリン塩酸塩水和物，ミノサイクリン塩酸塩〔ミノマイシン®錠(50・100 mg)・カプセル(50・100 mg)：0.1～5%未満●2.85%(承認時から 1975 年までの集計)，ミノマイシン®顆粒 2%：0.1%未満，ミノマイシン®点滴静注用 100 mg：0.1～5%未満●0.46%(承認時から 1980 年までの集計)〕，ネオマイシン，イソニアジド(イスコチン®原末・錠 100 mg・注 100 mg：0.1～5%未満，ヒドラ®錠「オーツカ」50 mg：0.1～5%未満)，シプロフロキサシン〔シプロキサン®錠(100・200 mg)・注(200・300 mg)：0.1%未満〕，リファブチン〔ミコブティン®カプセル 150 mg：2%未満(有害事象の頻度)〕，イトラコナゾール〔イトリゾール®カプセル 50 mg：0.1%未満，イトリゾール®内用液 1%：0.1%以上，イトリゾール®注 1%(200 mg)：5%未満〕，ジダノシン〔ヴァイデックス®EC カプセル(125・200 mg)：1%未満〕，アシクロビル〔ゾビラックス®錠(200・400 mg)：1%未満，ゾビラックス®顆粒 40%・点滴静注用 250 mg：0.1%未満〕

β遮断薬

メトプロロール酒石酸塩〔セロケン®錠(20・40 mg)：0.59%(めまい，ふらつき)(承認時までおよび再審査終了時の集計)●0.1〜5%未満(めまい，ふらつき)●0.1%未満(耳鳴)，セロケン®L錠120 mg：0.77%(めまい，ふらつき)(承認時までおよび再審査終了時の集計)●0.1〜5%未満(めまい，ふらつき)●0.1%未満(耳鳴)，ロプレソール®錠(20・40 mg)：0.59%(めまい，ふらつき)(承認時までおよび再審査終了時の集計)●0.1〜5%未満(めまい，ふらつき)●0.1%未満(耳鳴)，セロケン®L錠120 mg：0.77%(めまい，ふらつき)(承認時までおよび再審査終了時の集計)●0.1〜5%未満(めまい，ふらつき)●0.1%未満(耳鳴)，ロプレソール®SR錠120 mg：0.77%(めまい，ふらつき)(承認時までおよび再審査終了時までの集計)●0.1〜5%未満(めまい，ふらつき)●0.1%未満(耳鳴)〕など

その他

ペグインターフェロン製剤，キニン製剤，テルミサルタン〔ミカルディス®錠(20・40・80 mg)：0.5%(めまい，ふらつき)(国内における臨床試験および市販後の特定使用成績調査)(再審査終了時)●0.5%未満(めまい，耳鳴)〕，デフェロキサミンメシル酸塩〔デスフェラール®注射用500 mg：0.3%(難聴等の聴力障害)(承認時までおよび承認時以降の調査)●0.5%未満(難聴等の聴力障害)〕，ナプロキセン(ナイキサン®錠100 mg：0.1%未満)

下線部の%数値は頻度を示す

副作用の起きるメカニズム

抗菌薬や抗癌剤では内耳の有毛細胞などへの毒性によりアポトーシスが引き起こされる機序などが想定されている．

10 筋・骨格

1 骨粗鬆症

osteoporosis

重症度 ▶ 中等〜重症
頻　度 ▶ 米国データでは骨粗鬆症の20%がステロイド誘発性であるとされる
症　状 ▶ 骨折発症以前と比べて身長が2cm以上縮んだり，背中が丸くなったりする症状を生じる．続いて骨の脆弱化による病的骨折と疼痛（腰背部痛）が生じる．

患者背景

リスク因子　治療前に骨量が低下していた患者．経口副腎皮質ステロイドをプレドニゾロンとして5mg/日以上，3か月以上服用した患者．一般的な骨粗鬆症リスク因子（小柄な体格，閉経，喫煙，Ca摂取不足，運動不足，大腿骨頸部骨折の家族歴，飲酒，関節リウマチ，糖尿病など）も考慮する．

対応・処置

原因薬物の中止または可及的な減量．生活習慣の改善（禁煙，飲酒量の適正化，運動励行，Caの摂取促進または補充）．薬物治療としては，活性型ビタミンDとビスホスホネート系薬の投与が第1選択である．またはラロキシフェン塩酸塩の投与．

原因となる薬剤など

※日本の添付文書では56薬剤の副作用欄に骨粗鬆症の記載がある

GnRH作動薬
リュープロレリン酢酸塩，ゴセレリン酢酸塩

抗てんかん薬
カルバマゼピン，フェニトイン，バルプロ酸ナトリウム，フェノバルビタール

抗癌剤
シクロホスファミド水和物，ブスルファン，イホスファミド，メトトレキサート

乳癌治療薬
タモキシフェンクエン酸塩，アロマターゼ阻害薬，アナストロゾール（アリミデックス®錠1mg：<u>0.1%未満</u>），エキセメスタン

抗凝固薬
ヘパリン製剤，ワルファリンカリウム

その他

副腎皮質ステロイド(プレドニゾロン換算で1日7.5 mg以上の服用では椎体骨折リスクは5倍となる),アルミニウムを含有する制酸剤,シクロスポリン,フロセミド,炭酸リチウム,甲状腺ホルモン,ビタミンA,ダルナビルエタノール付加物〔プリジスタ®錠300 mg・プリジスタナイーブ®錠(400・800 mg):<u>1%未満</u>〕,ラルテグラビルカリウム(アイセントレス®錠400 mg:<u>2%未満</u>)

下線部の%数値は頻度を示す

副作用の起きるメカニズム

骨粗鬆症とは骨量の低下により骨が脆弱化し病的骨折を生じる病態である.エストロゲン産生を低下させる性腺刺激ホルモン(GnRH)作動薬の投与などは破骨細胞の活性化により骨吸収を促進し,骨粗鬆症を悪化させる.乳癌に対するホルモン治療薬も同様の機序で骨粗鬆症を悪化させる.

2 特発性大腿骨頭壊死症

idiopathic osteonecrosis of femoral head；ION

重症度▶重症
頻　度▶大腿骨頭壊死症の年間発症者 2,000〜3,000 人のうち約半数が
　　　　ステロイド誘発性であるとされる
症　状▶荷重時の股関節痛と跛行．

患者背景

リスク因子　全身性エリテマトーデス(SLE)（最多）などの自己免疫疾患，喘息，ネフローゼ，臓器移植後などで副腎皮質ステロイドをプレドニゾロン換算で 15 mg/ 日以上服用している場合．飲酒（日本酒を 2 合 / 日以上）もリスク因子．

対応・処置

比較的高用量の副腎皮質ステロイド服用患者ではビスホスホネート系薬による予防を行う．画像上，大腿骨頭の骨頭圧潰所見があっても，無症状なら経過観察とする．症状が出現すれば内科的な関節温存，重症では大腿骨頭回転骨切り術などを行う．60 歳以上の高齢者では人工骨頭置換術も考慮する．副腎皮質ステロイドが関係しない通常の骨粗鬆症患者に対してアレンドロン酸ナトリウム水和物を投与すると股関節骨折のリスク比は約 0.5 に低下する．一方，副腎皮質ステロイド服用患者にビスホスホネート系薬を投与すると椎体骨折リスクを軽減できるが，大腿骨骨折を予防できるかは判明していない．

原因となる薬剤など

副腎皮質ステロイド

副作用の起きるメカニズム

発症の原因は不明であるが，基礎疾患として自己免疫疾患のある患者や移植後に副腎皮質ステロイドを服用している患者に多い．副腎皮質ステロイドと発症の病因論的な関連は不明である．

3 ビスホスホネート関連顎骨壊死

bisphosphonate-related osteonecrosis of the jaw; BRONJ

重症度 ▶ 中等～重症

頻　度 ▶ 豪州データでは悪性腫瘍に対する静注使用で 0.88～1.15%, 抜歯例では 6.67～9.1% の発率であるが, 骨粗鬆症に対する経口薬使用後では抜歯後でも 0.09～0.34% とはるかに低いとされている. ただし, 米国データでは経口薬服用者の抜歯後の, ビスホスホネート関連顎骨壊死(bisphosphonate-related osteonecrosis of the jaw；BRONJ)発症は 4% であったとされる

症　状 ▶ ビスホスホネート系薬の開始から 1 年程度経過後, 歯科治療後に歯肉の有痛性腫脹, 歯肉感染, 治癒傾向がない口腔粘膜潰瘍, 膿瘍, 義歯性潰瘍, 顎骨露出, 疼痛, 発熱が生じる. 下顎に多い.

患者背景

リスク因子　口腔内不衛生, 口蓋隆起などで顎骨上の粘膜が薄い状態, 悪性腫瘍に合併した高カルシウム血症治療において, 静注投与でビスホスホネート系薬を使用している患者に多い. 抗癌化学療法, ホルモン療法, 副腎皮質ステロイド投与歴がある患者, 顎骨周囲への放射線治療, 義歯性潰瘍もリスク因子である.

対応・処置

確立した予防・治療法はないが, 二次性感染症に対しては長期間の抗菌薬投与, 可能であればビスホスホネート系薬の中止(乳癌などの患者で使用している場合には中止できない), 局所のデブリードマンが行われる. 予防法として, 歯科治療を受ける前後 3 か月間はビスホスホネート系薬を中止すべきとする意見もある.

原因となる薬剤など

ビスホスホネート系薬
静注薬ではゾレドロン酸水和物, パミドロン酸二ナトリウム水和物, 経口薬で副作用に記載があるのはアレンドロン酸ナトリウム水和物(フォサマック®錠 35 mg：<u>0.03%</u>, ボナロン®錠 35 mg・点滴静注バッグ 900 μg：<u>0.03%</u>), リセドロン酸ナトリウム水和物, エチドロン酸二ナトリウム

その他
デノスマブ(<u>1.8%</u>)

下線部の%数値は頻度を示す

副作用の起きるメカニズム

　ビスホスホネート系薬は骨組織のリモデリングにおいて，骨吸収を抑制し骨量を増加させる．歯周疾患や骨髄炎では腐骨の吸収が治癒機転として重要であるが，ビスホスホネート系薬はこの過程を抑制するために抜歯，義歯不適合などで顎骨が露出することが契機となり，治癒傾向がない病変が形成される．

4 高尿酸血症, 痛風発作

hyperuricemia, gout attack

重症度	軽〜中等症
頻度	高尿酸血症を生じる薬物は多いが, 痛風発作を誘発するものは少ない
症状	多くは無症状だが, 高尿酸血症が長期かつ高度の場合には痛風発作を誘発することがある. 明け方に突然第1中足趾関節(足の親指の付け根)に激痛, 発赤, 腫脹が生じ, 周囲組織にも炎症が及ぶ. 耳介, 肘関節などに痛風結節が生じることもある. 高尿酸値を薬物で急激に低下させると発作が誘発されることもある(逆説的発作誘発).

患者背景

リスク因子 急性の高尿酸血症の原因となる腫瘍崩壊症候群のリスクが高い腫瘍は, 悪性リンパ腫, 急性白血病, 乳癌, 肺癌である(p.63参照).

対応・処置

原因薬物の減量が可能な場合は減量し, NSAIDsにより除痛と抗炎症治療を行う. NSAIDsアレルギー, 潰瘍などがある場合には副腎皮質ステロイドの投与を行う. 発作寛解後は高尿酸血症の原因である過食, 肥満, アルコール多飲の生活習慣を改善したうえで, 尿酸低下薬により緩徐に尿酸値を低下させる. 腫瘍崩壊症候群のリスクがある場合には輸液・飲水とともにアロプリノールまたはラスブリカーゼの投与を行う(p.63参照).

原因となる薬剤など

抗結核薬
ピラジナミド, エタンブトール塩酸塩(<u>66%</u>の患者で尿酸値が増加する)

NSAIDs
低用量アスピリン, ロルノキシカム〔ロルカム®錠(2・4 mg): <u>0.1%未満</u>〕など

抗癌剤
警告!リツキシマブ(リツキサン®注10 mg: <u>5%未満</u>), フルダラビンリン酸エステル〔(フルダラ®錠10 mg: <u>5%以上</u> ● <u>23.4%</u>(低悪性度B細胞性非Hodgkinリンパ腫およびマントル細胞リンパ腫を対象とした国内臨床試験, 承認時)〕, ボルテゾミブ(ベルケイド®注射用3 mg: <u>5%未満</u>)など

β遮断薬
プロプラノロール塩酸塩(インデラル®LAカプセル60 mg: <u>0.1%未満</u>)など

核酸製剤
アデニン，イノシン

抗菌薬
クラリスロマイシン〔クラリシッド®錠 200 mg：<u>1～5%未満</u>（高尿酸血症）・<u>1%未満</u>（尿酸上昇），クラリス®錠 200 mg：<u>1～5%未満</u>（高尿酸血症）・<u>1%未満</u>（尿酸上昇），クラリシッド®・ドライシロップ 10%小児用：<u>1～5%未満</u>，クラリシッド®錠 50 mg 小児用：<u>1～5%未満</u>，クラリス®錠 50 mg 小児用・ドライシロップ 10%小児用：<u>1～5%未満</u>〕，リネゾリド（ザイボックス®錠 600 mg・注射液 600 mg：<u>0.1～1%未満</u>）など

抗ウイルス薬
ザルシタビンなど

抗精神病薬
リスペリドン〔リスパダール コンスタ®筋注用（25・37.5・50 mg）：<u>5%未満</u>〕，オランザピン〔ジプレキサ®錠（2.5・5・10 mg）・ザイディス錠（5・10 mg）・細粒 1%：<u>0.1～1%未満</u>〕など（体重増加の副作用を介して）

その他
エタノール（肝臓での尿酸合成促進と排泄促進），サイアザイド系利尿薬（尿細管での尿酸再吸収促進），ループ利尿薬（尿細管での尿酸再吸収促進），ニコチン酸，ニセリトロール，シクロスポリン（<u>1～10%</u>），タクロリムス水和物（<u>42%</u>），インターフェロン製剤，レボドパ（<u>48%</u>），チオトロピウム臭化物水和物（スピリーバ®吸入用カプセル 18μg：<u>1.13%</u>），ナファモスタットメシル酸塩〔注射用フサン®〕（10・50 mg）：<u>0.1%未満</u>，エプレレノン〔セララ®錠（25・50・100 mg）：<u>1%</u>（高尿酸血症）（国内および外国臨床試験，承認時までの調査の集計）●<u>1%以上</u>（高尿酸血症）●<u>0.5%未満</u>（痛風），テリパラチド酢酸塩〔フォルテオ®皮下注キット 600μg：<u>1～5%未満</u>●<u>1.2%</u>（高尿酸血症）（国内臨床試験）●<u>3.6%</u>（血中尿酸上昇）（国内臨床試験）〕

逆説的の痛風発作誘発
アロプリノール，フェブキソスタット〔フェブリク®錠（10・20・40 mg）：<u>10.2%</u>（承認時までの安全性評価）〕など

下線部の%数値は頻度を示す

副作用の起きるメカニズム

　血清中の尿酸濃度は，核酸分解による合成速度と尿中への排泄速度の釣り合いにより決定される．尿酸は腎糸球体濾過により効率的に尿中に排泄されるが，大部分は尿細管の尿酸（陰イオン交換）トランスポーター（URAT1）により再吸収されている．このトランスポーターの阻害（プロベネシドなど）は尿酸の尿中への排泄を促進するが，逆にトランスポーターの活性の亢進は再吸収を促し血清尿酸濃度を上昇させる．

　一方，殺細胞性抗癌剤は多量の腫瘍細胞を崩壊させ（腫瘍崩壊症候群），一時的に高度の高尿酸血症となり急性腎不全を生じることもあるので，薬物による予防措置が必要である（p.63 参照）．

　逆説的であるがアロプリノールなどの尿酸低下薬により急激に血清尿酸値が低下した際に，組織に沈着していた尿酸の結晶が溶解し新鮮な組織表面が

露出すると，その部位で補体が活性化し痛風発作を誘発することがある．尿酸低下薬の投与は低用量から開始するのが賢明である．

5 ミオパチー

myopathy

> **重症度** ▶ 軽〜中等症,時に重症
> **頻　度** ▶ 80 mg/日のシンバスタチン服用患者 6,031 人を 6 年間追跡した研究ではミオパチー発症率は 1.6%(98 人)であった
> **症　状** ▶ 軽症では無症状のことも多い.中等症では,筋力低下,筋肉痛,筋反射低下,クレアチンキナーゼ(CK)上昇,疲労感,体重減少などが生じる.重症では横紋筋融解症となり褐色尿,尿量減少,急性腎不全が生じる.

患者背景

リスク因子 高用量かつ長期の原因薬物投与,低栄養,腎障害,肝障害,重労働,脱水,電解質異常(低カリウム・低マグネシウム血症),甲状腺機能障害合併などがリスクとなる.

　スタチン薬の場合には,CYP3A4 阻害薬の併用による薬物動態上の薬物相互作用,フィブラート系薬との併用による薬力学的相互作用がリスク因子となる.

　また,遺伝的素因では,スタチン薬の肝臓取り込みトランスポーター(OATP 1B1)の活性低下アレルをホモ接合体として保有する患者はミオパチー発症リスクが 17 倍高いことが報告されている.

対応・処置

　原因薬物の中止または減量.電解質異常に起因する場合には電解質補正を行う.ジドブジンによるミトコンドリアミオパチーやペニシラミンによる多発性ミオパチーの場合には副腎皮質ステロイドが有効な場合がある.

原因となる薬剤など

スタチン薬
プラバスタチンナトリウム,シンバスタチン〔リポバス®錠(5・10・20 mg):<u>0.01%</u>〕など

フィブラート系脂質異常症治療薬
クロフィブラート,ベザフィブラートなど(腎不全患者やスタチン薬との併用で)

β遮断薬
ピンドロール,カルテオロール塩酸塩,ラベタロール塩酸塩など(運動時の筋虚血)

抗 HIV・ウイルス薬
ジドブジン，ジダノシン，サキナビルメシル酸塩，ホスカルネットナトリウム水和物，ホスアンプレナビルカルシウム水和物，テノホビル ジソプロキシルフマル酸塩など

抗マラリア薬
メフロキン塩酸塩，chloroquine，コルヒチン

電解質異常
ブメタニド，緩下剤，トコン（イペカック）

抗癌剤
ビンクリスチン硫酸塩，アザチオプリン

漢方薬
小柴胡湯，黄芩湯など（低カリウム血症）

その他
副腎皮質ステロイド（多くは無痛性，1～5%），ペニシラミン（1%），経口避妊薬，ニコチン酸系薬，アムホテリシンB（CK上昇を伴うことが多い），シクロスポリン〔サンディミュン®カプセル（25・50 mg）・内用液10%・点滴静注用 250 mg：1%未満，ネオーラル®内用液10%・カプセル（10・25・50 mg）：1%未満〕，GM-CSF および G-CSF 製剤，組換え沈降B型肝炎ワクチン，遺伝子組換えソマトロピン，グリチルリチン製剤，アミオダロン塩酸塩

下線部の%数値は頻度を示す

副作用の起きるメカニズム

スタチン薬によるミオパチーは組織学的に壊死性ミオパチーであり，薬物の直接毒性によるものと推定される．ジドブジンなどの抗ウイルス薬によるミオパチーはミトコンドリアミオパチーで薬物によるミトコンドリア代謝阻害などが関係していると推定されている．D ペニシラミンによるミオパチーは筋炎または皮膚筋炎であり免疫的な機序の関与が推測されている．

6 横紋筋融解症

rhabdomyolysis

重症度▶重症
頻　度▶まれ
症　状▶急激に生じる筋肉痛，筋力低下，血清クレアチンキナーゼ（CK）上昇，全身倦怠感，ミオグロビン尿症（暗赤色尿），急性腎不全（乏尿，浮腫）．

患者背景

リスク因子　高用量のスタチン薬投与，スタチン薬とフィブラート系薬，エゼチミブまたはニコチン酸系薬との併用による急激なコレステロール値低下．悪性症候群を生じる薬物の投与．

対応・処置

　原因薬物の中止，循環動態および水・電解質バランスの管理，必要に応じて血液透析実施．悪性症候群に合併した場合にはダントロレンナトリウム水和物の投与．

原因となる薬剤など

コレステロール低下薬
スタチン薬
プラバスタチンナトリウム，シンバスタチン〔リポバス®錠（5・10・20 mg）：0.01％〕など
フィブラート系脂質異常症治療薬
クロフィブラート，ベザフィブラートなどを腎障害患者に投与
その他
コレスチミド
麻酔薬・筋弛緩薬
サクシニルコリン，ハロタン，イソフルラン，セボフルランなど
低カリウム血症を生じる薬物
利尿薬，緩下剤，グリチルリチン製剤，甘草湯，副腎皮質ステロイド，プロポフォール（1％ディプリバン®注・注-キット：0.1％未満．小児において筋強剛や発熱を欠く，プロポフォール症候群として）など
喘息治療薬
テオフィリン，プランルカスト水和物

潰瘍治療薬

H₂受容体拮抗薬

ロキサチジン酢酸エステル塩酸塩〔アルタット®カプセル(37.5・75 mg)・細粒20%・静注用75 mg:<u>0.1%未満</u>〕など

PPI

ラベプラゾールナトリウムなど

抗ウイルス薬

ラミブジン,アバカビル硫酸塩,ホスアンプレナビルカルシウム水和物など

抗癌剤

シスプラチン〔ブリプラチン®注(10・25・50 mg):<u>0.1%未満</u>,ランダ®注(10・25・50 mg):<u>0.1%未満</u>〕,テガフール・ギメラシル・オテラシルカリウム

催眠・鎮静薬

ニトラゼパムなど

悪性症候群に合併

抗精神病薬

リスペリドン〔リスパダール®錠(1・2・3 mg)・細粒1%:<u>0.02%</u>,リスパダール®OD錠(0.5・1・2 mg):<u>0.02%</u>,リスパダール®内用液1 mg:<u>0.02%</u>〕,オランザピン,ハロペリドールなど

抗うつ薬

クロミプラミン塩酸塩,マプロチリン塩酸塩など

その他

炭酸リチウム(SSRIではセロトニン症候群に合併)

抗てんかん薬

ゾニサミド(エクセグラン®錠100 mg・散20%:<u>1%未満</u>)など

ARB

カンデサルタン シレキセチル,オルメサルタン メドキソミルなど

抗菌薬

キノロン系

オフロキサシン,レボフロキサシン水和物など

その他

ピペラシリンナトリウム,ST合剤,アジスロマイシン水和物,テルビナフィン塩酸塩

その他

コルヒチン,インターフェロン製剤,ドネペジル塩酸塩,ピオグリタゾン塩酸塩,アロプリノール,アムホテリシンB,アミノカプロン酸製剤,合成バソプレシン

下線部の%数値は頻度を示す

副作用の起きるメカニズム

　病理的には壊死性ミオパチーである．原因薬物による筋細胞膜や代謝障害が筋細胞の壊死を招いていると想定されている．特にスタチン薬などでは，急激なコレステロール値の低下が筋細胞の流動性を変化させて膜を脆弱化させるという説もある．悪性症候群では筋強剛や強度の筋収縮の持続が筋組織の虚血を介して壊死を引き起こすとされる．

11 神経

1 けいれん

convulsion

重症度▶重症
頻　度▶薬物によってはまれでない
症　状▶顔や手足の筋肉がぴくぴくする，一時的にボーッとする，観察者（家族など）は手足の筋肉が硬直しガクガクと震えるなどと表現する．自覚症状としては記憶の欠落（ブラックアウト），転倒など．薬物誘発性のけいれんは全般発作が多い．薬物誘発性けいれんを臨床像から他の原因のもの（熱性けいれんなど）と鑑別することは難しい．

患者背景

リスク因子　てんかんやけいれん発作の既往，高齢者，小児，衰弱状態，腎機能低下，電解質異常，原因薬物の過量投与，薬物相互作用．

対応・処置

　腎障害あるいは肝障害がある患者では，使用する薬物の体内動態が変化している可能性があるかを添付文書で確認する．過量投与や併用禁忌薬の誤った処方がないか確認することも重要である．発症した場合は原因薬物の中止または減量．薬物誘発性のけいれんは単発であることが多い．必要により，てんかん発作の治療に準じてジアゼパムなどを投与．

原因となる薬剤など

非オピオイド鎮痛薬
トラマドール塩酸塩（1〜5%）
覚醒剤
アンフェタミン，コカイン塩酸塩，メチルフェニデート塩酸塩など
抗精神病薬
クロルプロマジン塩酸塩（2%），クロザピン（1〜4%），リスペリドン〔リスパダール®OD錠（0.5・1・2 mg）：1%未満，リスパダール®内用液1 mg：1%未満〕など
抗うつ薬
過量投与で三・四環系薬（0.25〜2%），SSRI，SNRIいずれでも
抗菌薬
ペニシリン系薬，イミペネム（2〜3%，腎不全患者で），ニューキノロン系薬，メトロニダゾール，サイクロセリン（サイクロセリン®カプセル250 mg「明治」：0.1〜5%未満），イソニアジドなど

抗ウイルス薬

アシクロビル(ゾビラックス®点滴静注用 250 mg：0.2%)，ガンシクロビル，オセルタミビルリン酸塩など

抗真菌薬

フルコナゾールなど

NSAIDs

メフェナム酸，インドメタシン，フルルビプロフェンなど

H_2 受容体拮抗薬

シメチジン〔タガメット®錠(200・400 mg)・細粒 20%・注射液 200 mg：0.1%未満〕など．高齢者などの腎機能低下患者で注意

免疫抑制薬

シクロスポリン(0.5〜3.9%)，**警告!** タクロリムス水和物〔プログラフ®注射液(2・5 mg)・カプセル(0.5・1・5 mg)・顆粒(0.2・1 mg)：0.1〜5%未満〕

ワクチン

インフルエンザ HA ワクチン，沈降精製百日せきジフテリア破傷風混合ワクチン，黄熱病ワクチンなど

局所麻酔薬

リドカイン塩酸塩など

全身麻酔薬

セボフルラン(50〜100%)，プロポフォール(23〜40%)

抗不整脈薬

メキシレチン塩酸塩など

抗癌剤

ブスルファン(1.8〜40%)，ビンクリスチン硫酸塩，メトトレキサートなど

その他

炭酸リチウム，糖尿病治療薬(低血糖により)，テオフィリン(テオドール®シロップ 2%・ドライシロップ 20%：0.1%未満)，フィゾスチグミン，エリスロポエチン製剤(高血圧脳症で注意)，オンダンセトロン塩酸塩水和物，ソマトロピン，ドンペリドン，インターフェロン製剤，アマンタジン塩酸塩〔シンメトレル®錠(50・100 mg)・細粒 10%：0.1%未満．腎機能低下者で注意〕，ヨード造影剤(0.2〜0.5%)，その他多数

下線部の%数値は頻度を示す

副作用の起きるメカニズム

添付文書の副作用に「痙攣」(添付文書では「けいれん」は用いられていない)の記載がある薬剤は実に 665 に上る．事実上，過量投与した場合または状態の悪い患者では，ほとんどの薬物で生じる可能性があるだろう．過量投与で生じるものとしては，テオフィリンが有名である．中毒濃度では中枢神経や心筋の興奮性が増加し，けいれんや不整脈を生じる．治療量の投与でも，ニューキノロン系薬とフルルビプロフェンなどの NSAIDs が併用されるとキノロン系薬の GABA 抑制作用が著明に亢進し悪夢やけいれんを生じる．

2 脳血管障害

cerebrovascular accident；CVA / cerebrovascular disorder

重症度▶重症
頻　度▶不明
症　状▶頭痛, 悪心・嘔吐, 片麻痺, めまい, 失語症, 知覚障害, 運動失調, 意識障害, けいれん. 画像診断その他の検査で非薬物性の脳血管障害と薬物性を鑑別するのは困難である.

患者背景

リスク因子　通常の脳血栓塞栓症と同様に, 高齢, 全身の動脈硬化, 高血圧, 脳血管障害の既往, 糖尿病, 片頭痛, 喫煙などがリスク因子に関係する. 血栓性素因(プロテインCまたはSの欠損症, 抗リン脂質抗体症候群)ではリスクが高い.

対応・処置

原因薬物の中止, 脳血栓症に対しては組織プラスミノーゲン活性化因子(t-PA)投与, 血圧管理, その他の支持療法.

原因となる薬剤など

脳血栓症

血栓形成
コカイン塩酸塩, アンフェタミン, ヘロイン, 経口避妊薬, ホルモン補充療法, 血液凝固因子投与, エリスロポエチン製剤, トラネキサム酸〔播種性血管内凝固(DIC)治療に用いた場合など〕, ダナゾール, L-アスパラギナーゼ

脳血管スパズム

覚醒剤など違法薬(乱用)
　コカイン塩酸塩, アンフェタミン, ヘロイン, メチルフェニデート塩酸塩など
その他
　ニコチン製剤, スマトリプタン, トレミフェンクエン酸塩〔フェアストン®錠(40・60 mg)：<u>0.1%</u>〕

血管炎
シスプラチン〔ブリプラチン®注(10・25・50 mg)：<u>0.1%未満</u>, ランダ®注(10・25・50 mg)：<u>0.1%未満</u>〕, コカイン塩酸塩, アンフェタミン

脳出血
血小板機能抑制
アスピリン(0.12%)，アスピリンとクロピドグレル硫酸塩〔プラビックス®錠(25・75 mg)：1%未満〕併用(0.4%/年)〕など
抗凝固作用過剰
ワルファリンカリウム(0.3〜1%/年)，ヘパリン製剤(0.3%)など
組織プラスミノーゲン活性化過剰
t-PA(0.4〜1.9%)，警告！ウロキナーゼ〔ウロキナーゼ®静注用6万単位「ベネシス」：0.1〜5%未満●0.21%(再審査終了時，再審査対象8品目の合算)，ウロナーゼ®静注用6万単位：0.1〜0.5%未満●0.4%(再審査終了時)〕
急性高血圧
エリスロポエチン製剤，OTC薬の感冒薬でフェニルプロパノールアミンを含む薬物，漢方薬(麻黄を含むもの)など
その他
インターフェロン製剤，免疫グロブリン製剤，テモゾロミド〔テモダール®カプセル(20・100 mg)：10%未満〕，フルダラビンリン酸エステル，イマチニブメシル酸塩(グリベック®錠100 mg：1%未満)，ソラフェニブトシル酸塩(ネクサバール®錠200 mg：10%以上)，人血清アルブミン

下線部の%数値は頻度を示す

副作用の起きるメカニズム

薬物誘発性脳血栓 凝固能や血小板凝集を亢進させる作用のある薬物の投与(経口避妊薬，COX-2阻害薬の長期投与などや非合法薬コカインなどの頻回の静注)の投与，強力な血管収縮薬〔コカイン，アンフェタミンの投与，選択的セロトニン再取り込み阻害薬(SSRI)によるセロトニン症候群，トリプタン製剤の過量投与，エルゴアルカロイドの投与など〕や動脈硬化促進因子(喫煙)による血栓リスクの増加が関係する．

薬物誘発性脳出血 抗凝固薬の過量投与(ワルファリンカリウムなど)や抗血小板薬(アスピリン，クロピドグレル硫酸塩)の投与，血栓溶解薬の投与，昇圧作用をもつ薬物や嗜好品，一般用医薬品(OTC薬)・サプリメントの摂取が関係する．

3 錐体外路症状

extrapyramidal symptom

重症度 ▶ 軽〜重症
頻度 ▶ 症状により異なる
症状 ▶ **急性ジストニア** 原因薬物投与直後から数日以内に発症する不随意運動である．頭部後屈や後弓反張，眼球上転，舌突出などの症状を示す．若年者でリスクが高い．
アカシジア；静坐不能 原因薬物投与開始から1か月以内に，下肢や身体が静止できず，落ち着きなく足を動かしたり，身体を揺するような動作を示す．随意運動であるが，静止を強要されると強い精神的不快を感じる．むずむず脚症候群と異なり，睡眠中は症状が消失する．高齢者，女性でリスクが高い．
Parkinson病様症状 投与開始から1か月以内の発症が多い．左右差のない振戦(手の震え)，筋固縮(手足が硬直する，表情が少なくなる，小刻み歩行)，寡動(1歩目が出ない)，突進現象などが出現する．ジスキネジアやアカシジア症状を伴うことも多い．高齢者が多い．
遅発性ジスキネジア・ジストニア 原因薬物投与開始から1年前後経過してから発症する．顔面，口部周囲や舌の咀嚼運動に似た不随意運動(ジスキネジア)と，持続性の筋緊張により斜頸，頭部後屈，体幹捻転などの異常姿勢(ジストニア)を示す．
ドパミン誘発性ジスキネジア レボドパ長期服用患者のいわゆるon-off現象で，ドパミンの効果が日内で大きく変動する．

患者背景

リスク因子 症状の説明に記載．

対応・処置

薬物誘発性Parkinson病の診断と経過の評価には，リバプール大学神経遮断薬副作用スケール(LUNSERS)などが有用である．

アカシジアに対しては原因薬物の減量・中止が望ましいが，抗精神病薬が原因の場合はよりリスクの少ない薬物に変更する．脂溶性のβ遮断薬(プロプラノロール塩酸塩)，抗コリン薬やベンゾジアゼピン系薬が有効である．

急性ジストニアに対しては，原因薬物の中止と高用量の抗コリン薬投与が有効である．

Parkinson病様症状に対しては，原因薬物の減量あるいは変更と，アマンタジン塩酸塩や抗コリン薬を一時的に使用すると有効なことがある．統合失調症などの治療に際して出現した場合には，ドパミンD_2受容体遮断作用の少ない非定型抗精神病薬に変更する．

原因となる薬剤など

アカシジア

ドロペリドール(20〜30%),メトクロプラミド(20〜30%),非定型抗精神病薬(5〜10%),定型抗精神病薬(20〜30%),SSRI(5〜10%),三環系抗うつ薬(5〜10%)

急性ジストニア

定型抗精神病薬(1〜50%),メトクロプラミド(1〜5%),非定型抗精神病薬(1〜5%)

Parkinson病様症状

定型抗精神病薬(20〜60%),メトクロプラミド(1〜5%),バルプロ酸ナトリウム(5%),塩酸ロメリジン
非定型抗精神病薬(5〜20%)(錐体外路症状発現の強さは薬物により差がある)

低リスク薬
　クロザピン,クエチアピンフマル酸塩
中リスク薬
　アリピプラゾール,オランザピン
高リスク薬
　リスペリドン

遅発性ジスキネジア

定型抗精神病薬(20〜30%),メトクロプラミド(12〜40%),非定型抗精神病薬(5〜15%)

錐体外路症状を副作用としてもつ他の薬物

三・四環系抗うつ薬,SSRI,炭酸リチウム(共通して,運動異常として振戦が多い.SSRIと三環系抗うつ薬ではアカシジアも生じる)

腸管運動調整薬

イトプリド塩酸塩(ガナトン®錠50 mg:0.1%未満),スルピリド〔ドグマチール®錠(100・200 mg)・筋注100 mg:0.1〜5%未満,アビリット®錠(100・200 mg):0.1〜5%未満,ミラドール®錠(100・200 mg):0.1〜5%未満,ドグマチール®カプセル50 mg・錠50 mg・細粒(10・50%)・筋注50 mg:0.1%未満(Parkinson症候群)●0.1〜5%未満(Parkinson症候群,ジスキネジア,アカシジア),アビリット®錠50 mg・カプセル50 mg・細粒(1・50%):0.1%未満(Parkinson症候群)●0.1〜5%未満(Parkinson症候群,ジスキネジア,アカシジア),ミラドール®カプセル50 mg・錠50 mg・細粒(10・50%):0.1%未満(Parkinson症候群)●0.1〜5%未満(Parkinson症候群,ジスキネジア,アカシジア)〕,アクラトニウムナパジシル酸塩など

潰瘍治療薬

ラニチジン塩酸塩など

Ca拮抗薬

発売中止となったシンナリジンで多かった.ほかにニフェジピン,ベラパミル塩酸塩など

抗癌剤（白質脳症の1症状として生じる）
テガフール（フトラフール®カプセル200 mg・腸溶顆粒50%・注400 mg・坐剤750 mg・注射用フトラフール400 mg：<u>0.1%未満</u>），シタラビンなど

降圧薬
レセルピン〔アポプロン®錠0.25 mg・散0.1%・注(0.3・0.5・1 mg)：<u>0.1%未満</u>〕，メチルドパ水和物

抗ヒスタミン薬または抗コリン薬
スコポラミン臭化水素酸塩水和物，オキサトミド〔セルテクト®錠30 mg・ドライシロップ2%：<u>0.1%未満（錠剤とドライシロップの合計）</u>〕などの急速減量

その他
アムホテリシンB，アプリンジン塩酸塩，ブホルミン塩酸塩，カプトプリル，ジスルフィラム，セレギリン塩酸塩〔（エフピー®OD錠2.5：<u>6.6%</u>（承認時）（ジスキネジア）●<u>2.3%</u>（再審査終了時）（ジスキネジア）●<u>0.1〜5%未満</u>〔ジストニア（筋緊張異常）〕●<u>0.1%未満</u>（アカシジア）〕，インターフェロン製剤，エトスクシミド，インフリキシマブ（レミケード®点滴静注用100：<u>1%未満</u>），ドネペジル塩酸塩〔アリセプト®錠（3・5・10 mg）・細粒0.5%・D錠（3・5・10 mg）・ドライシロップ1%・内服ゼリー（3・5・10 mg）：<u>0.1〜1%未満</u>〕

下線部の%数値は頻度を示す

副作用の起きるメカニズム

Parkinson病様症状は線条体のドパミンD_2受容体の遮断強度に関係している．アカシジアは中脳辺縁系のドパミン神経遮断と腹側被蓋野の抑制性セロトニン受容体刺激に関連すると推定されている．したがって，ドパミン遮断薬と選択的セロトニン再取り込み阻害薬（SSRI）はいずれもこの錐体外路症状を生じる．遅発性ジスキネジアの病因には，長期のドパミン受容体遮断により生じる線条体のドパミン受容体のup regulation（敏感化）が関係していると推定されている．ジストニアの機序は不明である．

4 末梢神経障害（ニューロパチー）

neuropathy

重症度 ▶ 軽〜中等症
頻　度 ▶ 薬物によっては頻発
症　状 ▶ ニューロパチーの症状は侵される神経機能と部位により多彩である．
　知覚神経主体　知覚異常，灼熱感，鋭い痛み，電撃痛，しびれと知覚鈍麻，放散痛，運動失調．
　運動神経障害（急性炎症性脱髄性多発根神経炎）を合併　筋力低下（Guillain-Barré症候群），歩行時のつまずき，物を落とす，階段昇降困難．
　自律神経障害を合併　起立性低血圧，イレウス，発汗障害．

患者背景

リスク因子　糖尿病，慢性アルコール中毒などが基礎にある場合．抗癌剤治療と抗ヒト免疫不全ウイルス（HIV）治療を受ける患者で最もリスクが高い．神経毒性のある薬物の併用．

対応・処置

原因薬物の中止または減量により大部分の患者で部分的な症状の回復をみる．疼痛性の知覚神経障害には三環系抗うつ薬，ガバペンチンなどが有効なことがある．そのほか，研究段階であるamifostineや神経成長因子（NGF-1）の投与などが研究されている．

原因となる薬剤など

抗癌剤

ビンカアルカロイド
　ビンクリスチン硫酸塩（オンコビン®注射用1 mg：5%以上または頻度不明）など〔手指の異常感覚で発症，四肢遠位部に障害が強い（50%）．アキレス腱反射消失．運動障害も生じ，麻痺性イレウスも重要な症状である．薬剤の中止後1か月程度で回復する〕

パクリタキセル
　感覚性ニューロパチーが主体（50%）．四肢遠位の灼熱感．ドセタキセル水和物（50%）

シスプラチン
　四肢遠位優位の感覚性ニューロパチー(15〜81%)．聴覚障害や耳鳴も伴う．カルボプラチン〔パラプラチン®注射液(50・150・450 mg)：1〜10%未満〕では障害が少ない．
オキサリプラチン
　投与1〜2日後に口唇部周囲の異常感覚が生じ(85〜90%)，呼吸困難や嚥下障害を伴う咽喉絞扼感が特徴的．冷たいものに触れると悪化．
その他
　ボルテゾミブ〔(35%)四肢遠位中心〕，ダサチニブ水和物，クリゾチニブ〔ザーコリ®カプセル(200・250 mg)：10〜20%未満〕，アキシチニブ〔インライタ®錠(1・5 mg)：1〜10%未満〕，サリドマイド(50%)など

抗ウイルス薬
ラミブジン〔エピビル®錠(150・300 mg)：1〜14%未満(末梢神経障害)●0.8%(ニューロパチー)〕，ジダノシン(23%)，警告！サニルブジン(6〜31%)，ザルシタビン(33%に有痛性感覚性遠位多発ニューロパチー)など

抗菌薬
クロラムフェニコール，chloroquine，ジアフェニルスルホン(レクチゾール®錠25 mg：0.1〜5%未満)，ニューキノロン系薬，メトロニダゾール(フラジール®内服錠250 mg：0.1%未満)(嘔気，金属味，小脳失調も生じる)など

抗結核薬
イソニアジド(1〜2%)，エタンブトール塩酸塩(視神経炎に先行して生じることがある)

スタチン薬
感覚性および運動性の多発ニューロパチー(2,200例に1例)

抗てんかん薬
フェニトイン(錐体外路症状の他に感覚・運動多発ニューロパチーも生じる)

免疫抑制薬
タクロリムス水和物，シクロスポリン〔サンディミュン®カプセル(25・50 mg)・内用液10%・点滴静注用250 mg：1%未満，ネオーラル®内用液10%・カプセル(10・25・50 mg)：1%未満〕

その他
コルヒチン(ミオパチーが主体であるが四肢近位筋の筋力低下などの神経障害も生じる)，アミオダロン塩酸塩(末梢優位の感覚運動性ニューロパチー)，ヒドララジン塩酸塩，金製剤，ジスルフィラム，ワクチンなど

下線部の%数値は頻度を示す

副作用の起きるメカニズム

　病理的には末梢神経の軸索障害(パクリタキセル，ビンクリスチン，スタチン薬など)，神経細胞体障害(シスプラチンなど)，髄鞘障害(アミオダロン塩酸塩，タクロリムス水和物など)が3大病態とされる．

5 白質脳症

leukoencephalopathy

重症度 ▶ 重症
頻　度 ▶ まれ
症　状 ▶ 原因薬物の投与開始 30～60 日後に歩行時のふらつき(60%)，構音障害(28%)，物忘れ，認知症様症状，動作緩慢，異常行動，不随意運動，めまいなどが主要症状としてみられる．起立性低血圧や膀胱障害が生じることもある．当初「カルモフール白質脳症」とも呼ばれた．可逆性後白質脳症(reversible posterior leukoencephalopathy syndrome；RPLS，または posterior reversible encephalopathy syndrome；PRES)では視覚障害も生じる．

検査

脳波の徐波化，CT で大脳白質の対称性・びまん性の低吸収域，MRI では T2 強調画像で高輝度病変．RPLS では後頭葉に病変を認める．

患者背景

リスク因子　該当薬の 1 日投与量が多い患者，肝障害を合併している患者．

対応・処置

早期発見と原因薬物の中止．原因薬物の中止で半数は回復する．副腎皮質ステロイドなどが試みられたが効果は少ない．

原因となる薬剤など

抗癌剤

カルモフール(販売中止)(0.026%)，テガフール(フトラフール®カプセル 200 mg：0.5%，フトラフール®注 400 mg：0.3%，注射用フトラフール® 400 mg：0.3%，フトラフール®坐剤 750 mg：0.1%未満)，テガフール・ギメラシル・オテラシルカリウム配合剤，メトトレキサートやシタラビン〔キロサイド®N 注(400 mg・1 g)：0.1%〕の髄腔内投与，ドキシフルリジン〔フルツロン®カプセル(100・200 mg)：0.1%未満(指南力低下，構音障害)〕，カペシタビン，シスプラチン，リツキシマブ，キナーゼ阻害薬〔**警告!** スニチニブリンゴ酸塩(スーテント®カプセル 12.5 mg：0.2%)など〕

抗 HIV 薬

サキナビルメシル酸塩

有機溶媒
トルエン
その他
白血病に対する放射線照射，アムホテリシンB，ヒ素，一酸化炭素
可逆性後白質脳症症候群（RPLS）
免疫抑制薬
シクロスポリン〔サンディミュン®カプセル(25・50 mg)・内用液 10%・点滴静注用 250 mg：<u>1％未満</u>，ネオーラル®内用液 10%・(10・25・50 mg)カプセル：<u>1％未満</u>〕，タクロリムス水和物〔プログラフ®注射液(2・5 mg)・カプセル(0.5・1・5 mg)・顆粒(0.2・1 mg)：<u>0.1～5％未満</u>〕，エベロリムス，ミコフェノール酸モフェチル，フィンゴリモド塩酸塩
抗癌剤，分子標的薬
シスプラチン，オキサリプラチン，インターフェロン製剤，**警告！** ベバシズマブ〔アバスチン®点滴静注用(100・400 mg)：<u>0.1％未満</u>〕，ソラフェニブトシル酸塩(ネクサバール®錠 200 mg：<u>0.1～1％未満</u>)，スニチニブリンゴ酸塩，ボルテゾミブ(ベルケイド®注用 3 mg：<u>0.1%</u>)，リツキシマブなど

下線部の%数値は頻度を示す

副作用の起きるメカニズム

詳細な理由は不明であるが，大脳白質に脱髄変性が生じる病態である．類似の病変を後頭葉に生じる RPLS が免疫抑制薬や分子標的抗癌薬の投与後に報告されている．

6 薬物誘発性頭痛

drug-induced headache

重症度 ▶ 軽〜中等症
頻　度 ▶ 頻度は高い
症　状 ▶ **急性頭痛**　薬物投与直後から拍動性頭痛が生じる.
　　　　　慢性頭痛　片頭痛や緊張型頭痛患者で鎮痛薬を長期使用した場合に生じ，薬物乱用頭痛(medication overuse headache；MOH)ともいわれる．悪心，不安，集中力低下，記銘障害を伴うこともある．

対応・処置

急性頭痛　被疑薬の中止で軽快する．硝酸薬は継続投与で頭痛は軽快する傾向がある．

慢性頭痛　被疑薬の漸減と中止．中止後の反跳頭痛には原因薬以外の薬物で対処する．予防には，片頭痛ではロメリジン塩酸塩やプロプラノロール塩酸塩を，緊張型頭痛ではチザニジン塩酸塩を用いることが多い．

原因となる薬剤など

急性頭痛

NO 供与薬

亜硝酸アミル，ニトログリセリン〔ニトログリセリン®舌下錠 0.3 mg「NK」：5%以上または頻度不明，ミオコール®スプレー 0.3 mg：0.88%(再審査終了時)●0.1〜5%未満，ミリスロール®注(1・5・25・50 mg)：0.4%(再審査終了時)〕，硝酸イソソルビド〔ニトロール®錠 5 mg：5%以上，ニトロール®R カプセル 20 mg・注 5 mg・点滴静注(50・100 mg)バッグ・注 5 mg シリンジ・持続静注 25 mg シリンジ・スプレー 1.25 mg：0.1〜5%未満，フランドル®錠 20 mg：3.8%(再審査終了時)●0.1〜5%未満，フランドル®テープ 40 mg：0.98%(再審査終了時)●0.1〜5%未満〕

PED 阻害薬

ED 治療薬
シルデナフィルクエン酸塩〔バイアグラ®錠(25・50 mg)：1%以上・10.83%●13.24%●1.08%(再審査終了時)，レバチオ錠 20 mg：40.7%(承認時までの調査の集計)●22.7%(製造販売後臨床試験終了時の集計)●5%以上●1%以上 5%未満)など〕

その他

テオフィリン〔テオドール®錠(50・100・200 mg)・顆粒20%：2.56%（承認時の安全性解析対象症例)●0.1～5%未満，テオドール®シロップ2%・ドライシロップ20%：0.1%未満，ユニフィル®LA錠(100・200・400 mg)：0.1～5%未満〕

その他

ジピリダモール〔ペルサンチン®錠12.5 mg：0.91%●0.1～5%未満，ペルサンチン®錠25 mg：3.46%●0.1～5%未満，ペルサンチン®錠100 mg：4.37%(再審査終了時)●0.1～5%未満，ペルサンチン®静注10 mg：3.38%●0.1～5%未満，ペルサンチン-L®カプセル150 mg：6.59%(再審査終了時)●5%以上〕，シロスタゾール〔プレタール®散20%：3.2%(承認時)●3.4%(再審査終了時)●12.9%(効能追加時)●4.6%(再審査終了時)●17.7%(再審査終了時)●0.1～5%未満●5%以上，プレタール®OD錠(50・100 mg)：3.2%(承認時)●3.4%(再審査終了時)●12.9%(効能追加時)●4.6%(再審査終了時)●17.7%(再審査終了時)●0.1～5%未満●5%以上〕，アトロピン硫酸塩水和物，ジギタリス薬，ニコチン製剤，イミプラミン塩酸塩〔トフラニール®錠(10・25 mg)：0.1～5%未満〕，ニフェジピン〔アダラート®カプセル(5・10 mg)：0.93%(効能追加時)●0.1～5%未満，アダラート®L錠(10・20 mg)：0.66%(再審査終了時)●0.1～5%未満，アダラート®CR錠(10・20・40 mg)：2.8%(再審査終了時)●1.7%(40 mg 1日1回で降圧効果不十分な本態性高血圧症患者対象に40 mg 1日1回投与)(用法・用量の一部変更承認時)●0.1～5%未満，セパミット®細粒1%：1.5%●0.1～5%未満，セパミット-R®カプセル(10・20)：0.53%●0.1～5%未満，セパミット-R®細粒2%：4.2%●0.1～5%未満〕，ヒドララジン塩酸塩など

慢性頭痛（MOH）

NSAIDs，エルゴタミン製剤，トリプタン製剤，オピオイド，OTC薬(依存性のあるカフェイン，ブロムワレリル尿素を含有するため)，蛋白同化ステロイド，アミオダロン塩酸塩(アンカロン®錠100 mg：1%未満，アンカロン®注150 mg：5%未満)，炭酸リチウム〔リーマス®錠(100・200 mg)：0.5%未満〕，テトラサイクリン塩酸塩，ミノサイクリン塩酸塩〔ミノマイシン®錠(50・100 mg)・カプセル(50・100 mg)・点滴静注用100 mg：0.1～5%未満，ミノマイシン®顆粒2%：0.1%未満〕，ナリジクス酸〔ウイントマイロン®錠(250・500 mg)・シロップ5%：0.1～5%未満〕，甲状腺ホルモンなど

下線部の%数値は頻度を示す

副作用の起きるメカニズム

急性頭痛　原因薬である一酸化窒素(NO)供与薬，ホスホジエステラーゼ(PDE)阻害薬はいずれも血管拡張を生じる薬物である．片頭痛の病態と類似して，頭蓋内血管の拡張は拍動性の頭痛を生じる．

慢性頭痛　MOHともいわれ，片頭痛や筋緊張性頭痛の患者に生じる病態である．頭痛治療のために薬物を長期使用するために痛み刺激に対する感受性が亢進する(アロディニア)の病態が関係していると想定されている．

# 7 新生児薬物離脱症候群

neonatal drug withdrawal syndrome

- 重症度 ▶ 中等～重症
- 頻　度 ▶ 不明．1994年の全国調査では255施設から77例の報告
- 症　状 ▶ 長期間中枢作用薬（抗てんかん薬，抗うつ薬，抗不安薬など，外国では麻薬も多い）を妊娠後期に服用していた妊婦から出生した新生児で，出生時は正常であるが一定時間後（原因薬物の消失半減期に依存する．メサドン塩酸塩では24～72時間後）に傾眠，興奮，振戦，筋緊張亢進または低下，けいれん，無呼吸発作，下痢，嘔吐，哺乳不良などが生じる状態．

患者背景

リスク因子　母親の服薬歴が重要である．

対応・処置

非麻薬性薬物が原因と推定される場合で，新生児の症状が興奮性であればジアゼパム，フェノバルビタールなどを投与する．選択的セロトニン再取り込み阻害薬（SSRI）が原因薬の場合には対症的治療が主体である．麻薬性薬物の場合には硫酸モルヒネを投与することが多い．

原因となる薬剤など

SSRI（10～30%の新生児で呼吸器症状）
パロキセチン塩酸塩水和物など

その他
抗てんかん薬，海外では麻薬（ヘロイン，メサドン塩酸塩など）や興奮薬（アンフェタミンなど）が原因となることもある．米国では0.1～0.3%の新生児で離脱症候群が観察されるとされる．

下線部の%数値は頻度を示す

副作用の起きるメカニズム

胎児が子宮内で経胎盤的に母体が服用していた中枢作用薬または嗜好品に曝露されていると，分娩後に急激に断薬状態となるためにいわゆる離脱症状が生じる病態．中枢抑制作用のある薬の場合には興奮作用が生じることが多い．海外ではヘロインなどの麻薬常習者が妊娠中にメサドン置換療法で麻薬中毒治療プログラムを行っている場合に分娩した新生児で生じることが多い．

8 小児の急性脳症

acute encephalopathy in children

重症度 ▶ 重症
頻　度 ▶ まれ
症　状 ▶ ウイルス感染などによる発熱に続いて意識障害，脳圧亢進症状（嘔吐，乳頭浮腫，血圧・呼吸の変化），けいれんが生じる．画像診断ではCTで全脳のびまん性浮腫像，免疫抑制薬が関連する場合は後頭葉の皮質下白質に血管性浮腫像（可逆性後白質脳症症候群；RPLS）を認める．

患者背景

リスク因子　ウイルス感染症，サルモネラ菌食中毒などの発熱性疾患自体に続発する急性脳症とともに，経過中に投与されることが多い．解熱薬との病因論的な関係が取り沙汰されている．バルプロ酸ナトリウム関連の急性脳症では2歳以下，抗てんかん薬の併用，先天代謝異常などがリスク因子として示唆されている．シクロスポリン関連脳症では高血圧，低マグネシウム血症などがリスク因子として示唆されている．テオフィリンでは血中濃度増加がリスク因子として指摘されている．

対応・処置

原因に関連する可能性のある薬物の中止．インフルエンザウイルス感染であれば家族の同意のもとにオセルタミビルリン酸塩などの特異的抗インフルエンザ薬を投与する．その他，脳浮腫とけいれんに対する全身的支持療法を行う．けいれんにはジアゼパム投与など．バルプロ酸ナトリウムによる高アンモニア血症には蛋白制限とL-アルギニン塩酸塩・カルニチン・N-carbamylglutamate投与および血液透析を行う．

原因となる薬剤など

NSAIDs（水痘やインフルエンザなどの発熱性ウイルス感染症に対する解熱薬としてはアスピリン，メフェナム酸，ジクロフェナクナトリウムを使用せず，アセトアミノフェンを使用する．米国では小児に対するアスピリン使用禁止によりRye症候群の発症が1/20に減少した）

副作用の起きるメカニズム

小児においてインフルエンザなどの発熱性ウイルス感染症や細菌感染症などに合併してけいれんと脳圧亢進症状を生じることがある．組織学的には炎症像がない浮腫が特徴的である．この病態では経過中に対症療法として投与

される解熱薬との因果関係が，すでに確立しているアスピリンとRye症候群の因果関係との類似性の観点から議論されている．その他，発熱性疾患とは関係なくテオフィリン，抗ヒスタミン薬，免疫抑制薬(タクロリムス水和物など)，バルプロ酸ナトリウム，グリセオール®の投与と脳症発症の関連も注目されている．

9 急性散在性脳脊髄炎

acute disseminated encephalomyelitis; ADEM

重症度 ▶ 重症
頻 度 ▶ 米国統計では有病率 0.4 人/10 万人とされる．そのうち 5% 以下がワクチン接種との関連が疑われており，頻度は 1〜3.5 人/1,000 万回ワクチン接種とされる
症 状 ▶ ウイルス感染またはワクチン接種 1〜4 週間後に，発熱・頭痛・意識混濁，運動麻痺，小脳症状，感覚障害などが生じる．

患者背景

リスク因子 発症前のウイルス感染の原因はコロナウイルス，コクサッキーウイルスなど多彩．ワクチン接種後に関しては添付文書上ではインフルエンザ，B 型肝炎，日本脳炎ワクチンに副作用として記載があるが，文献的には他のワクチン接種後にも報告があり，米国では MMR(麻疹，流行性耳下腺炎，風疹) ワクチンが主な原因とされる．

対応・処置

経験的にステロイドパルス療法や免疫グロブリン大量療法が有効という報告がある．ワクチン接種後の発症は死亡率が高く，永続する後遺症を残すことも多い．

原因となる薬剤など

インフルエンザ HA ワクチン[インフルエンザ®HA ワクチン("化血研"・「北里第一三共」0.5 mL)：0.1% 未満]，組換え沈降 B 型肝炎ワクチン，乾燥細胞培養日本脳炎ワクチン(エンセバック®皮下注用：0.1% 未満)
自然感染後の麻疹脳炎発症率は 1,000 人あたり 1 人であるが，麻疹生ワクチン接種後の発症率は 100 万人あたり 1〜2 人であるので，ADEM 発症予防に対するワクチンの効果は絶大であるといえる．

下線部の % 数値は頻度を示す

副作用の起きるメカニズム

病理的には脳，脊髄，視神経などの中枢神経に散在的に脱髄性病変と炎症性病変を生じる疾患である．ウイルス感染を契機として素因のある人に髄鞘のミエリンに対する自己免疫反応が生じるものと推定されている．

10 薬物誘発性無菌性髄膜炎

drug-induced aseptic meningitis

重症度 ▶ 重症
頻　度 ▶ 無菌性髄膜炎(多くはウイルス性)の一部であり，まれ
症　状 ▶ 無菌性髄膜炎のほとんどはウイルス感染症が原因である．薬物誘発性の推定は除外診断である．発熱(40℃)・頭痛・嘔吐・項部硬直がみられ，重症化すると意識障害が生じる．薬物誘発性の場合は，過敏症を疑わせる皮疹，関節痛，筋肉痛などの症状を伴うことがある．

検査

髄液検査においてウイルス感染ではリンパ球優位であるが，薬物誘発性では多形白血球増多がみられるのが特徴的である．

患者背景

リスク因子　薬物誘発性では女性の自己免疫疾患(SLE など)患者，片頭痛の既往がリスク因子とされるが，副腎皮質ステロイド使用者では原病の合併症やウイルス感染との鑑別は困難である．処方医薬品だけでなく，一般用医薬品(OTC 薬)が原因となることもあるので薬歴は慎重にとる．医薬品を髄腔内に投与する場合にはリスクが高い．

対応・処置

薬物誘発性を原因として疑う場合には可能性のある薬物を中止する．薬物誘発性であれば数日で軽快する．

原因となる薬剤など

※日本の添付文書では 21 薬剤の副作用欄に記載がある

NSAIDs
特にイブプロフェン，スリンダクで報告が多い．ほかに，ジクロフェナクナトリウム，ナプロキセン，ロキソプロフェンナトリウム水和物，セレコキシブ
抗てんかん薬
カルバマゼピン，ST 合剤

その他

静注用免疫グロブリン製剤，ワクチン(特にムンプス)，インターフェロンアルファ〔スミフェロン®注バイアル(300万・600万IU)・注DS(300万・600万IU)：<u>5〜10％未満</u>〕**，メトロニダゾール，薬物の髄腔内投与**〔バクロフェンを脳脊髄疾患の痙性麻痺に使用した場合，メトトレキサート(MTX)を白血病の中枢再発予防などの目的で用いる場合など〕

下線部の％数値は頻度を示す

副作用の起きるメカニズム

薬物による無菌性髄膜炎の機序はⅠ型あるいはⅣ型の免疫反応が関係していると想定されている．薬物を髄液中に投与する場合には薬物自体の直接刺激が原因である可能性がある．

12 精神科領域

1 薬物誘発性うつ病

drug-induced depression

重症度▶中等~重症
頻　度▶不明
症　状▶気分抑うつ状態,疲労感,集中不能,興味の消失,不眠,不安焦燥症状,攻撃的な性格変化,食欲低下,ネガティブ思考,自殺企図.

患者背景

リスク因子 女性,気分障害の家族歴,不安神経症,睡眠障害,薬物乱用歴などがリスク因子とされている.薬物側の要因としては副腎皮質ステロイドとインターフェロンでは用量依存性がある.

対応・処置

リスクの高い薬物を治療に用いるときには早期発見に努め,発症後は原因薬物のすみやかな中止または減量を行う.可能なら他の同効薬に変更.精神的カウンセリングも行う.症状が強ければ選択的セロトニン再取り込み阻害薬(SSRI)などの抗うつ薬を投与.用法・用量は内因性うつ病と同等とされる.不安症状が強い場合にはベンゾジアゼピン系薬投与.

原因となる薬剤など

※日本の添付文書では414薬剤の副作用欄にうつ・うつ病の記載がある

インターロイキン
セルモロイキン,テセロイキン(イムネース®注35万単位:0.1~5%未満)
GnRH作動薬(26~54%)
ゴセレリン酢酸塩〔ゾラデックス®デポ(1.8・3.6 mg):0.1~5%未満〕など
循環器薬
メチルドパ水和物(3.6%),クロニジン塩酸塩(1.5%), **警告!** レセルピン(7%),プロプラノロール塩酸塩〔インデラル®錠(10・20 mg)・注射液2 mg:0.1~5%未満,インデラル®LAカプセル60 mg:0.1%未満〕,ジゴキシンなど
抗てんかん薬
レベチラセタム(4%),フェノバルビタール(40%),プリミドン(70%),トピラマート(5~10%),ゾニサミド(エクセグラン®錠100 mg・散20%:0.1~1%未満●1%以上),フェニトインなど
抗HIV薬
エファビレンツ(1.6~2%に重症うつ)など

禁煙薬

警告! バレニクリン酒石酸塩〔チャンピックス®錠(0.5・1 mg)〕：<u>0.5%以上5%未満</u>〕など多数

その他

インターフェロンアルファ(<u>13〜33%</u>，軽症から重症までを含む)はインターフェロンベータ(<u>0〜33%</u>)より頻度が高いとする報告が多い．副腎皮質ステロイド(<u>1.3〜18%</u>)，経口避妊薬，タモキシフェンクエン酸塩(<u>1〜20%</u>)，トレチノイン(<u>1〜5.5%</u>)，トリプタン製剤(<u>23%</u>)，シメチジン〔タガメット®錠(200・400 mg)・細粒 20%・注射液 200 mg：<u>0.1%未満</u>〕，メトクロプラミド，スタチン薬，塩酸ロメリジン(テラナス®錠 5 mg：<u>0.1〜1%未満</u>，ミグシス®錠 5 mg：<u>0.1〜1%未満</u>)，オランザピン〔ジプレキサ®錠(2.5・5・10 mg)・細粒 1%・ザイディス錠(5・10 mg)：<u>0.1〜1%未満</u>〕，SSRI および三・四環系抗うつ薬(イライラ感や攻撃性が生じる)

下線部の%数値は頻度を示す

副作用の起きるメカニズム

詳細は不明であるが，レセルピンや中枢性降圧薬(メチルドパ水和物)などでは薬理作用との関係で中枢モノアミン代謝の変化が関連していると想定される．副腎皮質ステロイドなどでは，視床下部・下垂体・副腎系の抑制が関連していると推定されている．インターフェロンなどによる病態ではサイトカイン産生の亢進が何らかの機序でうつ状態の発現に関連していると推定されている．

2 セロトニン症候群

serotonin syndrome

重症度▶中等症から重症
頻　度▶不明
症　状▶原因薬物の服用後数時間以内に,不安,混乱,焦燥感,興奮,不穏,錐体外路症状(振戦,ミオクローヌス,筋強剛),自律神経症状,発熱をきたす.症状は悪性症候群と酷似しており,横紋筋融解症を発症することもある.

患者背景

リスク因子　中枢セロトニン神経作動作用をもつ薬物(麻薬を含む)すべてが原因となりうる.特に多剤併用例でリスクが高い.選択的セロトニン再取り込み阻害薬(SSRI)とモノアミン酸化酵素(MAO)阻害作用のある薬物との併用が特に高リスクである.

対応・処置

原因薬物の中止により症状は48時間以内に消失.抗ヒスタミン作用と抗セロトニン作用をもつシプロヘプタジン塩酸塩水和物(ペリアクチン®)を投与.

原因となる薬剤など

※日本の添付文書では12薬剤の副作用欄にセロトニン症候群の記載があり,MAO阻害薬との併用禁忌が45薬剤に記載されている

SSRI(過量投与では 14%)
フルボキサミンマレイン酸塩,パロキセチン塩酸塩水和物〔パキシル®錠(5・10・20 mg):1%未満〕,塩酸セルトラリン,デュロキセチン塩酸塩

三・四環系抗うつ薬
エスシタロプラムシュウ酸塩,ミルナシプラン塩酸塩,イミプラミン塩酸塩,アミトリプチリン塩酸塩,クロミプラミン塩酸塩

MAO 酸化酵素阻害薬
サフラジン(発売中止)

抗不安薬
タンドスピロンクエン酸塩(5-HT$_{1A}$ 作動作用あり)

その他

L-トリプトファン(セロトニン前駆物質)，非オピオイド鎮痛薬(meperidine，塩酸ペンタゾシン，トラマドール塩酸塩)あるいはデキストロメトルファン臭化水素酸塩水和物と抗うつ薬の併用，セントジョーンズワート(セロトニン代謝誘導)と抗うつ薬の併用，MDMA(違法薬物．通称「エクスタシー」．セロトニン遊離作用あり)，セレギリン塩酸塩(Parkinson病治療薬でMAO阻害薬)，アンフェタミン(モノアミン遊離作用がある)，リネゾリド(MAO阻害作用あり)とSSRIの併用，トラゾドン塩酸塩，レボドパ，炭酸リチウム

下線部の%数値は頻度を示す

副作用の起きるメカニズム

1970年代に新規医薬品の開発過程での動物実験において種々のセロトニン受容体刺激作用をもつ薬物の投与に対する行動薬理学的観察がなされた．その結果，震え，不穏，易刺激性などの症状がセロトニン受容体賦活化に特有の症状であることが判明した．その後，SSRIが開発される過程で，ヒトでも動物でのセロトニン受容体賦活化症状に類似した副作用が観察され，セロトニン症候群と命名されるに至った．

麻薬の鎮痛作用は麻薬自体のオピオイド受容体刺激作用によるが，副作用である嘔気は，麻薬のドパミン遊離作用による延髄ドパミン受容体刺激作用と腸管神経叢におけるセロトニンとアセチルコリン遊離作用による受容体刺激によると考えられている．このため，麻薬(ペチジン塩酸塩，モルヒネ塩酸塩など)をMAO阻害作用のある薬物と併用するとセロトニン症候群を発症することがある．麻薬の添付文書にはMAO阻害作用のある薬物の投与中または中止2週間以内(MAO阻害作用が消失するまでに時間がかかるため)の併用禁忌あるいは相互作用記載がある．

3 薬物誘発性統合失調症様・偏執症様症候

drug-induced psychiatric disease

重症度 ▶ 中等～重症
頻　度 ▶ 薬物により異なる
症　状 ▶ 原因薬物の投与後，数時間～数日で妄想，幻覚，パラノイア症状，不安，精神運動興奮，頻脈，けいれん，振戦が生じることが多い．自然発症の統合失調症は発症経過が薬物性より長い．また，薬物性の場合は，原因薬物が体内から消失すると回復する．ただし，薬物誘発性精神病の診断は基本的に除外診断である．

患者背景

リスク因子　薬物誘発性は自然発症より高齢者（＞40歳）または小児が多い．薬物依存，肝・腎機能障害はリスク因子．CYP阻害薬を併用していると薬物相互作用のため高リスク．

対応・処置

　原因薬物を疑う薬物の中止または変更をするとともに，安全な環境のもとで支持療法を行う．原因が抗コリン薬ならフィゾスチグミン投与，麻薬が原因ならナロキソン塩酸塩投与，ベンゾジアゼピン系薬が原因ならフルマゼニル投与も有効．興奮性が高い場合，必要ならベンゾジアゼピン系薬，ハロペリドールなどで鎮静．原因として違法薬物が疑われる場合には，血液または尿中で毒物スクリーニングを行うことができる．

原因となる薬剤など

興奮薬
アンフェタミン(0.25%)，メタンフェタミン塩酸塩(ヒロポン)，メチルフェニデート塩酸塩(0.1%)
三環系抗うつ薬
イミプラミン塩酸塩〔トフラニール®錠(10・25 mg)：0.1～5％未満〕など
蛋白同化ホルモン(12%)
テストステロンなど

12 精神科領域

ドパミン作動薬

レボドパ[ドパストン®カプセル 250 mg・散 98.5%：<u>3.42%</u>（新開発医薬品の副作用のまとめ），ドパゾール®錠 200 mg：<u>4.9%</u>（承認前）●<u>3.2%</u>〔承認後(4年間)〕]，警告! アマンタジン塩酸塩(<u>1～10%</u>)など

その他

副腎皮質ステロイド(<u>1%</u>)，エタノール(<u>5%</u>)，抗コリン薬(<u>7%</u>)，麻薬，ケタミン塩酸塩(<u>12%</u>)，抗てんかん薬(<u>0.5～2.5%</u>)，ガンシクロビル(<u>1%未満</u>)，イホスファミド(<u>10%未満</u>)，ビダラビン(アラセナ-A®点滴静注用 300 mg：<u>0.1～5%未満</u>)，イソニアジド(<u>1%未満</u>)，サイクロセリン，インターフェロン製剤，タクロリムス水和物(<u>15%未満</u>)，メフロキン塩酸塩，マジンドール，ゾルピデム酒石酸塩(<u>1～10%</u>)，バルガンシクロビル塩酸塩(バリキサ®錠 450 mg：<u>5%未満</u>)，インドメタシン(<u>1%未満</u>)

下線部の%数値は頻度を示す

副作用の起きるメカニズム

いくつかの医薬品の副作用として自然発症の統合失調症と類似した臨床症状が出現することがある．また，生薬，サプリメント，違法薬物(LSDなど)でも同様の事例が報告されている．原因物質の化学構造は多様であるため，統合失調症様の精神・行動症状発現の作用機序も多様であると想定されている．レボドパ，アマンタジン塩酸塩などの中脳辺縁系のドパミン受容体刺激は幻覚，妄想症状に関連すると想定される(統合失調症のドパミン仮説に合致する)．また，中枢セロトニン，アセチルコリン神経刺激はドパミン神経活動を調節する機序で精神病様症状の発現に関連するとされている．LSD はセロトニンと構造が類似しており，$5-HT_{2A}$ 受容体刺激により精神症状を生じるとされる．エフェドリンやケタミンでは中枢ノルアドレナリンの増加や興奮性グルタミン酸 N メチル D アスパラギン酸(NMDA)受容体遮断作用などが関連しているとされる．

4 悪性症候群

neuroleptic malignant syndrome / syndrome malin

重症度 ▶ 重症．未治療の死亡率は20％
頻　度 ▶ 抗精神病薬服用者の0.07〜2.2％
症　状 ▶ 多くは抗精神病薬（特にハロペリドール）を新規に投与開始してから比較的早期（1週間以内に66％，1か月以内では96％）に発症することが多い．ただし，抗精神病薬を（よりドパミン遮断作用の弱い薬物に）変更した場合や，急激に中断したあとに発症することもある．症状としては，37.5℃以上の発熱（95％）・発汗に筋強剛，自律神経調節異常（頻脈，過呼吸，発汗，高血圧），中枢症状（意識障害，せん妄，昏睡）を生じる．非定型的抗精神病薬（リスペリドンなど）では微熱であることもある．筋強剛に横紋筋融解症を合併すると腎不全を生じる．
鑑別診断では急性カタトニア，セロトニン症候群，抗コリン薬誘発性せん妄，リチウム中毒などが問題になる．

検査

検査では白血球増加，血清クレアチンキナーゼ(CK)増加．横紋筋融解症に進展すればミオグロビン尿，腎不全，代謝性アシドーシス．

患者背景

リスク因子　抗精神病薬の服用．男性，若年から中年，低栄養，疲弊，他の脳神経疾患の合併，悪性症候群の既往．薬物の用法・用量では，筋注製剤の使用，高用量，急激な増量がリスク因子である．

対応・処置

原因薬物の中止とダントロレンナトリウム水和物の投与（保険適用があり発熱・筋強剛に有効），全身冷却，電解質異常の治療，必要に応じて血液透析．ドパミン作動薬（ブロモクリプチンメシル酸塩，アマンタジン塩酸塩）の投与は効果が報告されているが保険適用はない．薬物中止後の回復はセロトニン症候群より長く7〜10日を要する．特に，抗精神病薬のデポ製剤の投与を受けている患者では経過が長い．

原因となる薬剤など

※日本の添付文書では98薬剤の副作用欄に悪性症候群の記載がある

抗精神病薬（増量）

ドパミン受容体遮断力の高いハロペリドールやフルフェナジンデカン酸エステル（フルデカシン®筋注25 mg・キット筋注25 mg：0.1%未満）でリスクが高い．
クロルプロマジン塩酸塩，ゾテピン〔ロドピン®錠(25・50・100 mg)・細粒(10・50%)：0.1%未満〕，ピモジド〔オーラップ®錠(1・3 mg)・細粒1%：0.1%未満〕，スルピリド〔ドグマチール®錠(50・100・200 mg)・カプセル50 mg・細粒(10・50%)・筋注(50・100 mg)：0.1%未満，アビリット®錠(50・100・200 mg)・カプセル50 mg・細粒(10・50%)：0.1%未満，ミラドール®錠(50・100・200 mg)・カプセル50 mg・細粒(10・50%)：0.1%未満〕，リスペリドン〔リスパダール®錠(1・2・3 mg)・細粒1%・OD錠(0.5・1・2 mg)・内用液1 mg/mL：0.15%〕

抗うつ薬

フルボキサミンマレイン酸塩，パロキセチン塩酸塩水和物〔パキシル®錠(5・10・20 mg)：1%未満〕，トラゾドン塩酸塩など

ドパミン作動薬（減量）

レボドパ，アマンタジン塩酸塩〔シンメトレル®錠(50・100 mg)・細粒10%：0.1%未満〕，ペルゴリドメシル酸塩など

鎮静薬

エチゾラム，ミダゾラム

抗てんかん薬

カルバマゼピン，ゾニサミド（エクセグラン®錠100 mg・散20%：1%未満）

その他

炭酸リチウム，Parkinson病治療薬として用いられる抗コリン薬（増量），セレギリン塩酸塩〔エフピー®OD錠2.5 mg：0.1%未満〕，ドネペジル塩酸塩〔アリセプト®錠(3・5・10 mg)・細粒0.5%・D錠(3・5・10 mg)・ドライシロップ1%・内服ゼリー(3・5・10 mg)：0.1%未満〕，バクロフェン

下線部の%数値は頻度を示す

副作用の起きるメカニズム

中枢ドパミン神経活動の相対的低下または抑制に関係する．相対的と表現したのは，典型的にはドパミン遮断薬の新規投与開始後に生じるが，投与中の急激な増量が発症の契機となることもあるからである．また，Parkinson病治療薬などの中枢性ドパミン作動薬の急激な減量によって発症した事例もある．この場合は受容体刺激の強さが中断前より相対的に低下したことが発症の原因となったと考えられる．ドパミン受容体変異が発症に関係するとの報告もある．発熱の原因は，持続的な筋収縮熱産生と血管収縮による体熱放散調節不全によると考えられる．

5 せん妄

delirium

重症度 ▶ 中等〜重症

頻　度 ▶ せん妄自体は入院患者の56％，外科手術後の50％，ICU患者の70〜80％で発症する．せん妄の発症に薬物が関与するのは，せん妄全体の12〜39％であるとされる

症　状 ▶ せん妄症状発現の1〜3日前から前駆症状として睡眠覚醒リズムの変化，不安症状，見当識障害，思考の錯乱，興奮性などが観察されることがある．その後，意識混濁を背景として，認知障害，失見当識，不安，精神運動障害，錯覚や幻覚，昼夜の逆転現象(昼間に睡眠し，夜間に暴れる)などの症状を生じる．症状の強さには時間的な変動があり，一見正常な時期もあるため診断を難しくさせる．また，精神運動障害が興奮過剰である場合には診断されやすいが，低活動性(興味の消失，引きこもり)である場合には見逃されることもある．

患者背景

リスク因子　認知症，中枢病変(梗塞，外傷など)，感染症，悪性腫瘍，外科手術，高齢，聴力障害などがリスク因子であるとされる．

対応・処置

原因薬物の中止または減量，基礎疾患(感染症，心不全，電解質異常，肝障害など)があれば治療する．焦燥や激越が重度の場合には抗精神病薬(ハロペリドールなど)やベンゾジアゼピン系薬(ロラゼパムなど)が有効な場合もある．

原因となる薬剤など

※日本の添付文書では194薬剤の副作用欄にせん妄の記載があるが，薬物自体が原因であるのか，治療対象となった疾患が原因であるのかは判別できない

抗うつ薬
三環系薬，SSRI
麻薬
モルヒネ塩酸塩水和物(オッズ比1.2)〔オプソ®内服液(5・10 mg)：<u>1〜5％未満</u>〕，フェンタニルクエン酸塩(オッズ比1.5)，meperidine(相対リスク比2.4)

ドパミン作動薬
レボドパ,アマンタジン塩酸塩〔シンメトレル®錠(50・100 mg)・細粒10%:<u>5%未満</u>〕など
ベンゾジアゼピン系鎮静薬
ジアゼパム〔セルシン®注射液(5・10 mg):<u>0.1〜5%未満</u>(統合失調症などの精神障害者に投与した場合)〕など
鎮痛薬
ペンタゾシン〔ソセゴン®錠25 mg・注射液(15・30 mg)・ペンタジン®錠25 mg・注射液(15・30 mg):<u>1%未満</u>〕など
副腎皮質ステロイド
プレドニゾロンなど
H_2受容体拮抗薬
シメチジン〔タガメット®錠(200・400 mg)・細粒20%・注射液200 mg:<u>0.1%未満</u>〕など
インターフェロン製剤
抗ウイルス薬
ガンシクロビル,リバビリン(レベトール®カプセル200 mg:<u>0.1〜1%未満</u>●<u>0.1%未満</u>●<u>5%未満</u>),オセルタミビルリン酸塩など
抗菌薬
サイクロセリン(サイクロセリン®カプセル250 mg「明治」:<u>0.1〜5%未満</u>),ガチフロキサシン水和物など
抗コリン薬
スコポラミン臭化水素酸塩水和物など
その他
炭酸リチウム(2.8人/年),抗精神病薬(ドパミン受容体抑制作用は弱いものの報告が多い),クロザピン(<u>10%</u>),大酒家の禁酒(振戦せん妄),抗てんかん薬,Ca拮抗薬,α遮断薬,リドカイン塩酸塩,β遮断薬,ジゴキシン,NSAIDs,ACE阻害薬,テオフィリン

下線部の%数値は頻度を示す

副作用の起きるメカニズム

詳細は不明であるが,アセチルコリン神経伝達の低下がせん妄の病因に重要であることは間違いがない.多くの中枢作用性の抗コリン薬の投与がせん妄に関連しているとする報告がある.認知機能の低下という点では共通性のあるAlzheimer病の認知機能障害にアセチルコリンの不足が関連しているとする仮説にも合致する.また,副腎皮質ステロイドの過剰がせん妄に関連する可能性も指摘されている.そのほかγアミノ酪酸(GABA)やセロトニン動態の異常が関連するという可能性もある.

6 睡眠障害

sleep disorders

重症度 ▶ 軽〜中等症
頻　度 ▶ 米国人成人の30%，日本人成人の20%に睡眠障害の自覚症状がある．個別の薬物での睡眠障害発症率は1〜55%である
症　状 ▶ 入眠困難，夜間覚醒，悪夢，熟眠感の喪失，日中の眠気，ぼんやり感，集中不能を訴える．

患者背景

リスク因子　女性，高齢者，合併症（喘息，腫瘍など）のための中枢神経作用薬服用（テオフィリン，鎮痛薬など），併用薬との薬物相互作用．

対応・処置

非薬物治療（定時の就寝，過眠の禁止，昼寝の回避，眠気のあるときに就寝する，運動の励行，就眠前の過剰飲水禁止など）により70〜80%の患者で睡眠障害が改善するとされる．睡眠障害に関係する可能性のある薬物を同定し，減量または中止，あるいはほかの薬物に変更する．基礎病態の治療も重要である．短時間作用型のベンゾジアゼピン系薬（トリアゾラムなど）の投与も必要に応じて行う．

原因となる薬剤など

抗うつ薬
エスシタロプラムシュウ酸塩（レクサプロ®錠10 mg：1%未満），SSRI（共通して5〜20%）

抗精神病薬
ハロペリドール〔セレネース®錠（0.75・1・1.5・3 mg）・細粒1%・内服液0.2%・注5 mg：5%以上〕，リスペリドン〔リスパダール®錠（1・2・3 mg）・細粒1%・OD錠（0.5・1・2 mg）・内用液1 mg：1%未満，リスパダール コンスタ®筋注用（25・37.5・50 mg）：5%未満〕など

脂溶性β遮断薬
プロプラノロール塩酸塩（2〜4.3%），カルベジロール（3〜11%），ラベタロール塩酸塩（1〜4%）など

中枢性α₂受容体作動薬
クロニジン塩酸塩（30〜75%），メチルドパ水和物（30〜75%）

中枢興奮作用のある薬物

テオフィリン〔テオドール®錠(50・100・200 mg)・顆粒 20%・シロップ 2%・ドライシロップ 20%・ユニフィル®LA 錠(100・200・400 mg)：<u>0.1〜5%未満</u>〕，カフェイン，アンフェタミン，メチルフェニデート塩酸塩〔リタリン®錠 10 mg・散 1%：<u>5%以上</u>〕，アトモキセチン塩酸塩〔ストラテラ®カプセル(5・10・25・40 mg)・内用液 0.4%：<u>1〜5%未満</u>●<u>1%未満</u>〕など

抗てんかん薬

フェニトイン，ゾニサミド(エクセグラン®錠 100 mg・散 20%：<u>0.1〜1%未満</u>●<u>1%以上</u>)，レベチラセタム〔イーケプラ®錠(250・500 mg)・ドライシロップ 50%：<u>1〜3%未満</u>〕など

抗 Parkinson 病薬

レボドパ(<u>75%</u>)，セレギリン塩酸塩(<u>10〜32%</u>)，ペルゴリドメシル酸塩(<u>42%</u>)，アマンタジン塩酸塩(<u>14%</u>)，エンタカポン(<u>30%</u>)など

ニューキノロン系薬

シプロフロキサシン，エノキサシンなど

その他

副腎皮質ステロイド，アルコール(特に中毒者で断酒の際に)，タクロリムス水和物〔プログラフ®注射液(2・5 mg)・カプセル(0.5・1・5 mg)・顆粒(0.2・1 mg)：<u>0.1〜5%未満</u>〕，インターフェロン製剤，エファビレンツ〔ストックリン®錠(200・600 mg)：<u>10%以上</u>●<u>1〜10%未満</u>〕

下線部の%数値は頻度を示す

副作用の起きるメカニズム

睡眠調節に関係する神経伝達機構は複雑である．ノルアドレナリンが睡眠サイクル調節に重要であり，覚醒にはノルアドレナリン，ドパミン，セロトニン，アセチルコリンが関係していると想定されている．これらの神経伝達物質刺激を調節する薬物は，睡眠障害を生じる可能性がある．また，睡眠障害の治療目的で使用した鎮静・入眠薬を不用意に中断すると反跳効果で睡眠障害が悪化することがある．

7 突発性(的)睡眠

(sudden / unexpected) sleep attack

重症度 ▶ 中等症
頻 度 ▶ 1%未満
症 状 ▶ 前兆なく突発的に睡眠,傾眠状態を生じたり,注意力,集中力,反射機能が低下する症状.投与開始から1年後に発症した例もあるので注意.
Parkinson病治療にドパミン作動薬であるレボドパが使用されて以来,ドパミン作動薬の副作用として眠気が生じることは知られていた.しかし,非麦角系ドパミン作動薬が治療に導入された1999年頃から,日中に突然,強い眠気が生じる副作用として,突発性睡眠(sleep attack)が注目されるようになった.

患者背景

リスク因子 Parkinson病治療でドパミン作動薬を服用している患者.ベンゾジアゼピン系薬などの中枢抑制薬の服用.

対応・処置

薬物を中止し,他薬に変更する.関連薬では添付文書の警告欄などに自動車運転や機械操作,高所作業などを禁止するように記載がある.

原因となる薬剤など

Parkinson病治療薬・むずむず脚症候群治療薬(ドパミン作動薬)

警告! プラミペキソール塩酸塩水和物〔ビ・シフロール®錠(0.125・0.5 mg)・ミラペックス®LA錠(0.375・1.5 mg):<u>0.1〜5%未満</u>〕,**警告!** ロピニロール塩酸塩〔レキップ®錠(0.25・1・2 mg):<u>0.2%</u>,レキップCR錠(2・8 mg):<u>1.8%</u>〕,タリペキソール塩酸塩(ドミン®錠 0.4 mg:<u>0.1%未満</u>),**警告!** ロチゴチン経皮吸収製剤(パッチ)〔ニュープロ®パッチ(2.25・4.5・9・13.5 mg):<u>1%未満</u>〕

下線部の%数値は頻度を示す

副作用の起きるメカニズム

眠気と睡眠の調節には,ノルアドレナリン,ドパミン,セロトニンなどのモノアミンが関係している.Parkinson病の治療にレボドパを使用すると眠気が生じること,非麦角系ドパミン受容体作動薬であるプラミペキソール塩酸塩水和物やロピニロール塩酸塩をParkinson病の治療に高用量で用いるとまれに突発的睡眠を生じるが,むずむず脚症候群の治療に低用量使用する場

合にはこの副作用がほとんど生じないことから，ドパミン受容体の強い刺激が眠気の原因となることは間違いないと推測される．

8 認知障害

cognitive disorder

重症度 ▶ 中等症

頻　度 ▶ 不明．認知障害のある高齢な外来患者では11%で薬物による認知障害への悪影響が観察されたとする報告がある

症　状 ▶ 抗コリン薬では記憶障害，混乱，幻覚，鎮静，気分変調が，抗てんかん薬では精神運動低下，注意散漫，記憶障害や気分変調が生じる．副腎皮質ステロイドにより気分昂揚，躁状態，イライラ感，不眠などが生じる．小児ではフェノバルビタールなどによるてんかん治療に対する長期使用で，学習障害として認識されることもある．

患者背景

リスク因子　高齢者で軽度の認知機能障害がある患者は，薬物により障害が悪化し顕在化することがある．

対応・処置

原因薬物の中止，基礎病態の治療．ただし，ベンゾジアゼピン系薬のように急激に中止すると退薬症候群を生じることがあるので注意．麻薬の場合はオピオイドローテーションを考慮．

原因となる薬剤など

鎮痛薬
NSAIDs，麻薬(20〜70%)
抗コリン薬(18〜20%)
スコポラミン臭化水素酸塩水和物，Parkinson病治療薬など多数，過活動膀胱治療薬の酒石酸トルテロジン〔デトルシトール®カプセル(2・4 mg)：1%未満〕などでも注意
抗不整脈薬
アミオダロン塩酸塩，ジゴキシン，リドカイン塩酸塩など
抗てんかん薬
バルプロ酸ナトリウム(22%)，トピラマート(35%)，フェノバルビタールなど
抗癌剤(4〜75%)
シクロホスファミド水和物，カルボプラチンなど

非核酸系 HIV 逆転写酵素阻害薬(19〜23%)

エファビレンツ〔ストックリン®錠(200・600 mg)：1〜10%未満〕，ネビラピンなど

その他

ベンゾジアゼピン系薬(長期投与)(22%)，炭酸リチウム，副腎皮質ステロイド，抗うつ薬，抗精神病薬，テオフィリン

下線部の%数値は頻度を示す

副作用の起きるメカニズム

　認知機能は注意，記憶，学習，計画，問題解決，言語処理，空間認識，精神運動など多くの要因を統合的に処理する高次機能である．当然多くの神経系と伝達物質が関与しており，薬物によりそのいずれの機能障害が生じても統合された認知機能に機能不全が生じると考えられる．具体的には，副作用として認知機能障害が生じうる薬物の薬理作用として，抗コリン作用を有する薬物(抗コリン薬，抗精神病薬，麻薬，三環系抗うつ薬など)はアセチルコリン作動性の覚醒機能を障害すると想定されている．抗てんかん薬は神経インパルス全般の抑制作用を介して認知機能に影響すると推測される．ベンゾジアゼピン系薬は抑制性γアミノ酪酸(GABA)受容体作動作用を介して認知機能に悪影響が生じると推測される．副腎皮質ステロイドは記憶形成に重要な海馬神経細胞のグルコース取り込みを抑制する作用があり，記憶障害を生じる可能性が指摘されている．

3 その他の分類できない副作用 (全身性を含む)

1 (二次的)悪性新生物

(secondary) malignant neoplasm

重症度 ▶ 重症
頻度 ▶ 使用する薬物により異なる(表「原因となる薬剤など」の個別薬の記述を参照)
症状 ▶ 二次癌の臨床症状は各種悪性新生物の初発症状と同様である.

患者背景

リスク因子 二次発癌リスクが高い薬物の高用量,長期間の投与.

対応・処置

二次発癌リスクの高い薬物を投与された患者を対象とした定期的な悪性腫瘍スクリーニングにより,できるだけ早期に二次発癌を診断し治療を開始する.皮膚癌については日光曝露の回避や日焼け止めの使用を励行する.

原因となる薬剤など

急性骨髄性白血病と骨髄異形成症候群

悪性リンパ腫治療後では一般リスクの10~80倍に増加.二次発癌のリスクは類似の作用機序をもつ薬物でも異なるため,寛解導入療法にはより発癌リスクの少ない薬物が使用されるようになった.例えば,悪性リンパ腫のMOPP療法からABVD療法への変化では,二次発癌リスクが高いアルキル化薬であったmechlorethamineをダカルバジンに変更した.

アルキル化抗癌剤

ブスルファン,カルムスチン,chlorambucil,シクロホスファミド水和物(0.07~1.2%),メルファラン(5.6%)

トポイソメラーゼ阻害薬

エトポシド(0.3~1.8%),teniposide

アントラサイクリン系抗癌剤

ドキソルビシン塩酸塩(0.15~1.32%),ダウノルビシン塩酸塩,エピルビシン塩酸塩(2.39%)

その他

G-CSF製剤(0.7%),ミトキサントロン塩酸塩(0.7~8.1%),シスプラチン

悪性リンパ腫

臓器移植あるいは造血幹細胞移植後に長期の免疫抑制療法を受けている患者では6年間で20~50%の発症率があるとする報告がある.

抗胸腺細胞グロブリン製剤(5%)，ムロモナブCD3(オルソクローンOKT3®：35.7%)(販売中止)，シクロスポリン(2.6%)，タクロリムス水和物(0.45%)，アザチオプリン(1.69%)など

乳癌

下記のデータは白人閉経女性に対するホルモン補充療法についての無作為化比較対照試験のデータであり信頼性が高い．相対リスクとして20〜40%の増加に相当する．アジア人でのデータはない．
エストロゲン(0.86%)，エストロゲン・プロゲステロン合剤(0.1〜1.53%)
現在，経口避妊薬として用いられている低用量ピル(エストロゲン・プロゲステロン合剤)の影響は1万人あたり0.5〜4.7人以下の乳癌増加と見積もられている．

子宮内膜癌

白人閉経女性に対するエストロゲンによるホルモン補充で，発癌リスクが2.7倍に増加した．タモキシフェンクエン酸塩では相対リスクが3.28倍に増加した．
エストロゲン(3.65%)，タモキシフェンクエン酸塩(1.56%)

膀胱癌

シクロホスファミド水和物の発癌活性代謝(アクロレインなど)は尿中に排泄される．高濃度の代謝体に曝露される膀胱では発癌リスクが増加する．出血性膀胱炎の予防薬であるメスナは動物実験で膀胱癌のリスクを低下させたが，ヒトでのデータはない．
シクロホスファミド水和物(10%)

皮膚癌

臓器移植あるいは造血幹細胞移植後に長期の免疫抑制療法を受けている患者の二次発癌の65%前後を占める．基底細胞癌と扁平上皮癌が中心で，悪性黒色腫は少ない．
抗胸腺細胞グロブリン製剤，アザチオプリン(0.36%)，シクロスポリン(1.2%)，タクロリムス水和物(1.27%)，ムロモナブCD3(オルソクローンOKT3®)(販売中止)

下線部の%数値は頻度を示す

副作用の起きるメカニズム

生理的な状態でも自然放射線，食事中の発癌物質などにより体内では少数の悪性腫瘍細胞が発生していると想定されている．しかし，正常な自然免疫機構が作動している限り，リンパ球などによる癌細胞サーベイランス機能により悪性腫瘍細胞は排除されており，発癌リスクは一定以下に抑制されていると考えられる．DNAに障害を与える抗癌剤の治療は，細胞の悪性変化率を増加させるとともに，造血系へのダメージにより癌細胞のサーベイランス機能も障害するため発癌リスクを増加させるものと考えられている．性ホルモン薬はホルモン依存性腫瘍の増殖を促進し発癌リスクを増加すると考えられている．

2 催奇形性

teratogenicity / teratogenesis

重症度▶ 重症
頻　度▶ 特定の薬物を除けば高くない
症　状▶ 一般に出生時診断による主要な先天異常の頻度は約3%とされる．新生児奇形全体のなかで薬物が原因となるのはさらにその3%前後に過ぎないとされる．また，薬物は出生児の形態・構造的な奇形，子宮内胎児発育不全，精神発達遅延，発癌性などと関連することがある．

患者背景

リスク因子　器官形成不全の奇形については妊娠初期の器官形成期に催奇形性のある薬物を服用した場合．子宮内胎児発育不全に関しては妊娠後期までを含む．

対応・処置

　添付文書上，動物データなどに基づき妊娠または妊娠の可能性がある場合に禁忌とされている薬物は406種あるが，臨床データに基づくものは少ない．多くは妊婦でのデータがないためである．妊婦の薬物治療は，当該薬物による治療上の利益と奇形や胎児への影響を米国食品医薬品局（FDA）の薬剤胎児危険度分類（カテゴリーA，B，C，D，Xの5段階．ただし，2008年からFDAは添付文書などでの薬物の催奇形性の情報提供様式で従来のカテゴリー形式を中止した）などを参考に考慮し，利益が危険に勝る場合にのみ薬物を使用する．

原因となる薬剤など

多くは，妊婦には禁忌となっている．

ビタミンA誘導体（1日推奨摂取量の数倍で催奇形性を発揮）

警告！ エトレチナート（チガソン®）とacitretin（Neotigason®）は乾癬治療薬である．後者はネット販売で入手できるが，いずれも投与中および使用後2年間は避妊が必要である．**警告！** トレチノイン（ベノサイド®），レチノールパルミチン酸エステル（チョコラA®），フルタミド，生ワクチン，ペニシラミン，喫煙

抗癌剤

ブスルファンなど

子宮内発育障害，精神発達遅延など

エタノール（多飲の場合）

頭蓋形成不全など	
ワルファリンカリウム	
羊水過少,胎児死亡,頭蓋形成不全など	
ACE阻害薬,ARB	
口蓋裂,二分脊椎など	
抗てんかん薬 　フェニトイン,カルバマゼピン,バルプロ酸ナトリウム	
女児胎児の男性化を生じる	
アンドロゲン薬 　テストステロン,ダナゾール	
胎児の副腎皮質形成不全など	
副腎皮質ステロイド	
外性器奇形	
タモキシフェンクエン酸塩,男性ホルモン(ダナゾール)	
女児が思春期になる頃に外陰部癌発症	
ジエチルスチルベストロール(発売中止)	
心奇形	
炭酸リチウム	
神経管欠損	
メトトレキサート	
子宮収縮誘発	
ミソプロストール	
アザラシ肢症	
警告！ サリドマイド	
歯牙,骨形成障害など	
テトラサイクリン塩酸塩	

副作用の起きるメカニズム

　催奇形性とは胎児の成長,形態または機能に異常をきたすことである.受精後1～2週は受精卵の分割が進んでいないため少数の細胞への細胞障害による欠落はその後の発達で完全に代償されるか,卵全体が死亡するかのどちらかである時期とされ,リスクは少ない.胎児が催奇形性物質に最も敏感なのは,器官形成期(受精後3～10週)である.

　ビタミンA誘導体は核内レチノイド受容体に結合し標的遺伝子の発現を調節して細胞分化を促進する作用がある.動物・ヒトで催奇形性のデータがある.アンドロゲンは女児胎児の性器発達で男性化作用をもたらす.葉酸は神経栄養ビタミンである.葉酸作用を阻害する作用のあるサルファ剤,カルバマゼピン,フェニトイン,フェノバルビタール,プリミドン,メトトレキサートなどはいずれも神経管欠損などの奇形リスクを増加する.ワルファリンカリウムは骨・軟骨形成に必要なオステオカルシンの合成を阻害する機序で骨形成に障害をきたす.

3 悪性高熱（症）

malignant hyperthermia ; MH

- **重症度** ▶ 重症，かつての死亡率は60％，ダントロレンナトリウム水和物などの治療で現在は7％
- **頻　度** ▶ 15歳以下で1人/8,000～15,000人，成人はその10～50％の頻度
- **症　状** ▶ 揮発性吸入麻酔薬投与後数分から数時間以内に著しい高熱（＞40℃），筋強剛，横紋筋融解症，代謝性アシドーシスを生じる．電解質異常により心室性不整脈も生じる．検査では高カリウム血症，クレアチンキナーゼ（CK），ミオグロビン高値など．

患者背景

リスク因子　男性，小児（15歳以下），悪性高熱の家族歴，顔面・頸部の手術，筋ジストロフィー患者，リアノジン受容体変異がリスク因子である．

対応・処置

血縁者における悪性高熱の既往歴を聴取し，疑わしい場合には高リスク薬を回避する．発症後は薬物の中止，全身冷却（目標38℃），ダントロレンナトリウム水和物の投与を行う．必要に応じて非脱分極性筋弛緩薬，ベンゾジアゼピン系薬やクロルプロマジン塩酸塩を投与する．確定診断または家族歴のある患者での術前スクリーニングには筋生検試料を用いたCa誘発検査（Ca-induced Ca release ; CICR）が利用できる．海外では遺伝子診断も可能で，ガイドラインも公表されている．

原因となる薬剤など

吸入麻酔薬（笑気を除く）：ハロタン（フローセン®：0.1％未満），イソフルラン（フォーレン®吸入麻酔液：0.1％未満），セボフルラン（セボフレン®吸入麻酔液：0.1％未満），デスフルラン，methoxyflurane
脱分極性筋弛緩薬（吸入麻酔薬による悪性高熱を増悪させる）：スキサメトニウム塩化物水和物（サクシニルコリンに同じ）

下線部の％数値は頻度を示す

副作用の起きるメカニズム

リアノジン受容体（RyR1）の遺伝子変異が関係する遺伝性の有害反応である．現在，常染色体優性と劣性の2種類の原因変異アレルが知られている．この変異が存在すると原因薬物による筋小胞体からのCaイオン放出が過剰に生じ，制御不能の筋収縮により高熱が生じるものと推測されている．

4 脱毛

alopecia / hair loss

重症度 ▶ 生命予後の観点では軽症であるが精神的影響では中等症以上
頻　度 ▶ 特定の抗癌剤などでは必発
症　状 ▶ 薬物により異なるが服用開始後数日〜数週間で発症する．軽度の症状は気づかれないことも多い．

患者背景

リスク因子　脱毛の原因となる薬物の高用量と長期投与，静注投与．

対応・処置

　静注投与の抗癌剤治療で毛根部冷却が有効であるとする説もあるが，効果については異論もある．脱毛は原因薬物の中止で回復することが多い．

原因となる薬剤など

※日本の添付文書では155薬剤の副作用欄に脱毛の記載がある

休止期脱毛
抗凝固薬
ヘパリン(0〜50％)，ワルファリンカリウム(5％未満)
ビタミンA誘導体
トレチノインなど(20〜30％)
免疫抑制薬
アザチオプリン(1％未満)，レフルノミド(9〜17％)，シクロスポリン(1〜5％)，タクロリムス水和物(28％)，ミコフェノール酸モフェチル(3〜20％)，メトトレキサート(0.5〜10％)など
ドパミン作動薬
レボドパ(1％未満)，カベルゴリン(1％未満)など
抗甲状腺薬
ヨード(3.5〜10％)，プロピルチオウラシル(3.5〜10％)など
抗てんかん薬
カルバマゼピン(1〜6％)，ラモトリギン(1〜5％)，バルプロ酸ナトリウム(2.6〜13％)
その他
インターフェロン製剤(2〜30％)，炭酸リチウム(12〜20％)，経口避妊薬(プロゲステロン含有量が多いもの)，アンドロゲン(女性で脱毛)，コルヒチン(1〜10％)

成長期脱毛

抗癌剤

ドキソルビシン塩酸塩(<u>16〜100%</u>), ビンクリスチン硫酸塩(<u>20〜70%</u>), ダウノルビシン塩酸塩(<u>10%以上</u>), シクロホスファミド水和物(<u>40〜70%</u>), イホスファミド(<u>75〜100%</u>), メトトレキサート(<u>10%以上</u>), フルオロウラシル(5-FU)(<u>10%以上</u>), エピルビシン塩酸塩(<u>25〜100%</u>), ブレオマイシン(<u>50%</u>), シスプラチン(<u>10%以上</u>), パクリタキセル(<u>87〜92%</u>), ノギテカン塩酸塩(<u>49〜77%</u>), ドセタキセル水和物(<u>38%</u>)など

重金属中毒

ヒ素, ビスマス, 鉛, 水銀, タリウム(頭髪だけでなく眉毛を含めた全身の体毛が脱毛する. アガサ・クリスティーの「蒼ざめた馬」を見よ)

下線部の%数値は頻度を示す

副作用の起きるメカニズム

　毛髪の成長サイクル(毛周期)は成長期, 退行期, 休止期に3分割される. 成長期は毛母細胞が盛んに分裂して毛髪が成長する時期で全毛髪の85%がこの周期にある. 退行期に毛根細胞はアポトーシスを起こし, 休止期には毛根は毛隆起まで上昇し根なしの状態になる. 15%の毛髪がこの2つの時期にある. 細胞障害作用をもつ抗癌剤などは成長期の毛根を障害し, 一斉に休止期の状態となるため, 大量の脱毛を生じる. 一方, 抗凝固薬やインターフェロンなどの投与や重症の消耗疾患などによる場合は, 緩やかで軽度の脱毛を生じるので気づかれないこともある.

5 多毛

hirsutism / hypertrichosis

重症度 ▶ 生命予後の観点からは軽症だが精神的には中等症
頻　度 ▶ まれ
症　状 ▶ 多毛症は，厳密に定義すると，女性のみに生じるアンドロゲン依存的な男性型多毛症(hirsutism)と両性に生じる無性毛型多毛症(hypertrichosis)に分類される．hirsutismは，アンドロゲン作用薬を女性が服用した場合に生じる男性化徴候や症状（にきび，男性型脱毛，脂漏性湿疹）とともに色素のない産毛(vellus hair, lanugo)が黒々とした終毛に変化し，体毛やひげが濃くなるように見える．hypertrichosisはアンドロゲンに依存せず毛髪と全身の産毛が増える症状である．

患者背景

リスク因子　女性では閉経，妊娠，卵巣アンドロゲン産生増加が男性型多毛症のリスク因子である．

対応・処置

　可能性のある薬物を回避することで予防できる．原因薬物の中止または他の薬物に変更すれば回復する．ただし，男性型多毛症では回復までに半年以上を要する．化粧などの非薬物治療で回復を待つのがよい．エストロゲン製剤などを使用することも可能であるが副作用リスクがあるので推奨されない．

原因となる薬剤など

男性型多毛症

女性のみ．
男性ホルモン
ダナゾール〔ボンゾール®錠(100・200 mg)：<u>0.5～10%未満</u>〕など
その他
副腎皮質ステロイド，経口避妊薬(プロゲステロン作用)，シクロスポリン(<u>21～50%</u>)，バルプロ酸ナトリウム(体重増加，多嚢胞性卵巣症候群を生じる)

両性型多毛症

ミノキシジル(<u>80～90%</u>)，フェニトイン(<u>8.5～12%</u>)，シクロスポリン(高用量で<u>50～60%</u>)，点眼用プロスタグランジン製剤(<u>77%</u>)

下線部の%数値は頻度を示す

副作用の起きるメカニズム

　体毛のうち，頭髪と眉毛は粗く，濃く，長い終毛である．他の部分の体毛は細く，色が薄く，短い産毛である．思春期にアンドロゲン濃度が増加すると産毛の毛根でアンドロゲン感受性のあるものは終毛化する．女性がアンドロゲン作動薬を服用すると，産毛が終毛化し，他の男性化兆候とともに多毛が生じる．疾患では肥満とインスリン抵抗性，高インスリン血症を生じる多嚢胞性卵巣症(PCOS)がこの病態である．hypertrichosis の病態はよくわかっていない．

6 抗癌剤誘発性口内炎

chemotherapy-associated mucositis

重症度 ▶ 軽〜中等症
頻　度 ▶ 抗癌剤治療では頻度が高い
症　状 ▶ 医薬品の服用開始後すぐに始まり、7日間でピークを迎える。初発症状は口腔内疼痛・違和感・出血、口腔粘膜発赤・腫脹で、やがてびらん・アフタ、咽頭痛、咀嚼障害などが生じる。

患者背景

リスク因子　医薬品使用による過敏症の既往歴、高用量の抗癌剤投与(造血幹細胞移植前の骨髄アブレーション療法では70〜90%の高頻度)。特に細胞のDNAサイクル特異的な作用をもつ、フッ化ピリミジン系薬、メトトレキサート、ブレオマイシンなどはリスクが高い。エトポシドやメトトレキサートは唾液に分泌されることも要因である。口腔内不衛生(虫歯、歯周病)、放射線照射の併用では必発。免疫能低下患者、喫煙もリスク因子とされている。まれに、フッ化ピリミジン系抗癌剤の代謝酵素であるジヒドロピリミジンデヒドロゲナーゼ(DPD)欠損者(日本人では約0.1%とまれである)が、低用量でも同薬の投与を受けると重症の副作用として高度の口内炎を生じることがある。

対応・処置

原因薬物を中止し、補液、栄養管理、感染予防を行う。
予防にはブラッシングによる口腔内清潔維持と含嗽による口腔内保清を行う。フルオロウラシル(5-FU)のボーラス療法を受ける患者では、薬物濃度が高い投与後30〜60分間の口腔内血流を下げる目的で氷片を含んだ口腔内冷却が有効であるとされる。含嗽液としてはアズレンスルホン酸ナトリウム水和物(ハチアズレ®)、アロプリノール、スクラルファートなどを用いることもある。口腔ケアも重要である。喫煙者では禁煙。
治療法は確立したものはなく、鎮痛薬などの対症療法である。回復には2週間を要する。

原因となる薬剤など

※通常の抗癌化学療法でも35〜40%の頻度で生じる。添付文書では、薬効分類上、腫瘍用薬115中84薬剤(73%)の副作用欄に口内炎の記載がある

抗癌剤
以下の薬剤で頻度が高い。

アルキル化抗癌剤
　シクロホスファミド水和物〔エンドキサン錠 50 mg・経口用エンドキサン原末 100 mg：0.1〜5％未満，注射用エンドキサン(100・500 mg)：63％(急性白血病などの造血幹細胞移植の前治療における本剤の第Ⅱ相臨床試験)●5％未満●5％以上〕など

フッ化ピリミジン系薬
　特にフルオロウラシル(5-FU)の静注〔5-FU®錠(50・100 mg)：2.3％，5-FU®注(250・1000 mg)：6.7％〕

その他
　メトトレキサート(低用量)〔メソトレキセート®点滴静注液(200・1,000 mg)：5〜50％未満，注射用メソトレキセート®5 mg：17.7％(CMF療法)●5〜50％未満，注射用メソトレキセート®50 mg：17.7％(CMF療法)●5〜50％未満●5％以上〕，ドキソルビシン塩酸塩〔アドリアシン®注用(10・50 mg)：22.2％(承認時および副作用頻度調査)●5％以上，ドキシル®注 20 mg：77.0％(再発卵巣癌：国内臨床第Ⅱ相試験)●6.8％(エイズ関連 Kaposi 肉腫：外国臨床試験)●77％●1〜5％未満●1％未満〕，ブレオマイシン〔ブレオ®注射用(5・15 mg)：13.3％(承認時，市販後調査)●10％以上または頻度不明〕，エトポシド(高用量で)〔ベプシド®カプセル(25・50 mg)：5.8％〔5 日間連続投与(承認時から再審査終了時および剤型追加承認時)〕●13.8％〔21 日間連続投与(承認時)〕●1〜10％未満，ベプシド®注 100 mg：9.7％〔概要(再審査終了時までの集計)〕●1〜10％未満，ラステット®S カプセル(25・50 mg)：5.8％〔5 日間連続投与(再審査終了時および剤型追加承認時)〕●13.8％〔21 日間連続投与(承認時)〕●1〜10％未満，ラステット®注 100 mg：9.7％(再審査終了時)●1〜10％未満〕

分子標的薬

殺細胞性抗癌剤より軽症が多い．

キナーゼ阻害薬
　スニチニブリンゴ酸塩(30〜40％)，ソラフェニブトシル酸塩(30〜40％)

EGFR 阻害薬
　セツキシマブ(10〜20％)，エルロチニブ塩酸塩(10〜20％)，afatinib(72％)

m-TOR 阻害薬
　テムシロリムス(40％)，エベロリムス(40％)

下線部の％数値は頻度を示す

副作用の起きるメカニズム

　抗癌医薬品による直接毒性である．抗癌剤では細胞回転の速い消化管粘膜に強い細胞障害を生じる．口腔粘膜損傷に二次的な感染症が加わることもある．

7 手足症候群

hand-foot syndrome

重症度 ▶ 軽〜中等症
頻　度 ▶ 薬物により異なるがカペシタビンでは 50〜75%
症　状 ▶ フッ化ピリミジン系抗癌剤の開始から 4 か月以内に手足の圧迫される部位（踵，手の指先）に対称的に異常感覚（ピリピリ，チクチク感），びまん性発赤・紅斑，（熱傷様）疼痛，浮腫，色素沈着が生じる．キナーゼ阻害薬では，より限局性の疼痛のある紅斑と水疱で始まることが多い．重症化すると皮膚角化亢進により有痛性の黄色の斑状の肥厚病変，水疱，亀裂，潰瘍，爪甲の変形・粗造化，混濁が生じ QOL を著しく損なったり，抗癌剤の休薬を余儀なくされることもある．

患者背景

リスク因子　女性，高齢者に多い．

対応・処置

　高リスク薬使用時には，予防的に軟らかい靴を履き，長時間の歩行を避ける，手足に保湿クリームを塗り，熱い風呂やシャワーを避ける，直射日光に当たらないことなども推奨されている．発症後には確立した治療法はないが，原因薬の休薬後 1 か月程度で回復することが多い．局所には保湿のための尿素軟膏，ビタミン A 含有軟膏，白色ワセリンなどが用いられる．ピリドキシン塩酸塩投与，副腎皮質ステロイド投与などが試みられているが，効果のエビデンスは不十分である．

原因となる薬剤など

フッ化ピリミジン系薬
フルオロウラシル(5-FU)，カペシタビン(50〜75%)，テガフール・ギメラシル・オテラシルカリウム(TS-1®)(22%)，テガフール・ウラシル

その他の抗癌剤
ドキソルビシン塩酸塩リポソーム製剤(78%)，ドセタキセル水和物(0.09%)

キナーゼ阻害薬
ソラフェニブトシル酸塩(30〜60%)，スニチニブリンゴ酸塩(10〜20%)，ダサチニブ水和物(10%未満)，ニロチニブ塩酸塩水和物

VEGF 受容体阻害薬
セツキシマブ(10%未満)，ベバシズマブ(5%未満)，アキシチニブ(29%)

下線部の％数値は頻度を示す

副作用の起きるメカニズム

 詳細は不明であるが,フッ化ピリミジン系薬では,薬物による皮膚基底細胞の増殖阻害,エクリン汗腺からの薬物および活性代謝物の分泌などが想定されている.キナーゼ阻害薬は内皮細胞寿命を短縮して腫瘍血管の退縮を生じるので,正常な皮膚血管への作用が関係すると推測されている.

索引——症状

欧文

数字・記号
1歩目が出ない 208
Ⅲ音の出現 125
γGTP の増加 168

A・C
ADH 不適合分泌症候群 76
Cr 値上昇 59, 61
Cushing 病, 医原性 48

D・G
DIC 106, **121**
Guillain-Barré 症候群 211

K
Kerley の A ライン 146
Kerley の B ライン 146

N
Nikolsky 現象 25
N アセチルグルコサミニダーゼ(NAG)濃度上昇 61

O・P
on-off 現象 208
PR 間隔延長 86, 96
P 波消失 86

Q
QRS 幅増大 83, 86, 94, 96

QT 間隔延長 92, 94, 96
QT 間隔の短縮 90
Quinke 浮腫 17

R
Raynaud 現象 138
—— の悪化 138

S
Stevens-Johnson 症候群 25
stridor 15
ST 低下 88
ST 部の上昇 136

T・U
toxic megacolon 162
T 波減高 83
T 波尖鋭化 83, 86
T 波増高 86
T 波平低化 88
U 波出現 83, 88

和文

あ
アスピリン喘息 **140**
アナフィラキシー **12**
アナフィラキシー様症状 **12**
アフタ 248
アルカリホスファターゼ(ALP)の増加 168
青あざ 112
悪性症候群 229

悪性新生物
——, 二次的 239
—— の初発症状 239
悪性高熱症 **243**
悪夢 233
圧痛
——, 下肢の 118
——, 片側大腿部の 118
暗点 186

い
イライラ感 237
イレウス 211
インターロイキン-5(IL-5)濃度増加 146
易出血性 164
易疲労感 40, 46, 144
異常感覚 250
異常行動 42, 213
異常姿勢(ジストニア) 208
異所性石灰化, 軟部組織の 90
萎縮性舌炎 109
意識混濁 220, 231
意識障害 40, 42, 114, 121, 131, 206, 218, 221, 229
意識状態の低下 81
意識喪失 12
息切れ 98, 112, 144
——, 労作時の 109
痛み 138
——, 鋭い 211
——, 排尿・排便時の 25

一時的にボーッとする 204
溢血斑 102
色がわかりにくい 180
咽頭瘙痒感 15
咽頭痛 21, 23, 25, 248
——, 咽頭扁桃炎 106
咽頭浮腫 15
陰茎への放散痛 67

う

うつ状態 90
運動失調 96, 206, 211
運動麻痺 220

え

壊死 25
嚥下痛 153

お

悪寒 106
悪寒戦慄 19
悪心 12, 19, 21, 25, 40, 69, 76, 79, 81, 90, 94, 100, 125, 131, 153, 160, 164, 170, **172**, 178, 206, 215
落ち着きなく足を動かす 208
黄疸 121, 164, 168
嘔気 15, 57, 63, 65, 83
嘔吐 12, 15, 25, 40, 57, 63, 65, 69, 76, 79, 81, 83, 90, 94, 100, 131, 153, 160, 164, 170, **172**, 178, 206, 217, 218, 221
嘔吐切迫感 172
横紋筋融解症 88, 199, **201**, 225, 243

か

下肢が静止できない 208

下肢浮腫 125
下腹部痛 162
下腹部不快感 71
可逆性後白質脳症症候群 (RPLS) 218
過呼吸 81, 144, 229
——, 代償性 83
過食 50
過敏症症候群 23
寡動 208
顆粒球減少症 106
階段昇降困難 211
潰瘍 25, 250
咳嗽 125, 140, 144, 148, 150, 151
顔の筋肉がぴくぴくする 204
角膜混濁 **175**
角膜沈着物 **175**
学習障害 237
顎骨露出 194
喀血 148
喀痰増加 144
褐色尿 199
身体を揺するような動作 208
肝機能障害 23
肝腫大 164
肝性脳症 164
肝脾腫 27
肝不全症状 164
冠動脈疾患 52
乾性咳嗽 142, 146
間欠的発熱, 38.5℃以上 19
間質性肺炎 142
間接(未抱合)ビリルビン上昇 164
感覚障害 220
感染症症状 106
関節炎 27
関節痛 19, 21, 25, 221
眼窩痛 180

眼球運動時痛 180
眼球上転 208
眼瞼腫脹 25
眼瞼浮腫 46
眼神経炎 180
眼調節機能障害 **182**
眼痛 175, 178
眼底出血 **184**
眼内圧亢進 **178**
顔面紅潮 12, 140
顔面蒼白 172
顔面の咀嚼運動に似た不随意運動(ジスキネジア) 208

き

希釈尿 79
気管支炎 106
気管支けいれん 12, 15, 17, **140**
気管支れん縮(スパズム)症状 140
気胸 142
気分昂揚 237
気分変調 237
気分抑うつ状態 223
奇脈 136
記憶障害 237
記憶の欠落 204
記銘障害 215
起坐呼吸 125
起立性低血圧 133, 155, 172, 211, 213
黄視症 181
亀裂, 皮膚の 250
期外収縮(ジギタリス中毒誘発) 88
偽アルドステロン症 100
偽アレルギー反応 **131**
偽膜性大腸炎 **162**
義歯性潰瘍 194
丘疹 27

急性間質性腎炎 **65**
急性呼吸窮迫(促迫)症候群 **144**
急性好酸球性肺炎 **146**
急性散在性脳脊髄症 **220**
急性腎不全 199, 201
急性尿細管壊死 **62**
——, 不可逆的 59
急性尿症, 小児の **218**
急性尿閉 **71**
急性肺損傷 **144**
急性汎発性発疹性膿疱症 **36**
虚血症状 123
虚血性心疾患 **123**
虚脱感 133
狭窄性雑音 15
狭心症 133
胸骨下の絞扼感 123
胸水 27, 146, **151**
胸水貯留 57
胸痛 151
胸部絞扼感 140
胸部不快感 127
胸部ラ音の出現 125
胸膜炎 27
胸膜痛 118
興味の消失 223, 231
筋易興奮性 92
筋強剛 225, 229, 243
筋緊張亢進 217
筋緊張低下 217
筋固縮 208
筋性防御 170
筋線維束収縮 96
筋肉痛 25, 27, 100, 199, 201, 221
筋反射低下 199
筋力低下 76, 88, 94, 199, 201, 211
——, 下肢 86

く

クレアチンキナーゼ(CK)高値 **243**
クレアチンキナーゼ上昇 199
空腹感, 強い 42

け

ケトアシドーシス 40
ケトン口臭 40
けいれん 42, 76, 102, 131, **204**, 206, 217, 218, 227
——, 全身 96
下血 114, 153
下痢 12, 44, 63, **155**, 217
傾眠 88, 92, 94, 96, 217, 235
頸動脈怒張 125
血圧低下 94, 150
血圧の変化 218
血液濃縮 57
血管炎 21
血管神経性浮腫 **17**
血管性浮腫 12, **17**, 31, 140
血管性浮腫像, 後頭葉の皮質下白質に 218
血管内脱水性ショック 57
血小板減少症 **102**, 109
血清クレアチンキナーゼ上昇 201
血清病(様)症候群 19
血栓症 57
血痰 118
血中尿素窒素(BUN)上昇 59, 61
血尿 63, 65, 69, 98, 102, 114, 121
結石 69

結節性紅斑 27
結膜炎 25, 140
結膜充血 178
月経過多 46, 114
月経不順 44
見当識障害 231
倦怠感 19, 23, 44, 59, 63, 65, 100, 155, 164
——, 全身 36, 109, 201
顕微鏡的血尿 102
幻覚 227, 231, 237

こ

こむら返り 100
小刻み歩行 208
呼吸困難 12, 114, 140, 142, 144, 146, 148, 150, 151
——, 吸気性の 15, 17
——, 突然の 118
呼吸困難感 123
呼吸痛 142
呼吸の変化 218
呼吸不全 121
股関節痛 193
誤嚥 144
口渇 40, 79, 90, 100
口腔内違和感 248
口腔内出血 114, 248
口腔内疼痛 248
口腔粘膜潰瘍, 治癒傾向がない 194
口腔粘膜腫脹 248
口腔粘膜発赤 248
口内炎 106
口部周囲や舌の咀嚼運動に似た不随意運動(ジスキネジア) 208
甲状腺機能亢進症 **44**
甲状腺機能低下症 **46**
甲状腺腫脹 44
甲状腺中毒症 **44**

交感神経興奮 42
光視症 186
光線過敏症 **33**
光線過敏性皮膚炎 33
好酸球,尿沈査で 65
好酸球増加
  29, 65, 98, 164
好酸球著明増加,気管支肺胞洗浄液(BAL)中の 146
好中球減少症 106
肛門周囲炎 106
肛門痛 158
攻撃的な性格変化 223
抗癌剤誘発性口内炎 248
抗菌薬関連下痢症 162
抗利尿ホルモン不適合分泌症候群 76
紅色丘疹,口囲の 23
紅斑 25, 36, 38, 250
——,下肢の 118
——,疼痛のある 250
——,片側大腿部の 118
紅斑性丘疹 19, 21
紅皮症 23
後弓反張 208
後腹膜出血 102
高カリウム血症
  59, 61, 63, **86**, 243
高カルシウム血症 90
高血圧 **131**, 229
高血糖 **40**, 50
高コレステロール血症 98
高尿酸血症 63, **196**
高熱 106
——,38℃以上 25, 36
——,40℃以上 243
高プロラクチン血症,医原性 48
高マグネシウム血症 **94**

高リン酸血症 63
喉頭けいれん 140
喉頭浮腫(吸気時喘鳴) 12
項部硬直 221
構音障害 213
興奮 217, 225
興奮性 231
骨粗鬆症 83, **191**
骨脱灰 83
昏睡
  40, 42, 76, 90, 229
昏迷 42, 76, 90, 92
混濁 250
混乱 225, 237

さ

左右差のない振戦 208
左右差のない手の震え 208
嗄声 15, 46
再生不良性貧血 112
彩視症 181
催奇形性 241
錯乱 96, 102
匙状爪 109
錯覚 231
散瞳 178
残尿感 67, 71

し

ショック 106, 121, 136
しびれ 138, 211
——,顔面 15
——,口腔 92
——,口唇 15, 86
——,四肢 109, 86
——,舌 15
——,指先 92
じん麻疹
  15, 17, 19, 31, 140
——,全身性 12

止血困難,採血後の 114
四肢脱力 100
糸球体腎炎 19, 21
刺戟感(ヒリヒリ感) 38

思考の錯乱 231
脂質異常症 **52**
——,二次性 52
——,悪化 50
脂漏性湿疹 246
視覚異常 42, 133
視覚症状 131
視野狭窄 178, 186
視野欠損 184
視力低下 175, 177, 178, 180, 184, 186
視路障害 **186**
歯肉炎 106
歯肉感染 194
歯肉出血
  102, 112, 114, 121
歯肉の有痛性腫脹 194
紫斑 27, 102, 114
——,触知可能な 21
弛緩性麻痺,四肢近位筋の 83
自殺企図 223
自律神経症状 225
自律神経調節異常 229
持続性の筋緊張 208
持続勃起症 54
色覚異常 **181**
色覚障害 186
色素沈着 250
失見当識 102, 231
失語症 206
失神 118, 127, 133
湿疹,瘙痒性の 33
射精障害 54
斜頸 208
灼熱感 211
——,皮膚の 25

腫脹 38
——，下肢の 118
——，口腔粘膜 218
——，甲状腺 44
——，第1中足趾関節 196
——，片側大腿部の 118
腫瘍崩壊症候群 63
集中不能 223, 233
集中力低下 215, 235
羞明 177
熟眠感の喪失 233
出血
——，歯肉 102, 112, 114, 121
——，静注ライン刺入部からの 121
——，口腔内 114, 248
——，創部からの 114
——，ドレナージからの 114
出血傾向 114
出血性素因 114
出血性膀胱炎，癌患者の 67
出血斑 121
徐脈 46, 92, 94, 172
小水疱 23
小脳症状 220
少量頻尿 67
消化管出血 102, 121
消化器症状 109
消化性潰瘍 153
焦燥感 225
漿膜炎 27, 136
静脈血栓塞栓症 118
食欲増加 50
食欲低下 76, 81, 90, 158, 164, 172, 223
心外膜炎 136
心拡大 136
心窩部痛 153

心窩部不快感 153
心筋収縮不全 92
心雑音，逆流性の 136
心室細動 86
心室性不整脈 243
心タンポナーデ症状 136
心停止 83, 94
心不全 63, 81, 92, 125, 136
心膜摩擦音 136
身体が静止できない 208
身長が2cm以上縮んだ 191
神経過敏 44
神経症状 83
振戦 42, 44, 96, 217, 225, 227
振動覚低下 109
深部腱反射減退 86
深部腱反射低下 94
深部静脈血栓症 102, 118
新生児薬物離脱症候群 217
人格変化 42
腎機能障害 23, 69
腎機能低下 65
腎結石 69, 90
腎後性腎不全 67
腎障害 25, 102
腎疝痛
——，側腹部 69
——，背部 69
腎前性腎不全，腎血流減少による 59
腎臓，臓器障害 21
腎内石灰沈着 83
腎不全 90

す

すりガラス陰影・浸潤影 146
頭重感 100
頭痛 42, 76, 94, 102, 109, 131, 206, 220, 221
水疱 25, 33, 38, 250
水様下痢 162
水様便 155
睡眠，突発的 235
睡眠覚醒リズムの変化 231
睡眠障害 233
膵機能障害 23
錐体外路症状 208, 225
鋭い痛み 211

せ

セロトニン症候群 225
せん妄 102, 229, 231
背中が丸くなった 191
成長ホルモン分泌不全症 48
性欲(リビドー)減退 54
精神運動興奮 227
精神運動障害 231
精神運動低下 237
咳 15, 118
舌突出 208
戦慄 106
全身けいれん 96
全身倦怠感 36, 109, 201
全身性じん麻疹 12
喘息 140
喘息発作 31
喘鳴 12, 140, 150
蠕動音亢進 155

そ

咀嚼障害 248

爪甲
　──の粗造化　250
　──の変形　250
早漏　54
蒼白
　──，下肢の　118
　──，片側大腿部の
　　　　　　　　118
蒼白化，皮膚　138
躁状態　237
瘙痒感　17, 38, 164
　──，咽頭　15
　──，顔面　15
　──，口唇　15
　──，舌　15
造血組織障害　23

た

タール便　114
だるさ　100
多飲　40
多形紅斑，瘙痒性　23
多臓器不全
　　　　81, 102, 106
多尿　40, 79, 90
多発外傷　144
多毛　**246**
唾液分泌亢進　172
代謝性アシドーシス
　　　　40, 59, 243
体幹捻転　208
体重減少
　　　　40, 44, 155, 199
体重増加　46, 50, 125
　──，3 kg 以上　57
耐寒性低下　46
耐糖能異常，悪化　50
耐熱性低下　44
第1中足趾関節
　── に激痛　196
　── に腫脹　196
　── に発赤　196
第8神経障害　188

脱水　40, 162
脱毛　46, **244**
脱力　42, 90
脱力感　133, 172
胆管系酵素の増加　168
蛋白尿　98
　──，軽〜中等度の　65
男性型脱毛　246
男性化徴候　246
男性性機能障害　**54**

ち

チアノーゼ　12, 15, 138
　──，下肢の　118
　──，片側大腿部の
　　　　　　　　118
チクチク感　138, 250
治癒傾向がない口腔粘膜
　潰瘍　194
知覚異常　92, 211
知覚障害　206
知覚鈍麻　40, 211
恥骨上部痛　67
近くの物に焦点（ピント）
　が合わない　180, 182
窒息感　123
中心暗点　180
中枢出血　102
中枢症状　229
　──，動揺性の　102
中枢神経障害　42
中枢性の麻痺　121
中毒性巨大結腸症　162
中毒性表皮壊死症　**25**
注意散漫　237
注意力低下　42, 235
昼夜の逆転現象　231
蝶形紅斑　27
調節障害　186
鎮静　237

つ

つまづき，歩行時の
　　　　　　　　211
痛風結節
　──，耳介　196
　──，肘関節　196
痛風発作　**196**

て

テタニー（Trousseau 徴
　候，Chvostek 徴候）
　　　　　　　92, 96
手足
　── が硬直する　208
　── けいれん　92
　── の筋肉が硬直しガ
　　クガクと震える　204
　── の筋肉がぴくぴく
　　する　204
手足症候群　**250**
低アルブミン血症　98
低活動性　231
低カリウム血症　**88**
低カルシウム血症
　　　63, **92**, 94, 170
低換気　88
低血圧　12, 15, 81, 114,
　　127, **133**, 170
低血糖　42
低ナトリウム血症　57
低レニン性高血圧　100
泥状便　155
点状出血　121
　──，皮膚の　102, 114
転倒　204
伝導ブロック　94
電解質異常　155, 243
電撃痛　211
電子音が聞きにくい
　　　　　　　　188

と

吐血 153
努力性呼吸 150
疼痛 194
　——，下肢の 118
　——，口腔内 248
　——，熱傷様 250
　——，片側大腿部の 118
　——，腰背部痛 191
頭部後屈 208
頭部ふらつき感 133
動悸 44, 112, 127
動作緩慢 46, 213
動脈硬化 50
動揺性の中枢症状 102
特発性大腿骨頭壊死症 193
突進現象 208
突然死 118, 127
突発性(的)睡眠 **235**

な・に

軟便 44, 155
難聴 **188**
ニボー形成 160
ニューロパチー **211**
にきび 246
二次性副腎皮質機能不全，医原性 48
二次の悪性新生物 **239**
肉眼的血尿 67
日中の眠気 233
入眠困難 233
乳酸アシドーシス 81
乳汁分泌 48
乳頭浮腫 218
尿意切迫感 67
尿細管(性)アシドーシス 83
尿勢低下 71
尿線途絶 71

尿線分割 71
尿中 β_2 ミクログロブリン濃度上昇 61
尿崩症，薬物誘発性 79
尿量減少 98, 199
尿路結石 83
認知機能低下 46
認知障害 231, **237**
認知症様症状 213

ね

ネガティブ思考 223
ネフローゼ症候群 98
(熱傷様)疼痛 250
熱感
　——，下肢の 118
　——，片側大腿部の 118
捻髪音 142
粘膜傷害，口腔から食道，気管支の 25

の

脳圧亢進症状 218
脳血管障害 52, **206**
脳梗塞 57, 133
脳浮腫 76
脳浮腫症状 131
膿疱 23
膿瘍 194
喉の痛み 112

は

ハロー現象 177
パラノイア症状 227
ばち指 142
跛行 193
播種性血管内凝固 106, 121
肺炎 144
肺機能障害 23
肺血栓塞栓症 118
肺出血 21

肺水腫，毛細血管漏出性症候群による 150
肺線維症 **142**
肺胞出血 **148**
肺浮腫 98
排ガスの停止 160
排尿・排便時の痛み 25
排尿開始遅延 71
排尿困難 71
排尿時の灼熱感 67
排尿終末時尿滴下 71
排便困難 158
敗血症 81, 106, 144, 162
白質脳症 **213**
白血球円柱，尿沈渣で 65
白血球減少 25, 109
白血球増多 162
白内障 **177**
白髪 109
拍動性頭痛 215
発汗 42, 44, 229
発汗障害 211
発熱 21, 27, 29, 65, 79, 98, 112, 142, 144, 146, 148, 151, 162, 164, 170, 194, 220, 225
　——，37.5℃以上 229
　——，38℃以上 23
　——，40℃ 221
鼻血 102, 114
反射低下 46, 235
斑状丘疹，瘙痒性 23
斑状出血，大きな 114

ひ

ビスホスホネート関連顎骨壊死 **194**
ピリピリ感 250
ピンク色痰，泡沫状の 150

びまん性浮腫像,全脳の
　　　　　218
びまん性発赤　250
びらん　25, 38, 248
引きこもり　231
日焼け様紅斑　33
皮疹
　　21, 65, 98, 164, 221
皮膚・粘膜出血　114
皮膚壊死　102
皮膚潰瘍　138
皮膚乾燥　40, 46
皮膚紅潮　15, 94
皮膚口内炎　25
皮膚症状
　　12, 33, 38, 164
皮膚瘙痒感　168
皮膚粘膜眼症候群　**25**
皮膚の点状出血
　　　　　102, 114
皮膚変色
　——, 下肢の　118
　——, 片側大腿部の
　　　　　118
肥厚病変　250
疲労感　42, 44, 76, 79, 81, 88, 90, 94, 109, 112, 125, 127, 142, 172, 199, 223
　——, 強い　40
微熱　44, 229
鼻漏　140
膝折れ　133
表情が少なくなる　208
表皮剥離　25
病的骨折　191
昼間に睡眠　231
頻脈　40, 42, 44, 109, 142, 144, 153, 172, 227, 229

ふ

ブラックアウト　204

ふらつき, 歩行時の
　　　　　213
不安　215, 225, 227, 231
不安症状　231
不安焦燥症状　223
不穏　225
不随意運動　208, 213
不整脈
　　12, 44, 63, 94, **127**
　——, torsades de pointes (TdP)　96
不眠　223, 237
浮腫　59, 98, 100, 140, 201, 250
　——, 下肢　125
　——, 顔面　15, 23
　——, 口唇　15
　——, 上気道　17
　——, 舌　15
　——, 体液過剰による　61
　——, 非対称性の　17
浮腫性紅斑　33
副鼻腔炎　106
腹圧排尿　71
腹囲増大　57
腹水　57
腹痛　12, 15, 40, 81, 83, 140, 155, 158, 160, 170
腹部膨満　160, 170
腹部膨満感　57
腹膜刺激症状　170
腹満感　158
複視　182

へ

閉塞性動脈硬化症　52
片麻痺　206
変視症　186
扁平苔癬様皮疹　33
便水分量増加　155
便潜血陽性　153
便秘　46, 90, **158**, 160

弁膜症　**136**

ほ

ボーッとする　42
　——, 一時的に　204
ポンプ機能消失　127
ポンプ機能低下　127
ぼんやり感　127, 233
歩行時のつまずき　211
歩行時のふらつき　213
哺乳不良　217
泡沫状血痰　125
放散痛　211
　——, 陰茎への　67
　——, 下顎部への　123
　——, 肩への　123
乏尿
　　59, 65, 102, 121, 201
膀胱障害　213
膀胱タンポナーデ, 凝血塊による　67
発疹　27, 29, 38
　——, 全身性の　23
発赤　38
　——, 下肢の　118
　——, 口腔粘膜　248
　——, 第1中足趾関節　196
　——, びまん性　250
　——, 片側大腿部の　118
勃起障害(ED)　54

ま

麻痺　100, 114
　——, 中枢性の　121
麻痺性イレウス
　　　　　88, **160**
末梢神経炎　109
末梢神経障害　**211**
慢性腎臓病　74

み

ミオクローヌス 225
ミオグロビン高値 243
ミオグロビン尿症(暗赤色尿) 201
ミオパチー 44, 100, 199
耳が詰まった感じ 188
耳鳴り 188

む

無顆粒球症 106
無菌性小膿疱, 5 mm以下 36
無呼吸発作 217
霧視 175, 177, 182, 186
胸やけ 153

め

めまい 42, 127, 188, 206, 213
目
　── のかすみ 175
　── の充血 25, 175

も

妄想 227
網膜出血 184
網膜障害 186

物
　── がぼやける 182
　── に色がついてみえる 181
　── を落とす 211
物忘れ 213

や

夜間覚醒 233
夜間多尿 125
夜間に暴れる 231
夜間尿 40, 79
夜間発作性呼吸困難
　──, 就寝後1～2時間の 125
薬剤性過敏症症候群 23
薬剤による接触皮膚炎 38
薬剤熱 29
薬剤誘発性視床下部・下垂体・副腎皮質障害 48
薬剤誘発性体重増加 50
薬剤誘発性うつ病 223
薬剤誘発性肝炎型肝障害 164
薬剤誘発性肝細胞障害型肝障害 164
薬剤誘発性胸膜炎 151
薬剤誘発性血管炎 21

薬物誘発性膵炎 170
薬物誘発性頭痛 215
薬物誘発性全身性エリテマトーデス(SLE)様症候群 27
薬物誘発性胆汁うっ滞型肝障害 168
薬物誘発性統合失調症様症候 227
薬物誘発性尿崩症 79
薬物誘発性貧血 109
薬物誘発性偏執症様症候 227
薬物誘発性無菌性髄膜炎 221
夜盲 186

ら・り

卵巣過剰刺激症候群 57
リンパ節腫脹 19, 23
流涙 175
緑視症 181
緑内障 178
鱗屑 23

れ・ろ

冷汗 172
労作時呼吸困難 125, 142

索引──原因となる薬剤など

欧文

数字・記号

5-FU 98, 107, 124, 153, 156, 170, 245, 250
── とロイコボリンカルシウム療法 93
5-HT$_3$ 受容体拮抗薬 156, 158
5-α 還元酵素阻害薬 55
α$_1$ 遮断薬 124
α グルコシダーゼ阻害薬 43, 157, 161
α 交感神経作動薬 71
α 遮断薬 56, 134, 232
β$_2$ 刺激薬 123, 129
β$_2$ 受容体刺激性気管支拡張薬 88
β 交感神経作動薬 71
β 遮断薬 39, 41, 43, 52, 86, 126, 128, 132, 141, 176, 190, 196, 199, 232
β 受容体サブタイプ非選択的な薬物 86
β ラクタマーゼ阻害薬 110
β ラクタム系抗菌薬 13, 26
──,高用量の 110

A

ACE 阻害薬 16, 18, 31, 43, 59, 77, 84, 86, 98, 108, 124, 126, 134, 141, 169, 171, 232, 242
acitretin 241
ACTH 48
afatinib 249
ARB 16, 18, 60, 84, 86, 202, 242
ATG 20

B

BK ウイルス 68
bupropion 20

C

Ca 含有制酸薬 91
Ca 拮抗薬 16, 125, 134, 158, 209, 232
Ca 受容体作動薬 92
Ca 製剤 91, 95
Ca 補給製剤 159
Cd 84
chlorambucil 165, 177, 239
chloroquine 107, 200, 212
CHOP 療法 107
cidofovir 62, 80, 84

D

D-ソルビトール 155
DMARDs 74, 143
DPP-4 阻害薬 43

E・F

ED 治療薬 124, 215
EGFR 阻害薬 97, 249
felbamate 113

G

G-CSF 製剤 143, 151, 200, 239
GLP-1 受容体作動薬 43
GM-CSF 製剤 200
GnRH 作動薬 55, 191, 223

H

H$_2$ 受容体拮抗薬 65, 202, 205, 232
hCG 57
Hg 84
HIV 逆転写酵素阻害薬 166
HIV 治療薬 24, 53, 165
HIV プロテアーゼ阻害薬 167
hMG 57
hydroxychloroquine 36

I・J

IL-2 製剤 151
JC ウイルス 68

K・L

K 保持性利尿薬 84
L-アスパラギナーゼ 13, 41, 53, 116, 122, 167, 170, 206
L-トリプトファン 146, 226
lomustine 106

M

m-TOR阻害薬　249
MAO酸化酵素阻害薬　225
MDMA　226
meperidine　226, 231
methoxyflurane　243
methysergide　138
Mg過剰投与　95
Mg含有浣腸剤　95
Mg製剤　95
Mgをキレートする薬物　97
MTX　165, 167
mythramycin　93

N

nafcillin　169
nitrofurantoin　110
NO供与薬　215
NRTI　82
NSAIDs　13, 16, 18, 26, 31, 34, 39, 59, 66, 74, 77, 84, 86, 98, 104, 108, 110, 113, 116, 126, 132, 140, 146, 154, 159, 166, 169, 171, 175, 188, 196, 205, 216, 218, 221, 232, 237

O

orlistat　156
oxcarbazepine　77

P

Parkinson病治療薬　72, 134, 136, 161, 178, 182, 234, 235, 237
PDE5阻害薬　56, 124, 181, 186
PED阻害薬　215
PL　188
PPI　202
primaquine　110

Q・R

quinacrine　110
rosiglitazone　126
rt-PA　18

S

SERM　119
sirolimus　105, 119, 149
SNRI　204
SSRI　48, 50, 55, 77, 129, 132, 154, 178, 204, 209, 217, 224〜226, 231, 233
streptozotocin　74
ST合剤　19, 65, 107, 171, 202, 221
SU剤　43, 51

T

t-PA　116, 149, 207
teniposide　239

V・X

VEGF受容体阻害薬　250
X線造影剤　16

和文

あ

アカルボース　166
アキシチニブ　189, 212, 250
アクラトニウムナパジシル酸塩　209
アザチオプリン　13, 107, 112, 113, 143, 156, 167, 170, 200, 240, 244
アシクロビル　69, 176, 189, 205
アジスロマイシン水和物　112, 129, 189, 202
アジマリン　169
アストロマイシン　189
アスパルテーム　14
アスピリン　13, 31, 116, 145, 149, 154, 166, 184, 188, 207
アスピリン・クロピドグレル硫酸塩　207
アスピリン中毒　150
アセタゾラミド　84, 108, 113
アセトアミノフェン　26, 36, 82, 166, 171
アセブトロール塩酸塩　27
アゾール系抗真菌薬　36
アタザナビル　166
アタザナビル硫酸塩　40, 69, 129
アダリムマブ　126, 165, 189
アデニン　197
アデノウイルス・タイプ11　68
アデノシン　124, 128
アデホビル ピボキシル　84
アトモキセチン塩酸塩　234
アトルバスタチンカルシウム水和物　112
アドレナリン　186
アトロピン硫酸塩水和物　72, 160, 178, 182, 216
アナストロゾール　191
アバカビル硫酸塩　24, 145, 166
アピキサバン　115

アフリベルセプト
　　　　　175, 184
アプリンジン塩酸塩
　108, 112, 166, 181, 210
アプロチニン　119
アマンタジン塩酸塩
　72, 167, 182, 205, 228,
　230, 232, 234
アミオダロン塩酸塩
　28, 34, 45, 46, 77, 128,
　129, 134, 143, 145, 146,
　149, 151, 166, 167, 173,
　175, 180, 200, 212, 216,
　237
アミカシン硫酸塩
　　　　　61, 188
アミトリプチリン塩酸塩
　50, 77, 134, 169, 225
アミノカプロン酸製剤
　　　　　202
アミノグリコシド系抗菌
　薬　61, 74, 88, 97,
　176, 188
アミロライド　84
アムホテリシンB　29,
　62, 80, 84, 88, 97, 150,
　200, 202, 210, 214
アムリノン　166
アムルビシン塩酸塩
　　　　　145
アモキシシリン水和物
　　　　　19
アモキシシリン水和物・
　クラブラン酸カリウム
　配合薬　168
アリスキレンフマル酸塩
　　　　　18
アリストロキア酸を含む
　漢方薬　75
アリピプラゾール
　　　　43, 158, 209
アルガトロバン水和物
　　　　　166

アルギニン　84
アルギニン塩酸塩　87
アルキル化抗癌剤
　　　　　239, 249
アルコール　234
アルコール依存症
　　　　　97, 110
——，離脱期　97
アルコール中毒　110
アルドステロン受容体応
　答性低下薬　86
アルドステロン受容体阻
　害薬　86
アルドステロン分泌阻害
　薬　86
アルプロスタジル　178
アルミニウム含有制酸剤
　　　　　159, 192
アレルゲンエキス　16
アレンドロン酸ナトリウ
　ム水和物　153, 194
アロプリノール　21, 24,
　26, 29, 36, 66, 108, 113,
　165, 197, 202
アロマターゼ阻害薬
　　　　　191
アンチピリン　107
アントラサイクリン系抗
　癌剤　126, 239
アンドロゲン　244
アンドロゲン薬　242
アンピシリン水和物
　　　　　146
アンピシリンナトリウ
　ム・スルバクタムナト
　リウム配合薬　163
アンフェタミン　71,
　123, 132, 139, 204, 206,
　217, 226, 227, 234
亜硝酸アミル　215
亜麻仁油　157
安息香酸塩　16

安息香酸ナトリウム
　　　　　141

い

イコサペント酸エチル
　　　　　184
イソニアジド　27, 82,
　110, 113, 137, 165, 166,
　180, 185, 189, 204, 212,
　228
イソフルラン
　　　　166, 201, 243
イソプレナリン塩酸塩
　　　　　71
イダルビシン　103
イトプリド塩酸塩　209
イトラコナゾール
　　　　　20, 165, 189
イノシン　197
イブプロフェン
　　31, 82, 98, 166, 221
イプラトロピウム臭化物
　水和物　128, 178
イホスファミド　67, 74,
　77, 80, 84, 104, 143,
　170, 191, 228, 245
イマチニブメシル酸塩
　63, 103, 104, 112, 126,
　143, 156, 160, 166,
　178, 184, 186, 207
イミダフェナシン　178
イミプラミン塩酸塩
　48, 72, 139, 158, 169,
　182, 216, 225, 227
イミペネム　204
イミペネム・シラスタチ
　ンナトリウム配合薬
　　　　　80
イリノテカン塩酸塩水和
　物　103, 107, 112, 124,
　143, 145, 156, 163, 173

インジナビル硫酸塩エタノール付加物 66, 69, 169
インスリン 43, 88
インスリン製剤 51
インターフェロン 77, 93, 109, 113, 117, 119, 143
インターフェロンアルファ 41, 45, 103, 139, 222, 224
インターフェロン製剤 29, 46, 99, 180, 184, 186, 187, 197, 202, 205, 207, 210, 214, 228, 232, 234, 244
インターフェロンベータ 224
インターロイキン 223
インターロイキン製剤 29
インドメタシン 13, 59, 72, 77, 93, 98, 126
―― のプロドラッグ 175
インフリキシマブ 19, 27, 98, 126, 143, 166, 180, 210
インフルエンザHAワクチン 205, 220
インフルエンザワクチン 14
胃切除後 43
異種動物血清 16
違法薬 206
遺伝子組換えソマトロピン 200
一酸化炭素 214
陰イオン交換樹脂 46

う・え

ウロキナーゼ 116, 149, 207

エキセメスタン 191
エキナセア製剤 157
エスシタロプラムシュウ酸塩 128, 225, 233
エストラジオール 168
エストラムスチンリン酸エステルナトリウム水和物 119
エストロゲン 16, 171, 240
エストロゲン・プロゲステロン合剤 240
エゼチミブ 169
エタクリン酸 189
エタネルセプト 13, 27, 98, 126, 177, 180, 189
エタノール 43, 55, 128, 167, 197, 228, 241
エダラボン 14, 62, 99, 166
エタンブトール塩酸塩 143, 180, 181, 196, 212
エチオナミド 46
エチゾラム 182, 230
エチドロン酸二ナトリウム 194
エチニルエストラジオール 185
エチレングリコール 69
エチレンジアミン四酢酸 (EDTA) 92, 141
エドキサバントキシル酸塩水和物 116
エトスクシミド 210
エトポシド 13, 103, 107, 135, 143, 167, 239, 249
エトレチナート 241
エナラプリルマレイン酸塩 31, 59, 108
エノキサシン 234
エノキサパリンナトリウム 116

エパルレスタット 166
エピルビシン塩酸塩 80, 103, 156, 239, 245
エファビレンツ 28, 53, 169, 223, 234, 238
エフェドリン塩酸塩 71, 132
エプレレノン 84, 197
エベロリムス 52, 184, 214, 249
エポエチン 87, 132
エポプロステノールナトリウム 135
エリスロポエチン 113, 157
エリスロポエチン製剤 119, 185, 205〜207
エリスロマイシン 66, 129, 156, 169, 171, 189
エルゴアルカロイド 137
エルゴアルカロイド薬 138
エルゴタミン製剤 123, 132, 136, 138, 216
エルロチニブ塩酸塩 119, 156, 249
エンタカポン 234
エンドセリン受容体遮断薬 134
エンフルラン 124
塩化カリウム製剤 154
塩酸セルトラリン 182, 225
塩酸プソイドエフェドリン 71
塩酸ペンタゾシン 226
塩酸ロメリジン 224

お

オーラノフィン 156
オオアザミエキス 157

オキサトミド 210
オキサリプラチン 13, 84, 103, 110, 180, 189, 212, 214
オキシコドン塩酸塩水和物 158, 160, 183
オキシブチニン塩酸塩 161
オキシトシン 77
オクトレオチド酢酸塩 46
オザグレルナトリウム 14, 62
オセルタミビルリン酸塩 205, 232
オピオイド 216
オフロキサシン 80, 202
オメプラゾール 110
オランザピン 40, 51, 53, 56, 113, 161, 178, 197, 202, 209, 224
オルメサルタン メドキソミル 202
オロパタジン塩酸塩 166
オンダンセトロン塩酸塩水和物 205
黄芩湯 200
黄熱病ワクチン 205

か

カテコールアミン 82
カフェイン 129, 178, 216, 234
カプトプリル 29, 31, 60, 77, 98, 146, 169, 210
カペシタビン 63, 213, 250
カベルゴリン 136, 244
カマ 94
カマグ 94
カモスタットメシル酸塩 87

カルシウム製剤 171
カルシトニン 93
カルシニューリン阻害薬 60, 86
カルテオロール塩酸塩 186, 199
カルバペネム系薬 36, 163
カルバマゼピン 21, 24, 26, 28, 36, 50, 72, 77, 104, 108, 113, 143, 165, 169, 173, 183, 191, 221, 230, 242, 244
カルベジロール 233
カルペリチド 135
カルボキシメチルセルロース 14
カルボプラチン 61, 103, 107, 110, 173, 212, 237
カルムスチン 74, 143, 156, 165, 180, 239
カルモフール 63
カンデサルタン シレキセチル 202
ガチフロキサシン水和物 42, 232
ガバペンチン 50, 183
ガンシクロビル 29, 40, 107, 205, 228, 232
化学薬品 113
過活動膀胱治療薬 71, 178, 237
――, 抗コリン薬以外 72
過呼吸による呼吸性アルカローシス 93
潰瘍治療薬 108, 202, 209
外用活性型ビタミン D_3 製剤 91
核酸系逆転写酵素阻害薬 40, 62

核酸製剤 197
覚醒剤 204, 206
活性化凝固第VII因子 122
甘草 132
甘草湯 201
乾燥細胞培養日本脳炎ワクチン 220
乾燥人血液凝固因子抗体迂回活性複合体 122
感染症治療薬 161
漢方薬 132, 143, 166, 200
関節リウマチ治療薬 98, 107, 112, 143, 165, 189
緩下剤 94, 200, 201
環境物質 146

き

キシリトール 82
キナーゼ阻害薬 213, 249, 250
キニーネ塩酸塩水和物 34, 110
キニジン硫酸塩水和物 27, 34, 43, 72, 104, 110, 125, 134
キニン 104, 105
キニン製剤 190
キノロン系抗菌薬 34, 165, 202
気管支拡張薬 123
黄色5号 141
喫煙 146, 241
吸入麻酔薬 87, 172
――, 笑気を除く 243
局所麻酔薬 14, 39, 126, 172, 205
金製剤 74, 107, 113, 143, 163, 169, 184, 212
――, 注射 98
筋緊張治療薬 161

筋弛緩薬
  16, 172, 183, 201
禁煙薬 224

く

クエチアピンフマル酸塩
  51, 53, 56, 88, 209
クエン酸 92
——, 大量輸液 97
クラス I 抗不整脈薬
  129
クラス III 抗不整脈薬
  129
クラック 149
クラドリビン 63
クラリスロマイシン
  26, 146, 165, 197
クリゾチニブ 212
クリンダマイシン
  146, 156, 163
クレアチン 157
クロザピン 51, 82, 107, 119, 161, 182, 204, 209, 232
クロトリマゾール 39
クロニジン塩酸塩 55, 128, 132, 159, 223, 233
クロピドグレル硫酸塩
  20, 104, 105, 116, 154
クロフィブラート
  77, 199, 201
クロミフェンクエン酸塩
  58
クロミプラミン塩酸塩
  108, 202, 225
クロラムフェニコール
  110, 112, 180, 212
クロルプロパミド
  34, 77, 169
クロルプロマジン塩酸塩
  27, 34, 72, 77, 129, 134, 151, 161, 168, 175, 186, 204, 230
クロルヘキシジン 34
クロロキン中毒 88
グラニセトロン塩酸塩
  156
グリクラジド 151
グリチルリチン製剤
  200, 201
グリメピリド 113
グルコサミン硫酸 157
組換え沈降 B 型肝炎ワクチン 200, 220

け

ケイ酸アルミニウム吸入
  146
ケタミン塩酸塩
  172, 178, 228
ケトコナゾール
  48, 169
ケトプロフェン 31, 34
—— 外用薬 39
—— 貼付薬 39
ゲフィチニブ 26, 119, 143, 145, 166
ゲムシタビン塩酸塩
  63, 104, 106, 107, 122, 143, 145, 185
ゲムツズマブオゾガマイシン 63, 103
ゲンタマイシン硫酸塩
  61, 188
—— 外用薬 39
下剤乱用 82, 88
経口抗凝固薬 137
経口第 Xa 因子阻害薬
  115
経口直接トロンビン阻害薬 115
経口ビタミン D 製剤
  91
経口避妊薬 18, 41, 51, 53, 119, 124, 131, 167, 168, 185, 200, 206, 224, 244, 246
経腸栄養剤 13
血液凝固因子 206
血液凝固因子製剤 119
血管拡張薬(海綿体注射後), ED 治療の 56
血液製剤 16
血清 Ca のキレート薬
  92
血栓溶解薬 116, 137

こ

コエンザイム Q10 157
コカイン
  123, 132, 145, 149
コカイン塩酸塩
  56, 139, 204, 206
コデイン塩酸塩 172
コデインリン酸塩
  160, 171, 183
コハク酸ソリフェナシン
  71, 129, 160, 178, 183
コランチル 183
コルヒチン 80, 156, 200, 202, 212, 244
コルヒチン中毒 150
コレスチミド 159, 201
コレスチラミン
  46, 156, 159
コレステロール低下薬
  201
コンドロイチン硫酸
  157
ゴセレリン酢酸塩 55, 119, 148, 191, 223
ゴリムマブ 126
甲状腺ホルモン
  192, 216
甲状腺ホルモン薬 45
交感神経作動薬 132
交感神経遮断薬 56
向精神薬 150

抗HIV薬
　45, 156, 200, 213, 223
抗Parkinson病薬　72, 134, 136, 161, 178, 182, 234, 235, 237
抗TNFα抗体　19
抗TNFα薬
　27, 98, 126
抗アレルギー薬　39
抗アンドロゲン薬　55
抗ウイルス薬　80, 107, 163, 171, 176, 197, 200, 202, 205, 212, 232
抗うつ薬　72, 77, 108, 134, 160, 178, 182, 202, 204, 226, 230, 231, 233, 238
──，三環系　48, 56, 124, 129, 132, 145, 158, 169, 178, 204, 209, 224, 225, 227, 231
──，四環系　158, 204, 209, 224, 225
抗癌剤　13, 34, 67, 74, 77, 80, 98, 109, 112, 119, 126, 135, 137, 138, 142, 145, 146, 149, 153, 156, 160, 163, 165, 170, 173, 189, 191, 196, 200, 202, 205, 210, 211, 213, 214, 237, 241, 245, 248, 250
抗凝固薬
　115, 149, 191, 244
抗胸腺細胞グロブリン製剤　240
抗菌薬　16, 19, 29, 36, 39, 74, 80, 107, 112, 129, 134, 143, 146, 156, 163, 165, 168, 171, 176, 189, 197, 202, 204, 212, 232
抗結核薬　46, 196, 212

抗血小板薬
　116, 149, 154
抗甲状腺薬
　46, 107, 166, 244
抗コリンエステラーゼ
　173
抗コリン薬　16, 71, 72, 124, 158, 160, 210, 228, 230, 232, 237
抗蛇毒血清　20
抗真菌薬　13, 26, 36, 129, 165, 176, 205
──，アゾール系　39
抗精神病薬　48, 72, 77, 88, 129, 134, 161, 168, 182, 197, 202, 204, 230, 232, 233, 238
抗生物質抗癌剤　143
抗体製剤　134
抗男性ホルモン薬　119
抗てんかん薬　21, 24, 26, 50, 77, 108, 113, 134, 143, 165, 171, 183, 191, 202, 212, 217, 221, 223, 228, 230, 232, 234, 237, 242, 244
抗ヒスタミン外用薬
　39
抗ヒスタミン薬　34, 51, 72, 158, 178, 210
抗ヒト胸腺細胞ウサギ免疫グロブリン　20, 167
抗ヒト免疫不全ウイルス薬　45, 156, 200, 213, 223
抗不安薬　55, 225
抗不整脈薬　72, 108, 125, 129, 134, 143, 166, 205, 237
抗マラリア薬　107, 110, 175, 186, 200
抗リウマチ薬　98, 107, 112, 143, 165, 189

香水成分　34
降圧薬　60, 72, 133, 165, 171, 210
興奮薬　217, 227
合成バソプレシン　202
──投与，消化管出血止血目的で　77
合成ペニシリン系薬
　163

さ

サイアザイド　88, 97
サイアザイド系利尿薬　34, 41, 53, 55, 91, 170, 197
サイクロセリン
　110, 204, 228, 232
サイトカイン製剤　134
サイトメガロウイルス
　68
サキナビルメシル酸塩
　200, 213
サクシニルコリン　201
サニルジン　212
サフラジン　225
サプリメント　123, 157
サラゾスルファピリジン　24, 34, 98, 104, 107, 143, 166, 171
サリチルアミド　26
サリチル酸　82
サリドマイド　46, 63, 119, 212, 242
サルファ剤　20, 21, 24, 26, 34, 36, 65, 69, 107, 110, 113, 146, 169, 181
サルブタモール硫酸塩
　128, 129
サントニン　181
ザルシタビン　197, 212
柴胡桂枝乾姜湯　166
柴苓湯　143

催眠・鎮静薬　202
三環系抗うつ薬　48, 56, 124, 129, 132, 145, 158, 169, 178, 204, 209, 224, 225, 227, 231
三酸化ヒ素　103
三種混合ワクチン　105
酸化マグネシウム　94

し

シクロオキシゲナーゼ-2(COX-2)選択的薬物　66
シクロスポリン　41, 45, 52, 60, 74, 84, 87, 97, 99, 104, 112, 122, 131, 139, 175, 180, 192, 197, 200, 205, 212, 214, 240, 244, 246
シクロホスファミド水和物　67, 80, 107, 126, 137, 143, 156, 167, 173, 191, 237, 239, 240, 245, 249
——, 高用量静注投与　77
シスプラチン　13, 61, 74, 77, 84, 93, 97, 106, 107, 112, 119, 122, 138, 160, 165, 170, 173, 180, 189, 202, 206, 212, 213, 214, 239, 245
シタラビン　93, 126, 145, 150, 156, 170, 173, 210, 213
シナカルセト塩酸塩　92
シプロフロキサシン　20, 65, 69, 129, 189, 234
シプロヘプタジン塩酸塩水和物　51, 169

シベンゾリンコハク酸塩　43, 125, 129, 182
シメチジン　48, 55, 56, 65, 205, 224, 232
シルデナフィルクエン酸塩　56, 124, 181, 184, 215
シロスタゾール　116, 124, 185
シンナリジン　209
シンバスタチン　105, 171, 199, 201
ジアゼパム　55, 72, 232
ジアゾキシド　41, 87
ジアフェニルスルホン　24, 108, 110, 212
ジエチルスチルベストロール　242
ジギタリス中毒　87, 181
ジギタリス薬　129, 173, 216
ジクロフェナクナトリウム　31, 34, 59, 98, 140, 166, 169, 221
ジゴキシン　55, 129, 183, 223, 232, 237
ジスルフィラム　132, 180, 181, 210, 212
ジソピラミド　43, 72, 125, 129, 161, 169, 178, 181, 182
ジダノシン　53, 82, 156, 171, 173, 180, 189, 200, 212
ジドブジン　110, 166, 173, 200
ジヒドロエルゴタミンメシル酸塩　138
ジピリダモール　184, 216
ジフェンヒドラミン塩酸塩　72

ジルチアゼム塩酸塩　36, 125, 128
子宮収縮薬　77
止血薬　119, 124
脂質異常症治療薬　171
脂溶性β遮断薬　233
痔疾用薬　38
手術関連薬　172
酒石酸トルテロジン　71, 237
重金属　84
循環器薬　112, 146, 161, 223
女性ホルモン(男性のみ)　55
女性ホルモン製剤　119, 124
小柴胡湯　143, 166, 200
消炎鎮痛貼付薬, OTC薬　39
消化性潰瘍治療薬　183
消毒薬　34, 38
硝酸イソソルビド　215
静注マグネシウム製剤　135
静注麻酔薬　172
静注用免疫グロブリン製剤　222
神経因性膀胱治療薬　161
浸透圧利尿薬　60, 62
陣痛誘発薬　150

す

スキサメトニウム塩化物水和物　87, 172, 243
スコポラミン臭化水素酸塩水和物　72, 182, 210, 232, 237
スタチン薬　166, 199, 201, 212, 224
ステロイド外用薬　39

ストレプトキナーゼ 18, 20
ストレプトゾトシン 84
スニチニブリンゴ酸塩 46, 63, 119, 126, 131, 156, 214, 249, 250
スパルフロキサシン 33, 129
スピロノラクトン 55, 56, 84, 86
スプラタストトシル酸塩 99
スマトリプタン 206
スリンダク 104, 169, 171, 188, 221
スルピリド 132, 209, 230
スルピリン水和物 59
スルファメトキサゾール・トリメトプリム 84, 87
スルホニル尿素薬 77
水銀 245
水酸化アルミニウム・水酸化マグネシウム合剤 94

せ

セシウム中毒 88
セツキシマブ 63, 97, 119, 249, 250
セファクロル 19
セフェム系抗菌薬 21, 36, 65, 146, 156, 163
——，N-メチルチオテトラゾール基を有する 116
セフォペラゾン 116
セフトリアキソンナトリウム水和物 69, 110, 165
セフピラミド 116
セフブペラゾン 116
セフミノクスナトリウム水和物 116
セフメタゾールナトリウム 116
セフメノキシム塩酸塩 116
セベラマー塩酸塩 159
セボフルラン 14, 201, 205, 243
セラトロダスト 166
セルモロイキン 134, 146, 223
セレギリン塩酸塩 161, 210, 226, 230, 234
セレコキシブ 221
セントジョーンズワート 34, 157, 226
生物由来酵素製剤 13
生物由来蛋白含有医薬品 13
成長ホルモン 41
性ステロイド 126
性ホルモン拮抗薬 132
性ホルモン製剤 132
制酸剤 94
赤血球輸血 87
選択的シクロオキシゲナーゼ-2(COX-2)阻害薬 124, 154
選択的セロトニン再取り込み阻害薬 48, 50, 55, 77, 129, 132, 154, 178, 204, 209, 217, 224 〜226, 231, 233
線維素溶解薬 16, 18
全身麻酔薬 14, 133, 205
喘息治療薬 201

そ

ソタロール塩酸塩 128, 129
ソマトスタチンアナログ 93
ソマトロピン 41, 99, 157, 205
ソラフェニブトシル酸塩 119, 126, 131, 143, 156, 166, 207, 214, 249, 250
ソラレン 34
ソルビトール 82
ゾテピン 230
ゾニサミド 24, 26, 28, 69, 84, 202, 223, 230, 234
ゾルピデム酒石酸塩 178, 228
ゾレドロン酸水和物 194
組織プラスミノーゲン活性化薬 149
総合感冒薬 24, 72, 166
造影剤 31

た

タートラジン 16
タール含有物 34
タクロリムス水和物 34, 41, 60, 74, 84, 87, 97, 99, 104, 131, 167, 175, 197, 205, 212, 214, 228, 234, 240, 244
タムスロシン塩酸塩 56, 183
タモキシフェンクエン酸塩 51, 91, 104, 119, 167, 180, 186, 191, 224, 240, 242
タリウム 245
タリペキソール塩酸塩 48, 235
タンドスピロンクエン酸塩 225
タンニン酸アルブミン 13

ダウノルビシン塩酸塩 98, 239, 245
ダカルバジン 34, 165
ダサチニブ水和物 131, 156, 180, 212, 250
ダナゾール 119, 165, 206, 242, 246
ダビガトランエテキシラートメタンスルホン酸塩 115
ダプソン 110
ダルナビルエタノール付加物 192
ダルベポエチン アルファ 157
ダントロレンナトリウム水和物 151, 166
多量輸液(クエン酸) 97
大酒家の禁酒 232
大腸内視鏡前処置下剤 60
第2世代セフェム系抗菌薬 163
第3世代セフェム系抗菌薬 122, 163
脱分極性筋弛緩薬 243
炭酸脱水素酵素阻害薬 176
炭酸リチウム 45, 46, 55, 66, 75, 80, 87, 91, 95, 132, 159, 192, 202, 205, 209, 216, 226, 230, 232, 238, 242, 244
蛋白同化ステロイド 216
蛋白同化ホルモン 227
男性(蛋白同化)ホルモン 168
男性ホルモン 167, 242
男性ホルモン製剤 124

ち

チアベンダゾール 181
チアマゾール 22, 107, 148, 166, 169
チオトロピウム臭化物水和物 160, 197
チオリダジン 50
チクロピジン塩酸塩 20, 28, 104, 105, 108, 112, 116, 154, 166
チモロールマレイン酸塩 186
チロキシン 123
着色料 141
中枢興奮作用のある薬物 234
中枢症状 170
中枢神経作用薬 80
中枢性α_2受容体作動薬 233
中枢性α遮断薬 134
中枢性交感神経抑制降圧薬 55, 159
腸管運動調整薬 209
貼付避妊薬 119
直接レニン阻害薬 84, 86
沈降精製百日せきジフテリア破傷風混合ワクチン 205
鎮咳薬 160
鎮静薬 72, 230
鎮痛薬 74, 232, 237

つ

ツロブテロール塩酸塩 88
痛風治療薬 165

て

テイコプラニン 107, 110, 112, 189
テオフィリン 82, 123, 128, 129, 154, 173, 201, 205, 216, 232, 234, 238
テオフィリン中毒 91
テガフール 210, 213
テガフール・ウラシル 165, 250
テガフール・ギメラシル・オテラシルカリウム 143, 170, 175, 202, 213, 250
テストステロン 168, 227, 242
テセロイキン 223
テトラサイクリン塩酸塩 110, 154, 156, 171, 216, 242
テトラサイクリン系抗菌薬 33, 36, 156
テノホビルジソプロキシルフマル酸塩 62, 80, 84, 200
テムシロリムス 249
テモカプリル塩酸塩 98
テモゾロミド 207
テラプレビル 126, 184
テリスロマイシン 166
テリパラチド酢酸塩 197
テルビナフィン塩酸塩 36, 165, 202
テルブタリン硫酸塩 41, 71, 129
テルミサルタン 190
デキストラン 14, 16
デキストロメトルファン臭化水素酸塩水和物 226
デクスフェンフルラミン 136
デスフルラン 243

デスモプレシン酢酸塩水和物　77, 119
デノスマブ　194
デフェラシロクス　166
デフェロキサミンメシル酸塩　166, 175, 190
デメチルクロルテトラサイクリン塩塩　80
デュロキセチン塩酸塩　225
低分子ヘパリン　116
低用量アスピリン　196
定型抗精神病薬　50, 209
鉄剤　82, 154, 159, 174
鉄摂取不足　110
点眼薬　39
点眼用プロスタグランジン製剤　246
電解質製剤　159

と

トコン　200
トシリズマブ　177, 184
トスフロキサシントシル酸塩水和物　175
トドララジン　165
トピラマート　84, 178, 183, 223, 237
トポイソメラーゼ阻害薬　239
トラスツズマブ　13, 126
トラゾドン塩酸塩　34, 56, 226, 230
トラネキサム酸　119, 122, 124, 181, 206
トラマドール塩酸塩　204, 226
トリアムテレン　69, 84
トリクロルメチアジド　181
トリプタン製剤　123, 132, 216, 224

トリヘキシフェニジル塩酸塩　72, 178, 182
トリメタジオン　99, 183
トルエン　214
トルエン中毒　84
トルバプタン　80
トレチノイン　108, 119, 151, 224, 241, 244
トレミフェンクエン酸塩　206
トロンビン　122
ドキサゾシンメシル酸塩　112
ドキシサイクリン塩酸塩水和物　33, 154, 189
ドキシフルリジン　213
ドキソルビシン塩酸塩　68, 107, 126, 143, 180, 239, 245, 249
ドキソルビシン塩酸塩リポソーム製剤　250
ドセタキセル水和物　63, 107, 143, 145, 211, 245, 250
ドネペジル塩酸塩　166, 202, 210, 230
ドパミン塩酸塩　71
ドパミン作動薬　48, 55, 228, 230, 232, 235, 244
ドパミン遮断薬　156
ドロキシドパ　132
ドロペリドール　209
ドンペリドン　56, 205
糖尿病治療薬　205

な

ナイアシン　183
ナファモスタットメシル酸塩　197
ナプロキセン　190, 221
ナリジクス酸　82, 216
生ワクチン　241
鉛　245

に

ニカルジピン塩酸塩　128, 161
ニコチン酸　41, 154, 197
ニコチン酸系薬　200
ニコチン製剤　206, 216
ニセリトロール　197
ニトラゼパム　202
ニトログリセリン　128, 134, 215
ニトロプルシドナトリウム水和物　82, 134
ニフェジピン　72, 112, 209, 216
ニプラジロール　186
ニューキノロン系抗菌薬　26, 33, 42, 65, 129, 156, 163, 176, 204, 212, 234
ニロチニブ塩酸塩水和物　63, 131, 180, 250
乳癌治療薬　119, 191
乳酸　92
乳酸菌製剤　13
尿酸排泄過剰　62
尿酸排泄促進性痛風治療薬　70

ね

ネオスチグミン　173
ネオマイシン　189
ネパフェナク　176
ネビラピン　24, 169, 238
ネララビン　63

の

ノギテカン塩酸塩　245
ノコギリヤシ　157
ノルゲストレル系薬　185

ノルトリプチリン塩酸塩 72, 160

は

ハロタン 133, 166, 172, 201, 243
ハロペリドール 56, 72, 77, 82, 126, 129, 175, 182, 202, 230, 233
バクロフェン 72, 183, 230
バソプレシン 123
バソプレシン V_2 受容体拮抗薬 80
バトロキソビン 137
バルガンシクロビル塩酸塩 228
バルサルタン 108
バルデナフィル塩酸塩水和物 178, 181, 186
バルプロ酸ナトリウム 24, 26, 50, 66, 77, 104, 113, 151, 165〜167, 171, 191, 237, 242, 244, 246
バレニクリン酒石酸塩 224
バンコマイシン塩酸塩 13, 31, 104, 189
パクリタキセル 13, 107, 119, 126, 143, 145, 160, 163, 211, 245
パズフロキサシンメシル酸塩 146
パニツムマブ 97, 119
パパイン 16
パミドロン酸二ナトリウム水和物 29, 99, 181, 194
パラアミノサリチル酸カルシウム水和物 46
パラコート 150

パロキセチン塩酸塩水和物 34, 50, 55, 217, 225, 230
排卵誘発薬 148
白金化合物 61
白血病治療薬 107
白血病に対する放射線照射 214
麦角アルカロイド 132

ひ

ヒアルロン酸ナトリウム 176
ヒ素 214, 245
ヒト下垂体性性腺刺激ホルモン 57
ヒト免疫不全ウイルス逆転写酵素阻害薬 166
ヒト免疫不全ウイルス治療薬 24, 53, 169
ヒト免疫不全ウイルスプロテアーゼ阻害薬 167
ヒドララジン塩酸塩 22, 27, 72, 124, 137, 148, 151, 165, 212
ヒドロキシカルバミド 110
ヒドロキシウレア 110
ヒドロキシカルバミド 103
ヒドロキシジン 72
ヒドロクロロチアジド 150
—— とその合剤 181
ヒドロコルチゾン 141
ビカルタミド 48
ビスホスホネート系薬 93, 153, 194
ビスマス 245
ビタミンA 167, 192
ビタミンA誘導体 241, 244

ビタミンC 69
ビタミンD 132
ビタミンD_3製剤, 外用活性型 91
ビダラビン 77, 88, 228
ビノレルビン酒石酸塩 104, 145
ビンカアルカロイド 211
ビンクリスチン硫酸塩 72, 77, 135, 158, 160, 183, 200, 205, 211, 245
ビンデシン硫酸塩 103, 160
ビンブラスチン硫酸塩 34, 77, 138, 160, 170
ピオグリタゾン塩酸塩 51, 126, 143, 202
ピオグリタゾン塩酸塩・メトホルミン塩酸塩合剤 43
ピペラシリンナトリウム 110, 202
ピペラジン 104
ピマリシン 176
ピモジド 230
ピラジナミド 110, 165, 196
ピラセタム 177
ピリン系消炎鎮痛薬 107
ピル 41, 51, 119, 131
ピレンゼピン塩酸塩水和物 183
ピロカルピン塩酸塩 176, 186
ピロキシカム 34, 39
ピンドロール 199
日焼け止め成分 34
皮膚潰瘍治療薬 38
皮膚疾患治療薬 108

非オピオイド鎮痛薬 204, 226
非核酸系 HIV 逆転写酵素阻害薬 238
非選択的 β 遮断薬 139
非定型抗精神病薬 40, 43, 51, 53, 107, 209
人血清アルブミン 207
人免疫グロブリン 126
表面麻酔薬 176
頻尿・尿失禁治療薬 72

ふ

ファモチジン 108, 113
フィゾスチグミン 205
フィナステリド 55, 56
フィブラート系脂質異常症治療薬 199, 201
フィンゴリモド塩酸塩 214
フェナセチンと他の NSAIDs の合剤 74
フェニトイン 21, 24, 26, 66, 80, 104, 108, 110, 113, 134, 137, 143, 146, 148, 165, 177, 183, 191, 212, 223, 234, 242, 246
フェニルブタゾン 113
フェニルプロパノールアミン 129, 132, 207
フェニレフリン塩酸塩 71
フェノチアジン系抗精神病薬 34, 107, 145, 177, 178
フェノバルビタール 21, 24, 26, 191, 223, 237
フェブキソスタット 197
フェンタニルクエン酸塩 77, 172, 231

フェンフルラミン 136
フォリトロピンベータ 57
フォンダパリヌクスナトリウム 116
フッ化ピリミジン系薬 249, 250
フッ素中毒 93
フラジオマイシン硫酸塩外用薬 39
フルオロウラシル 98, 107, 124, 153, 156, 170, 245, 250
── 静注 249
フルコナゾール 13, 26, 165, 205
フルタゾラム 182
フルタミド 34, 119, 165, 169, 241
フルダラビン 93
フルダラビンリン酸エステル 63, 67, 87, 110, 113, 143, 180, 196, 207
フルフェナジンデカン酸エステル 230
フルボキサミンマレイン酸塩 225, 230
フルルビプロフェン 205
フレカイニド酢酸塩 125, 128, 129, 175
フロセミド 65, 135, 170, 189, 192
ブシラミン 98, 143
ブスルファン 67, 110, 137, 142, 145, 156, 167, 177, 191, 205, 239, 241
ブドウ糖含有高カロリー輸液カノール 41
ブホルミン塩酸塩 210
ブメタニド 65, 189, 200

ブレオマイシン 107, 138, 142, 145, 146, 151, 189, 245, 249
ブロムワレリル尿素 216
ブロモクリプチンメシル酸塩 72, 77, 134, 136, 151, 173
プラバスタチンナトリウム 171, 199, 201
プラミペキソール塩酸塩水和物 55, 235
プランルカスト水和物 146, 201
プリジノールメシル酸塩 161
プリミドン 223
プレガバリン 184
プレドニゾロン 186, 232
プロカインアミド塩酸塩 27, 29, 72, 108, 110, 134, 137, 151
プロカイン塩酸塩 14, 39, 126, 172
プロカルバジン塩酸塩 106, 173
プログルメタシンマレイン酸塩 175
プロゲステロン 51
プロゲステロン製剤 48
プロスタグランジン製剤 135, 155, 176
プロタミン硫酸塩 150
プロテアーゼ阻害薬 40
プロトンポンプ阻害薬 66, 97
プロパフェノン塩酸塩 125, 128

プロピルチオウラシル 22, 29, 75, 107, 148, 149, 151, 166, 244
プロピレングリコール中毒 82
プロブコール 129
プロプラノロール塩酸塩 52, 86, 139, 196, 223, 233
プロポフォール 82, 128, 172, 201, 205
不適合輸血 122
賦形剤 14
副腎皮質ステロイド 26, 41, 88, 93, 126, 132, 154, 177, 178, 192, 193, 200, 201, 224, 228, 232, 234, 238, 242, 246
——，外用 48
——，吸入 48
——，経口 48
副腎皮質糖質ステロイド 51
複素環系抗うつ薬 50, 55
分子標的薬 119, 131, 143, 145, 156, 214, 249

へ

ヘパリン 56, 84, 87, 104, 116, 119, 149, 244
ヘパリン製剤 191, 207
ヘロイン 150, 206, 217
ヘロイン吸入 146
ベザフィブラート 171, 199, 201
ベタキソロール塩酸塩 137
ベナゼプリル塩酸塩 98

ベバシズマブ 63, 99, 119, 124, 131, 187, 214, 250
ベプリジル塩酸塩水和物 129
ベラパミル塩酸塩 125, 128, 158, 161, 209
ベルテポルフィン 181, 185, 186
ベンザルコニウム塩化物 141
ベンズブロマロン 70, 165
ベンゼン 113
ベンゾジアゼピン系薬 166, 182, 232, 238
ベンダムスチン塩酸塩 63
ペガプタニブナトリウム 176, 184
ペグインターフェロン 109
ペグインターフェロンアルファ 45
ペグインターフェロン製剤 171, 190
ペニシラミン 27, 74, 98, 107, 111, 112, 143, 149, 151, 177, 180, 200, 241
ペニシリン 13
ペニシリン系抗菌薬 18, 21, 36, 65, 107, 148, 156, 204
ペネム系薬 146
ペモリン 166
ペルゴリドメシル酸塩 136, 230, 234
ペンタゾシン 232
ペンタミジンイセチオン酸塩 41, 43, 62, 86, 93, 97, 129, 134, 171
ペントスタチン 103

平滑筋弛緩作用薬 72
片頭痛治療薬 123, 132, 136

ほ

ホスアンプレナビルカルシウム水和物 200, 202
ホスカルネットナトリウム水和物 62, 69, 80, 84, 92, 97, 119, 161, 200
ホスフルコナゾール 87
ホリトロピンアルファ 58
ホルモン 171
ホルモン製剤 165
ホルモン補充療法 119, 206
ボセンタン水和物 134
ボリコナゾール 34, 175, 180, 181, 183, 184
ボルテゾミブ 26, 63, 126, 142, 196, 212, 214
ポビドンヨード 38
ポリスチレンスルホン酸カルシウム 161
ポリドカノール 14
ポリミキシンB硫酸塩 31, 93
ポルフィマーナトリウム 34
放射線治療 68
勃起不全治療薬 124, 215

ま

マイトマイシンC 68, 74, 104, 122, 143
マキサカルシトール 91
マグネシウム製剤 155

マクロライド系薬　36, 156
マジンドール　228
マプロチリン塩酸塩　34, 202
麻黄　132, 207
麻黄(偽エフェドリン)含有
―― 生薬　123
―― OTC薬　123
麻酔薬　16, 72, 124, 201
麻痺, 下肢　86
麻薬　31, 55, 72, 77, 145, 150, 158, 160, 172, 217, 228, 231, 237
慢性下痢　88

み

ミオグロビン尿症　62
ミカファンギンナトリウム　13
ミコナゾール　129
ミコフェノール酸モフェチル　52, 177, 214, 244
ミソプロストール　155, 242
ミゾリビン　41
ミダゾラム　230
ミトキサントロン塩酸塩　29, 143, 156, 239
ミトタン　48, 185
ミノキシジル　87, 246
ミノサイクリン塩酸塩　20, 22, 24, 27, 33, 143, 146, 189, 216
ミルク・アルカリ症候群　95
ミルタザピン　50
ミルナシプラン塩酸塩　225
ミルリノン　128, 129

む

ムロモナブ　134, 240
むずむず脚症候群治療薬　235
虫刺され　14

め

メキシレチン塩酸塩　24, 205
メサドン塩酸塩　150, 160, 217
メサラジン　65, 110, 137, 151, 171
メダゼパム　182
メタプロテレノール　71
メタンフェタミン塩酸塩　227
メチシリン　65
メチラポン　48
メチルドパ水和物　27, 29, 48, 55, 110, 166, 171, 210, 223, 233
メチルフェニデート塩酸塩　178, 204, 206, 227, 234
メトクロプラミド　48, 55, 156, 209, 224
メトトレキサート　34, 69, 77, 107, 110, 112, 143, 146, 149, 173, 191, 205, 213, 242, 244, 245, 249
メトプロロール酒石酸塩　190
メトホルミン塩酸塩　82
メトロニダゾール　20, 171, 204, 212, 222
メフェナム酸　59, 166, 205
メフロキン塩酸塩　200, 228

メルカプトプリン水和物　20, 170
メルファラン　77, 110, 143, 239
免疫グロブリン　13
免疫グロブリン製剤　207
――, 静注用　62
免疫調節薬　119
免疫抑制薬　13, 52, 74, 99, 131, 149, 170, 205, 212, 214, 244

も

モサプリドクエン酸塩水和物　166
モノエタノールアミンオレイン酸塩　151
モノクローナル抗体薬　13
モルヒネ塩酸塩水和物　158, 160, 172, 183, 231

や

やせ薬　136
薬物の髄腔内投与　222
薬物誘発性の腎尿細管性アシドーシス　82

ゆ

有機溶媒　113, 214
有毒ガス　150

よ

ヨード　244
ヨード含有含嗽薬　46
ヨード剤　45
ヨード造影剤　14, 46, 62, 146, 205
四環系抗うつ薬　158, 204, 209, 224, 225

ら

ラクツロース 155
ラタノプロスト 186
ラタモキセフナトリウム 116
ラテックス製品 141
ラニチジン塩酸塩 209
ラニビズマブ 176
ラパチニブトシル酸塩水和物 156
ラベタロール塩酸塩 86, 199, 233
ラベプラゾールナトリウム 104, 202
ラマトロバン 166
ラミブジン 82, 109, 183, 212
ラミブジン・アバカビル硫酸塩 202
ラモトリギン 24, 244
ラルテグラビルカリウム 192
ラロキシフェン塩酸塩 119, 185, 187
ランソプラゾール 108

り

リシノプリル水和物 34, 60, 166
リスペリドン 34, 40, 51, 56, 88, 129, 161, 182, 197, 202, 204, 209, 233
リセドロン酸ナトリウム水和物 194
リゾチーム塩酸塩 13, 16
リツキシマブ 13, 18, 20, 29, 63, 87, 107, 112, 143, 145, 196, 213, 214
リドカイン塩酸塩 125, 150, 205, 232, 237
リトドリン塩酸塩 41
リトナビル 40, 156, 171
リネゾリド 14, 82, 104, 109, 110, 161, 180, 181, 197, 226
リバーロキサバン 115, 184
リバビリン 40, 126, 180, 184, 232
リファブチン 176, 189
リファンピシン 20, 66, 80, 99, 110, 165
リュープロレリン酢酸塩 45, 55, 112, 191
リンコマイシン塩酸塩水和物 163
リン酸二水素ナトリウム一水和物・無水リン酸水素ナトリウム配合錠 60
利尿薬 60, 108, 135, 158, 159, 170, 201
硫酸マグネシウム水和物 95
緑内障治療薬 39

る・れ

ループ利尿薬 65, 88, 97, 189, 197
レジン薬 159
レセルピン 56, 154, 210, 223
レチノイン酸 34, 148
レチノールパルミチン酸エステル 241
レナリドミド水和物 63
レニン阻害薬 18
レフルノミド 84, 104, 143, 145, 165, 244
レベチラセタム 223, 234
レボドパ 72, 134, 174, 197, 226, 228, 230, 232, 234, 244
レボフロキサシン水和物 26, 42, 110, 129, 202
レボホリナートカルシウム 112
レミフェンタニル塩酸塩 128

ろ

ロートエキス 160
ロイコトリエン受容体拮抗薬 148
ロイコボリンカルシウム 107
ロキサチジン酢酸エステル塩酸塩 202
ロキソプロフェンナトリウム水和物 26, 31, 59, 98, 140, 166, 221
ロチゴチン経皮吸収製剤 235
ロピニロール塩酸塩 235
ロペラミド塩酸塩 158
ロベンザリットニナトリウム 80
ロメフロキサシン塩酸塩 33
ロラタジン 166
ロルノキシカム 196

わ

ワクチン 16, 205, 212, 222
ワルファリンカリウム 116, 119, 149, 184, 191, 207, 242, 244